前頭葉性認知障害をもつ人の談話分析

濱村 真理

大阪大学出版会

まえがき

　認知療法士としてリハビリテーションに携わりながらも、認知障害をもつ方々をどのように理解しているのかと自問すると、心許なかった。共に取り組む者にとっては、心地よく刺激に満ちた方々である。やる気があって、率直で、思いつくままに行動される。それで意表を突かれたり、思ってもみなかったことに気付かされる。かと思えば、こちらの考えや「事実」を、てこでも受け入れてくれない時もある。

　認知障害についての日本での解説書は、リハビリテーションの草分けの専門家や、障害をもつ当事者によって書かれつつある。そこでは、認知障害は「日常生活で普通に、あたり前としてできていたことが、脳損傷によってできなくなること」、と表されている。

　障害のなかでも、麻痺のために歩けないことや、ことばが正しく取り出せなくなることは、周囲の人に見えやすい。それに対して認知障害は、「目に見えない障害」と呼ばれる。それを医療の側から説明すると、空間認知や記憶、順序立てなど異種の機能を統括する能力の低下であるとか、生活全般に様々な影響が及び、場面ごとの具体的な問題としての予測がしにくいなど、脳機能と人間の活動について様々な要因を挙げることになる。厚生労働省が2001年から5年間行った高次脳機能障害試験モデル事業による診断基準では、本書がいうところの認知障害は「後天的脳損傷に起因する後遺症としての注意障害・記憶障害・遂行機能障害・社会的行動障害などの症状が生活上の支障の主因となる状態」とされている。が、これも認知障害の実態を十分に表すものではない。

　コアとなる要素をもたないこの障害の成り立ちは、ヴィトゲンシュタインのいう「家族的類似」で捉えるのがわかりよいかもしれない。娘の眉の形は父親に似ているが、体型は母親譲りであるとか、息子は父母より叔父の気質を継いでいるなど、親族を一人一人たどっていくと、全員に共通する性質と

いうものは見あたらないが、類似性が現れたり消えたりして、その親族をところどころで連鎖させる網になる。類似性は強いことも、弱いこともある。すべての認知障害者に共通する性質はなく、用語の意味として明確な境界線は引けないとしても、家族的類似として繋ぐことはできる。早分かりを求めず、その人と関わりながら、その性質を発見していくことが、理解することと思ってほしい。

　早分かりの悪い例が、「どこか変」という括りでとどめてしまうことである。そこから踏み込んで本書では、種々の「対人社会的不適切性」として、その発言・行動が生じているコンテクストに根拠を求めつつ分析した。対人社会的な適切さとは、その輪から外れている者にとっては、"ぬえ"のような捉えどころのないものである。文化や地域性、個人の価値観の影響も受けており、そもそも意識されていないのが、常態かつ理想なのだから。そのような無意識の縛りがあることは、あたり前の日常が破られることで、顕在化する。認知障害者のどのような振る舞いに対して、会話相手が抵抗や憤りを感じるのかを見ることで、和と横並びを重視する日本人が自明視している日常の秩序を窺い知ることもできる。

　前頭葉損傷に伴う認知障害のキーワードをもう一つ挙げると、「自己認識」や「主体性」の問題がある。本書の対象者は、時に自分を入院患者ではなく病院で働く調理士と誤認している。重度の認知障害者の自己認識が客観的事実と相反していることは、よくある。リハビリによる改善が進んだある患者との会話中に、「やっと自分が誰かわかってきたんやね」と、つぶやいた妻もいる。

　このような人々の自由意思や責任能力をどう捉えるかについては、本書では論じていない。取り掛かりとして、そのような議論の材料ともなる、認知障害者の自己認識とコミュニケーションの実態を詳細に記述した。認知障害者は身体障害を伴わずに、地域社会に復帰するケースも多く、そのような人は医療・福祉の庇護下から出て、実践社会でコミュニケーションを取っていくことになる。身体障害の有無にかかわらず社会復帰が進むことを筆者は期待しつつ、認知障害者と共存していくうえで、健常者を基準とする従来の社会の認識のままではどのような問題が起こりうるかを示し、その問題を超えうる態度を示唆した。コミュニケーションを包括的に扱いうる談話分析や相

まえがき

互行為論のパラダイムにおいて、脳の障害から生じてくる対人社会面への影響、意味を捉えようとした。

　人間の主体性という大きな問題も含めて、種々の異質さをはらむ認知障害者をどのように社会が理解し、受容しうるかを考えることをきっかけに、認知障害者に限らず、様々な人々との共生について考えて頂けると幸いである。翻って、認知障害をもつ人々が、社会の多数派がもつ期待とどのように折り合いをつけていくかは、残存障害の受容と克服、および社会復帰をする上で、避けては通れない課題である。

　本書の構成について注釈しておくと、1章は認知障害についての概要と本書での捉え方を説明している。2、3章はおもに先行研究批判と談話分析概念および神経心理学用語の定義に費やしている。4章は症状の重かった頃の対象者とのディスコミュニケーションの記録であり、「不適切」という健常者側の見方で括られている。これは超えられるべき課題として位置付けているが、不適切性について具体的な知識を求める医療関係者やご家族の参考にもなると思う。5章で、リハビリ後に対象者の改善が進んだ様子をエピソードとして挿入し、6章でそのような対象者と療法士の間で、どのような相互行為が展開したかを分析した。7章で全体をまとめ、認知障害をもつ人々と理解しあう上での認識・態度のあり方を提唱した。元々学位論文として書いたために、方法論の妥当性を論じることや先行研究の検証、分析の根拠固めに多くの紙面をさいている。論証はさておき、認知障害者について知りたい、そのコミュニケーションの豊かさに興味があるという読者には、1章の概説と、力点である6、7章を読んで頂きたい。

　本書は独立行政法人日本学術振興会平成22年度科学研究費補助金（研究成果公開促進費）の交付を受けた。

濱村　真理

目　次

まえがき ………………………………………………………………… i

第1章　序　論
1.1　問題意識と研究目的 ………………………………………… 3
　1.1.1　認知障害概説 ……………………………………………… 3
　1.1.2　認知障害者の主体性、不適切性の問題 ………………… 15
　1.1.3　研究目的 …………………………………………………… 26
1.2　先行研究の概観と課題 ………………………………………… 27
　1.2.1　脳損傷を受けた人の談話研究 …………………………… 27
　1.2.2　前頭葉性認知障害をもつ人の会話の研究 ……………… 33
　1.2.3　包括的な質的研究の必要性 ……………………………… 40
1.3　本書の構成 ……………………………………………………… 43

第2章　研究方法と枠組み
2.1　談話分析の諸理論 ……………………………………………… 49
　2.1.1　折衷的談話分析（Schiffrin 1994） ……………………… 49
　2.1.2　テクスト言語学 …………………………………………… 50
　2.1.3　Goffmanの相互行為論 …………………………………… 51
　2.1.4　包括的談話分析（Labov and Fanshel 1977） …………… 52
　2.1.5　相互行為の社会言語学 …………………………………… 55
2.2　分析概念 ………………………………………………………… 56
　2.2.1　会話のシークエンスと対人的形式に関する概念 ……… 56
　2.2.2　テクスト性の概念 ………………………………………… 59
　2.2.3　Goffmanの相互行為と自己に関する概念 ……………… 71
2.3　不適切性をめぐる問題 ………………………………………… 81
　2.3.1　操作的定義と指標 ………………………………………… 81
　2.3.2　原因認定の基準 …………………………………………… 91

2.3.3　談話資料および参与者の特徴 ……………………………………… 93
　2.4　会話データ収集 ……………………………………………………………… 96
　　2.4.1　調査協力者 …………………………………………………………… 96
　　2.4.2　収集・処理法 ………………………………………………………… 97

第3章　対象者の認知障害

　3.1　前頭葉症候群概説 …………………………………………………………… 101
　　3.1.1　解剖生理学的特徴 …………………………………………………… 102
　　3.1.2　遂行機能 ……………………………………………………………… 103
　　3.1.3　デフォールト・モードの抑制（状況適応）……………………… 104
　　3.1.4　対人社会性 …………………………………………………………… 105
　3.2　機能形式の障害 ……………………………………………………………… 105
　　3.2.1　抑制障害 ……………………………………………………………… 106
　　3.2.2　注意焦点化・維持障害 ……………………………………………… 108
　　3.2.3　固着 …………………………………………………………………… 110
　　3.2.4　照合・写像障害 ……………………………………………………… 111
　　3.2.5　機能形式としてくくる意義 ………………………………………… 123
　3.3　認知障害初期評価とプロフィール ………………………………………… 125
　　3.3.1　現病歴と神経心理学的所見 ………………………………………… 125
　　3.3.2　医学的治療とリハビリテーション ………………………………… 126
　　3.3.3　個人史・プロフィール ……………………………………………… 127
　　3.3.4　認知障害初期評価 …………………………………………………… 128

第4章　認知障害と談話の不適切性の分析

　4.1　分析法 ………………………………………………………………………… 135
　　4.1.1　分析項目 ……………………………………………………………… 135
　　4.1.2　文字化の記号 ………………………………………………………… 138
　4.2　抑制障害の影響下で ………………………………………………………… 139
　　4.2.1　質問に答えず脱線する ……………………………………………… 139
　4.3　注意障害の影響下で ………………………………………………………… 150
　　4.3.1　相手に自らの咎めを負わせ、コミュニケーションを破綻させる … 150

4.3.2　コミュニケーションを破綻させうる不適切性 ………………… 158
　4.4　固着障害の影響下で ……………………………………………………… 160
　　4.4.1　おきまりのトピックに回帰する ……………………………………… 160
　　4.4.2　無関連なトピックへの固執 …………………………………………… 169
　　4.4.3　ステレオタイプ的発言 ………………………………………………… 180
　4.5　照合障害の影響下で ……………………………………………………… 187
　　4.5.1　フレイムの変化に合わせられない …………………………………… 187
　　4.5.2　間違った答で相手を誤解させたことに気付かない ………………… 192
　　4.5.3　言外の意味を察せない ………………………………………………… 196
　　4.5.4　相手の知識の想定を誤る ……………………………………………… 199
　　4.5.5　重大な自己誤認 ………………………………………………………… 203
　　4.5.6　自己についての時間的記憶の誤り …………………………………… 207
　　4.5.7　病識の低下 ……………………………………………………………… 210
　4.6　限定的相互行為のまとめ ………………………………………………… 215
　　4.6.1　認知機能形式障害と対応する不適切性 ……………………………… 215
　　4.6.2　会話の規則、テクスト性に関して …………………………………… 218
　　4.6.3　相互行為概念、主体性の認定に関して ……………………………… 221
　　4.6.4　方略と対応策 …………………………………………………………… 223
　　4.6.5　不適切とされる要因 …………………………………………………… 226

第5章　認知リハビリテーション後の変化

　5.1　認知機能の変化 …………………………………………………………… 233
　　5.1.1　認知リハビリテーションの概要と検査結果 ………………………… 233
　　5.1.2　認知機能と日常生活能力の総合評価 ………………………………… 242
　5.2　認知機能と会話の改善 …………………………………………………… 245
　　5.2.1　トピックの変化やフィードバックに対応 …………………………… 245
　　5.2.2　補修作業と印象管理充足 ……………………………………………… 251
　　5.2.3　速い展開に対応、表敬充足 …………………………………………… 255
　　5.2.4　自己の能力と相手の期待を理解 ……………………………………… 261
　5.3　談話と行動に基づく残存障害の評価 …………………………………… 262
　　5.3.1　残存する照合障害と自己認識ないし社会性の問題 ………………… 263

- 5.3.2 時間の前後関係と現状を誤認 ……………………………… 264
- 5.3.3 自己の統括的認識の低下（残存障害に関して）………… 275
- 5.3.4 自己の統括的認識の低下（将来の問題解決に関して）… 281
- 5.3.5 自己の行動の帰結への配慮低下 …………………………… 282
- 5.3.6 社会的役割や義務への配慮低下 …………………………… 284
- 5.3.7 心理的解釈の扱い …………………………………………… 287
- 5.4 まとめ ……………………………………………………………… 289
  - 5.4.1 認知機能形式障害と対応する不適切性の変化 …………… 289
  - 5.4.2 相互行為儀礼、状況への対応の改善 ……………………… 293
  - 5.4.3 自己認識と「いまここ」を超える行動の問題 …………… 294
  - 5.4.4 談話分析で説明可能となる障害の社会文化的解釈 ……… 297
  - 5.4.5 コミュニケーションを破綻させうる不適切性の改善 …… 299
  - 5.4.6 主体性の認定と相互行為の拡大 …………………………… 300

第6章　改善後の相互行為の分析

- 6.1 セクション1 —— 会話から訓練フレイムへ …………………… 306
  - 6.1.1 相互行為儀礼の適用 ………………………………………… 306
  - 6.1.2 障害の影響が疑われる ……………………………………… 309
  - 6.1.3 直截な反論 …………………………………………………… 311
  - 6.1.4 主体性の理解を格下げされる ……………………………… 312
- 6.2 セクション2 —— 療法士による傍受 …………………………… 315
  - 6.2.1 療法士の驚き ………………………………………………… 315
  - 6.2.2 判断力を傍受 ………………………………………………… 316
- 6.3 セクション3 —— 直截さと撞着 ………………………………… 318
  - 6.3.1 見落としを認める …………………………………………… 318
  - 6.3.2 前職への撞着 ………………………………………………… 319
  - 6.3.3 面目をつぶされても ………………………………………… 321
  - 6.3.4 状況誤認のまま ……………………………………………… 322
- 6.4 セクション4 —— 自負を砕かれて ……………………………… 323
  - 6.4.1 「働きすぎて脳卒中になった」…………………………… 323
  - 6.4.2 動揺と弱音 …………………………………………………… 326

  6.4.3　訓練フレイムに留まる …………………………………… 327
 6.5　セクション5——柔軟な認識転換 …………………………… 329
  6.5.1　自己の客観視 …………………………………………… 329
  6.5.2　共感に基づき相互行為儀礼復活 ……………………… 332
 6.6　セクション6——社会的感情に囚われる療法士 …………… 336
  6.6.1　「元通りにはならない」 ………………………………… 336
  6.6.2　その場しのぎ …………………………………………… 337
  6.6.3　「治ると言ってほしい」 ………………………………… 338
  6.6.4　矛盾を突かれての保身 ………………………………… 340
  6.6.5　言語ゲーム的相互行為から遁走 ……………………… 344
 6.7　まとめ ………………………………………………………… 347
  6.7.1　ディスコミュニケーションから発展的相互行為へ … 347
  6.7.2　主体性の理解の転換が相互行為に与える影響 ……… 349
  6.7.3　社会的感情が喚起されないことの効果 ……………… 351
  6.7.4　認知障害者との相互行為を支えるもの ……………… 354

第7章　結　論
 7.1　要約 …………………………………………………………… 359
 7.2　認知障害者との関わりへの示唆 …………………………… 363
 7.3　今後の課題 …………………………………………………… 368

謝　辞 ……………………………………………………………………… 373
参考文献 …………………………………………………………………… 374
資　料 ……………………………………………………………………… 384
索　引 ……………………………………………………………………… 390

第 1 章

序 論

1.1 問題意識と研究目的

　大脳の前頭葉は、人間の最も高次の精神機能を担うとされる。それが損傷を受けると、自己の認識や対人社会性の面で障害が生じるとの指摘が神経学領域でなされているが、その実態はまだ明らかにされていない。本書は、認知障害者のコミュニケーションに表れるそのような障害の実態を、認知言語療法士である著者らとの1年余の会話を資料とし、談話分析と相互行為論の豊富な分析手法を通じて、単純化することなく広い視野から捉えようとの試みである。この障害は、一般にはまだなじみが薄いし、誤解を受けやすい性質ももっている。そのため本論に入る前にまず本節で、この障害についての概説や人々を取り巻く状況を述べて、この障害についての基本的知識を呈示したい。そのなかで、本書がとる立場をも示していくこととする。

1.1.1　認知障害概説

　まず本項では、前頭葉性のものに限らず、認知障害（cognitive disorders）の全体像について概説する。認知障害の原因となる疾患は、脳血管障害を筆頭に、頭部外傷、変性疾患などがある。いずれも脳の損傷を伴う、「器質性」の疾患である。

（1）リハビリテーションの現状

　日本人の高齢化や生活習慣の変化が進むにつれ脳血管障害の罹患率は増加傾向にあり、その大多数（約7割）を占める脳梗塞を発症する人は毎年40万を超える。その一方で、救命医療等の進歩により、死亡率は若干の減少傾向にある。これは、脳血管障害を患った後に、その後遺障害とともに生きていく人々が増えつつあることを意味する。そのような人々のQOL（quality of life）——社会参加について障害者自身のスケールで測った上での満足度——をどのように高めていくかが、重要な社会的課題としてある。

　障害者のQOLの向上が中心課題に据えられたのは、1920年代の北米のリハビリテーション医学[1]の領域においてである。当時、リハビリテーション

　1）リハビリテーション医学：リハビリテーション理念の変遷、および高次脳機能障

第1章 序　論

　医学が初期から主な対象としていた運動機能障害の治療が、確実な成果を挙げるに至った。その一方で、運動機能が改善した後も、患者の社会復帰を妨げる重大な要因として「認知障害」が存在することが、注目されるようになった。そして、障害者のQOLを満たす上で欠かせない、障害者が自分自身の主となった上での社会への再統合を果たすには、認知障害への対策が不可欠であるとの認識が広まった。このように、認知障害に取り組む必要性が認識されることで、「全人間的復権」という、リハビリテーションの本来的な意味での取り組みが始まったともいえる[2]。

　認知障害[3]ないし高次脳機能障害は、精神医学の下位区分である神経心理学において、精神活動の実現に関わる脳の機能と構造を中心に60年代より研究されてきた。当初より取り組まれてきた代表的機能障害として、「失語」、

　害がリハビリテーションの対象となりつつある経緯については、土肥（1992）に簡潔に述べられている。リハビリテーションという考え方の基底には、ノーマライゼーション志向（normalization）や、社会的価値や役割を安定させるという原則（social role valorization）がある。ノーマライゼーションの原理は、「可能なかぎり文化的に通常である身体的な行動や特徴を維持したり、確立するために、可能なかぎり文化的に通常となっている手段を利用すること（ヴォルフェンスベルガー　1981/1988: 48）」と定義される。逸脱しているとみられている人たちを、社会全体の主流に最大限に統合することを指す。そのために、リハビリテーションにおいては、コミュニティで自立できるようになるためのスキルや、有職者となるためのスキル、すなわち認知・身体・社会・態度・行動・コミュニケーション面の技術を開発あるいは維持することが目指される（Domingo 1994）。

2）障害の三つのレベル：リハビリテーション医学において、障害は一般的には三つのレベルで捉えられる。まず「機能障害（impairment）」は障害を生物学的なレベルで捉えたもので、疾患から直接生じる身体の麻痺や失語症などが含まれる。次に「能力低下（disability）」は、障害を個人のレベルで捉えたものであり、おもに日常生活活動を正常に行えないことを指す。例えば、歩行障害や書字障害がある。三つ目の「社会的不利・制約（handicap）」とは、個人の能力低下に加えて社会側に存在する制約が原因となって、社会的役割が遂行できなくなったり、社会における機会を等しく享受できなくなることを指す。このような障害や低下を、それぞれのレベルに応じたアプローチを通じて、予防・回復・維持することがリハビリテーションの基本目標となる（上田　1990: 197-99; Yorkston 1999: 8-16）。

3）認知障害という名称について：精神医学領域で使用される「認知」という用語は、かつては知覚に関わる情報処理を限定的に指していたが、認知科学の隆盛の影響を受けて、例えば知識を組織立てて利用することのような高次の精神活動全般を指すようになった。最も広義には、大脳に由来するあらゆる精神活動を指す。「高次脳機能障害」と「認知障害（認知機能障害）」は同義に用いられることもあるが、前者は元来、失語・失行・失認を指していた。後者にはふつう失語は含まれず、5章で後述する認知リハビリテーションを通じた治療が視野に入れられていることが多い。

「失行」、「失認」がある。失語は言語理解と表出の、失行は動作遂行の、失認は感覚を通して呈示された事物の認知の障害であり、いずれも大脳の局所的損傷によって後天的に生じる。近年の神経心理学領域では、脳局所症状にとどまらず、脳の構造や機能上より広範な連携を有する、「判断力」や「遂行機能」の障害も研究されつつある。さらに 80 年代後半以降のアメリカでは、病態としての障害像の解明にとどまらず、認知機能の改善を目指す認知リハビリテーション（cognitive rehabilitation）の取り組みが盛んになっている。

　日本における認知リハビリテーションの取り組みはまだ緒についたばかりである。その必要性は国にも認識されており、厚生労働省は 2001 年より 5 年をかけて、「高次脳機能障害支援モデル事業」（国立身体障害者リハビリテーションセンター 2004）を実施した。これを受けて、高次脳機能障害のリハビリテーションは 2004 年から診療報酬の対象になるとともに、自治体レベルで高次脳機能障害支援普及事業が、障害者自立支援法に基づく地域生活支援事業の一環として実施されつつある。すなわち現在は、モデル事業が示した高次脳機能障害者支援の当面の指針に基づいて、実質的な支援体制を作っていこうとする段階である。高次脳機能障害に関する行政や医療関係者間での認知度は改善しつつあるが、専門家を含む人的資源の不足は著しく、認知リハビリテーションを行える施設は非常に限られている。就労支援に関していえば、2006 年から精神障害者が障害者雇用枠に認定されるなど、法的整備は始まりつつあるが（橋本 2007）、実際の取り組みは試行段階である。このような状況下で、認知障害者は、医学的治療を受け退院した後は、家族の保護監督のもとに地域社会に戻ることが多いという実態があり、運動障害や言語障害を伴わない場合は特にその傾向が強い。多くの認知障害者が、リハビリテーションを行わないまま、生活支援も未整備な地域社会に投げ出されるわけで、そのような患者と家族の苦労は並大抵のものではない。国が入院日数やリハビリ期間の短縮化につながる施策を進めるなかでは、このような困難な状況は増えることが予想される。認知障害者と家族が入院に頼らずに済むような支援体制を、医療福祉機関にとどまらず地域社会でも作っていくことが急務であり、そのためには、この障害を広く一般に啓蒙することが不可欠である。

第1章 序　論

（2）神経心理学的な捉え方

　以下では、認知機能とその障害を神経心理学的に理解するための基本的概念を順に概説していく。認知障害のなかでも本書が対象とする前頭葉症候群については、3章でその概要を述べる。

大脳の構造と機能の階層性

　「機能」という用語は、神経心理学とリハビリテーション医学において複数の意味で用いられているが、本書と主に関わるのは、大脳という生理学的基盤と関連付けられた機能である。以下で、そのような機能が大脳の三つの階層的構造に対応するかたちで階層化していることをルリヤ（1973/2003）から引用する。末端の身体部位で得られた各系の感覚が電気信号に変換され、感覚神経を通じて大脳構造の基礎部分（第一次領域）に到達した後、どのような処理が起こるかについて述べられている。このなかの「前頭前部（前頭前野）」とは、前頭葉のなかでも最も高次の処理を担う部位であり、本書の対象患者の損傷部位でもある。

　　これらの各系の基礎には、末梢受容器（感覚器）を介して得たインパルスが到着し、そこから末梢に運動インパルスを送り出す、皮質の第一次（投射）領域がある。皮質のこれらの装置は知覚された情報を多数のそれぞれの構成特徴（cue）に分解し、それにより皮質に到達した刺激をコード化したり操作しやすくしている。
　　第一次領域の上部構造として皮質の第二次領域がある。ここは上層の神経細胞層（連合層）が発達しているために受容した情報の分析、統合、感覚経験の加工（コード化）、貯蔵、複雑な運動プログラムの下準備を行なう能力がある。（中略）
　　最後に、これらの皮質の特異的な（様式特異的な）統合装置の全複合体の上部構造として皮質の第三次領域がある。これは進化の過程で他の諸領域より遅く分離され、人間においてのみ決定的意義を獲得している。
　　これらの領域は特に細かい複雑な構造を備え、皮質上層の強力な連合性神経細胞の装置を持っており、視覚、聴覚、一般感覚分析器の第二次

領域の接点（そのため"オーバーラップ領域"という名を得ている）と、大脳前部（前頭前部）領域に位置し、他の全ての皮質領域と連絡を保っている。

　この構造の研究により、これらの領域は個々の分析器の協調的働きを保証し、それにより統一的世界像を得るための基盤を成立させることで、脳の機能機構において特別に重要な役割を演じていることが立証されている。これらの構造は、また計画や行動のプログラムの形成、人間活動の調節と制御に相応する脳装置なのである。

（ルリヤ 1973/2003: 58-59）

　上記を要約すると、身体からの感覚信号は、1）まず大脳の構造のなかでは最も低次の第一次領域において解析され、2）次いでその上位の第二次領域において知覚や言語などの様式特異的分析過程を経て最初の統合的処理を施され、3）さらに2）の個々の様式（すなわち機能系）に関するすべての情報は前頭前部（前頭前野）に代表される第三次領域で統合されて、最高次の思考や行動の調節と制御を行うために供される、となる。

機能局在という考え方

　先に挙げたような構造と機能の階層性を踏まえてルリヤ（1973/2003）は、第一次領域単独の作用としての「機能」と、第二次、第三次領域に広がって生じる層的過程としての「機能系」との違いに焦点を当てている。「機能」において、神経連携が単純で直接的であるのに対して、「機能系」においては、ある課題を処理するにあたり、遠く離れた複数の脳領域が協調的に働く。機能系において、どの領域や経路が働くかは、外部刺激や内的条件によってそのつど変わってくるため、同一に見える結果であってもそれが実現される脳内処理パターンは多岐にわたる。このような機能系の働きを踏まえると、精神活動は高次になればなるほど、大脳皮質のなかの狭い領域に限定されて処理されているとの想定はしにくくなる。しかし、だからといって、ある機能系が働くためには、どの脳領域が欠かせないかを特定できないことにはならない。機能系の経路全体は明らかにはできなくても、その機能系の主要な処理が行われている脳部位をある程度絞り込むことは、症状論や神経イメージング研究を通じて可能である。例えば、失語、失行、失認などの機能障害は、

脳のどの部位が損傷されれば、それらが生じるかということが、比較的明らかにされている。その意味でこれらは「脳局所症状（巣症状）」と呼ばれる。本書で「機能局在」に言及する場合は、上記に始まる議論を踏まえた上で、当該の機能系の処理を担う主要な部位を指すのであって、当該処理がその脳部位だけで行われていることを意味するのではない[4]。

機能障害の現れとしての症状

　機能系が一連の複雑かつ状況によって変動する脳内処理過程であることを確認した上で、それが損なわれたときに現れる「症状」について考えてみると、この現れ方にも幅があることはまず予測がつく。症状を理解するための基本手順は、1）異常行動とそれを生む精神過程の構成要素や構造を観察によって綿密に分析し、2）それらが脳の機能系のどの過程にどのように関わっているのかについて仮説を立て、3）それを確認していく、というものである。その際、大脳領域の階層性や領域間の連携を考慮に入れつつ、症状の成り立ちを解釈する必要がある。表面上は全く関連がないように見える諸機能が、内的には密接な関わりをもっていることがあるからである。例えば、1）空間内での定位、2）計算、3）複雑な論理および文法構造の理解という、表面上は全く異なっている三つの機能は、原則的に共通の脳内処理連関をもっていることが知られている（ルリヤ 1973/2003: 82）。

　症状を把握するにあたっては、陽性症状と陰性症状という基本概念も考慮する必要がある。「陰性症状」とは、通常あるはずの能力がなくなる、あるいは減少することを指す。他方、「陽性症状」とは、通常あるべきではない症状が出現してくることを指し、例えば、多動傾向や感情の極端な変動として現

4）大脳の解剖学的構造の階層性と対応して低次から高次へと階層を成している精神活動（機能と機能系）をもう少し詳しく挙げておく。大脳の最も下部に位置する脳幹と対応する意識水準（覚醒）に始まり、次いで皮質下基底核領域などに対応する注意と集中（覚識）がある。皮質下から皮質へと階層を上がると、そのなかでは下位認知系と呼ばれる言語系・知覚系・記憶系などがまずあり、その上位に構成能力や演算が、さらに上位には抽象的思考、概念形成能力、判断力、洞察力といったいわゆる統合能力が位置する。行動は従来、注意の上位にあって思考の下位にあるものとして位置付けられてきたが、近年その概念は拡大しており、より上位とみなされる言語、構成、抽象思考などの反映と解釈されることもある。本書では行動に関して後者の解釈を採用する（山鳥・河村 2000: 142-147; 江藤 1992: 16）。

れる。陽性症状が生起するメカニズムとして、病巣部位の病的興奮によって損傷を受けていない周辺の神経構造が刺激されることや、正常時には抑制されている機能が解放されることなどが考えられている（山鳥 1985: 8-9）。

改善のメカニズム —— 自然回復と代償

　症状の改善について論じるには、障害が生じた後に生体に生じる二種の変化を考慮する必要がある。一つは「自然回復」であり、これは「急性病巣が恒久的な病理変化を伴う中心病巣だけに収斂するまでの経過中に生じる病像の改善部分（山鳥 1985: 336-337）」と定義される。自然回復が生じる度合いは、受けた損傷の範囲や、個人差によるところが大きい。このように、生きているかぎり自ずと生じる自然回復とは別種の変化として、広義の「代償」がある。これは、生じてしまった障害がレベルの異なる種々の手段を通じて補われることを指す。生物学的な代償の一つである「機能代行 (substitution)」は、失われた機能が、それまでは直接その機能に関与していなかった神経構造（脳領域）によって引き受けられることを指す[5]。もう一つは、「神経構造の再編成 (reorganization)」による代償で、これは破壊されていない神経系が組み合わさって、障害された機能を、いわば違う経路と戦略で実現するようになることを指す。「機能代行」と「神経構造の再編成」のいずれも、リハビリテーションを通じて機能改善が生じるメカニズムを説明するものである（山鳥 1985: 337, 341-343）。ただし、代償はこのような神経のレベルに限定されるものではなく、社会的、行動的、情緒的など種々のレベルでも生じうる。例えば、介助者が記憶障害をもつ患者の周辺状況を言い表して補助することで、患者が次にとるべき行動を想起できるようになった場合は、社会的・対人的レベルで機能代行的な代償が生じていることになる。また、記憶障害のために事実とは異なることを頻繁に言ってしまう患者が、自らの誤りとそれに伴う社会的制裁を回避しようと無口になっているような場合は、自らが行動レベルで機能障害を代償していることになる。ただしこのような代償を行ってしまうと、新たに相互行為上の問題を引き起こすおそれがあるため、それを解消

---

[5] 機能代行が生じるわけは、神経構造によっては同じ機能を遂行できるだけの冗長性が元来備わっており、ある脳領域が損傷されるのに伴い、潜在化していた予備領域が機能し始めることによるとされている。

して、よりよい代償方策を模索する必要がある。患者のQOLを高める代償方策を開発し定着させることも、リハビリテーションの目標に含まれる。

（3）心因性疾患との違い

　ここまでで認知機能と障害の改善に関わる医学的な基本概念を概説した。続いて、この障害のどのような側面が一般の人々の予測を裏切り、誤解を生じさせやすいかということを、認知障害に関する医学的理解と対照させつつ見ていく。まず認知障害者が家庭に復帰した場合に生じる典型的な問題として、周囲の理解や援助が得られない窮状についての訴えを、「見えない後遺症、高次脳機能障害」と題された新聞記事より示す。記事は、脳血管障害による認知障害をもつ40歳代の息子二人について、その父が語ったものである。

　　　長男は後遺症で、数分前に言ったことさえ忘れる。自宅周辺の風景、町並みすら覚えられず、3日間も行方不明になったことがあった。だから常時、見守りが必要だ（中略）。
　　　この障害は、体の障害が少なく、日常会話もできる人が多いため、経済的な援助が受けられる障害者手帳が取りにくい。介護保険の要介護認定も低くなりがち。通所施設の利用などの介護サービスが受けにくい現実がある。
　　　『24時間、目が離せない障害者がいると親のほうが介護疲れで倒れてしまう。家族が息抜きできる時間を作るためにも障害者を地域で見る体制を作ってほしい（父親談）』（後略）
　　　　　　　　　　（2005年3月12日付け読売新聞「医療ルネサンス」より）

　記事には、身体麻痺などと比べると障害として目で見てわかりにくいという認知障害の性質が、支援の得にくさにつながっているとある。もちろん責められるべきはそうした認知障害の性質ではなく、専門家と行政の連携不足を含めた対応の立ち遅れである。
　特に前頭葉性の認知障害者の場合は、語用論的能力が低下している反面、言語機能は正常であることから、患者をよく知らない相手は、コミュニケーション上の困難さが脳損傷によるものとは捉えないことが多い。そのため、

困難さや不適切な振る舞いの理由が患者個人の性格や意図に帰されることも多く、そのことがより強い対人的・社会的制裁を招くことにもなると、Sohlberg and Mateer（2001: 309）やMentis et al.（1995: 1055）は指摘する。

　記事の父親は、認知障害者への支援拡充を訴える活動の半ばで、過労との関連が疑われる心筋梗塞で亡くなったと記されている。家族を巻き込んでのこのような悲劇を防ぐためにも、行政・専門家・障害者支援団体・地域組織が連携して、地域社会に根ざした対策、支援を早急に検討する必要がある。

　先に挙げた「高次脳機能障害支援モデル事業」が実施された結果、（失語症を伴わない）高次脳機能障害は精神障害として認定されることになり、精神障害者保健福祉手帳を取得しうるようになった。ただし、障害として目に見えやすい失語症を伴っていれば、身体障害者手帳になるのである。この区分けも、認知障害について誤解を招く要因となりうる。そこで、一般の人々に混同されることの多い心因性疾患と認知障害との違いを、その医学的原因と治療法の点から明らかにしておく。

　認知障害がいわゆる"精神病"や心因性疾患と混同されがちな理由として、後二者の方が人口に膾炙していることと、認知障害と表面上類似した症状がある（例：情緒が急激に変動する、言動に飛躍がある）ことが考えられる。しかし医学的な起序、言い換えると原因疾患と生起メカニズムは、両者で全く異なる。広義の精神障害は、その病理学的基盤を心理学的要因に認めるか生物学的要因に認めるかによってまず区別される[6]。脳血管障害や頭部外傷などの脳損傷によって生じる認知障害は、生物学的基盤をもつ器質性精神障害に分類されて、大脳における生物学的・器質的基盤をもたない（「機能性疾患（障害）」とも呼ばれる）心身症や人格障害などとは区別される[7]。以上の精神障害を分

---

[6]「精神」の多義性：混乱を招きがちな医学用語の一つに「精神」がある。用法によっては生物学的機能と心理学的機能（すなわち器質的基盤をもつものともたないもの）の双方を含むが、「精神療法」「精神病」という場合には器質的基盤をもつものは含まれない。また「心理」も多義的な用語である。「神経心理学」においては生物学的機能も含む精神活動全般を指し、視覚認知や覚醒レベルなども含むが、一般に「心理」というときには、より高次の感情や「心」の意味に限定されることが多いため、混乱を生じがちである。本書においては、この一般的な意味を"心理的"、あるいは「心理＝心」などと表し、専門家的知識としての「心理学的」とは区別する。

[7] ファンクショナルMRIなど脳機能イメージング研究の発達によって、器質性と機能性の二分法は従来ほど明瞭ではなくなりつつあり、将来的には定義が修正される

類する用語を整理すると、1）生物学的すなわち器質性、あるいは2）心因性（心理学的）すなわち（狭義の）機能性、に二分され、前者は大脳の損傷を伴うもの、ということになる。

器質性疾患と心因性疾患は原因が異なるのであるから、治療にあたり問題にすべきことが当然異なってくる。3章の前頭葉症候群概説の項で詳しく述べるが、器質性疾患では大脳のいずれかの回路が閉ざされるため、その回路によって実現されていた大脳機能の「形式」が損なわれることが主要な問題となる。したがって、器質性疾患が原因となって特定の思考内容に影響を与えたり、特定の内容を誘発するようなことはないため、患者の発言や行動の「内容」を障害と結び付けて考えることはできない。これに対して、心因性疾患のなかでも神経症や人格障害などは、特定の経験や思考の内容がその原因をなすことがあり、また疾患が患者の発言や行動の内容に影響することがある。その場合、治療にあたってはその内容自体を検討する必要がある。薬物療法と並んで心因性疾患の主要な治療アプローチをなす精神療法（心理療法）は、「言語的、非言語的な対人交流を通して精神的な問題を解決し悩みを軽減することを目的とした精神医学的および心理学的治療法（大野 2001: 136）」とされる。本書が対象とする認知障害自体の治療に、こうした心理的側面に働きかける技法を適用することはできない。機能改善のための訓練目標や訓練内容は患者の心理的側面に直接向けられたものではない。認知障害の治療アプローチは機能形式の修復を主目的とするものであり、機能障害の主要な改善は、リハビリテーションでいうところの「訓練」、特に初期には反復ドリルによって達成される。

患者の行動や発言の内容を器質性障害と直接的に因果付けることは誤謬であることを踏まえた上で、患者の心理を問題にすることには意義がある。原因治療にとどまらず患者の包括的支援を目指すとなれば、認知障害をもつ人々の心理的側面への対応も検討されるべきだからである[8]。ただし、心理面にア

こともありうると考えられている。このように器質性と機能性の境界は変化しつつあるとしても、脳血管障害や頭部外傷による認知障害に限って言えば、症状と対応する明確な器質的基盤をもつ障害であることに変わりはない。

8) 土肥（1992）は、包括的で効果的なリハビリテーションに必要なこととして、身体機能、精神機能、心理的適応の三つを挙げる。しかし日本では、心理面への対応は未だ臨床上の経験則でなされている部分が大きい。

プローチしようとする前に、認知障害が患者の心理面に不可避的に影響を与えているという事実を認識する必要がある。

　認知障害が心理に与える影響として基本的に言えるのは、1.1.1（2）で述べたように、より低次の精神機能が一つでも障害されていれば、それより高次の精神機能にも支障が生じうることがある。日常的に語られる意味での"心理"は、個人の意図や意思が反映されたものとみなしうるが、これらはすべて、より高次の脳機能の所産、発露であるともいえる。であるならば、その脳機能を損なう認知障害が存在する以上、通常の意味での心理をどこまでその人に問いうるのか、との疑問が生じる。例えば患者は、麻痺した右手を見ていながら麻痺があることを認識できなかったり、自分の居場所すらわからないことがある。通常、健常者に対してその「心理＝心」を問題にしようとする場合は、その人が最低限の自己認識や状況認識をもっていることを暗黙のうちに前提視しているものだが、認知障害者の多くはその前提を満たさない。認知障害によって脳内の回路が混線しているときに、患者の意志や意図がどのような形で制約を受けるかは、脳科学としては未だ解明されるべくもないことであるが、少なくとも意志や意図を発揮しうる余地や経緯は健常者とは異なるといえる。患者の心理や意志は、発露される前段階で、生物学的な制約を課されている、あるいは健常者では起こりえない変更を加えられているともいえる。この認知障害による因果支配と個人の自由意志という問題を論じるには、稿を改める必要がある。本書では、あくまで会話を行っている当事者が認知障害者の主体性や「心」をどう捉えているかを描写することとし、その操作的定義については1.1.2で述べる。本節では、心因性疾患の患者や健常者の心理に関して通常もたれているような基準や解釈を認知障害者に適用しようとすることは（これが通常のコミュニケーションで当然行われやすいことは後述する）、いわば常識の押し付けになってしまい、医学的には誤謬であることを指摘しておく。

　上に掲げた、患者の「心理＝心」を分析上問題にするための前提となる知識、すなわち患者の思考と行動の形式が認知障害によって通常とは異なるどのような制約を受けているかという問題は、どの学問領域でも解明されていない。本書は、談話分析を道具にその一端を明らかにすることで、健常者間で前提視されている認識枠組みに限定されることなく、認知障害者の「心理

第1章 序論

＝心」を解釈するための手掛りを提示することを目指している。その本書内で、患者の"語られぬ心理"を解釈するのは、トートロジー（同語反復）に陥るため、そのような解釈を分析に持ち込むことはしない。心理解釈には依らずに、コンテクストに表れる手がかりを分析の根拠とすることは、2章以下で述べる。

（4）認知症との違い

　心因性疾患と認知障害が、医学的にはその原因を基準に明確に区別されるのに対して、認知症（dementia）と認知障害の線引きは一概にはできない。その主な理由は、認知症の定義が曖昧になってしまうことにある。認知症の医学的定義には、大きく分けて、概念的なものと、診断と分類のための操作的なものとがあるが、いずれも極めて多様である上、対象となる範囲を明示するものではない。この一因は、認知症の原因疾患が多岐にわたるため、定義上の要件（例えば、機能低下の継続性）を定めにくくなることにある。Dementiaという括り方をしてしまうことで、かえって個々の症例の実態が把握されにくくなるという弊害も指摘されている。そのためdementiaという呼称を廃止して、アルツハイマー病などの疾患名を使用するか（Sachdev 2000）、vasucular cognitive impairment（脳血管性認知機能障害）のように名称中に原因を示すといった工夫も提唱されている。認知症の診断基準の一つとして頻繁に用いられてきたアメリカ精神医学会による精神疾患の診断・統計マニュアルの最新版（DSM-IV）が、認知症の診断基準を掲げることを止め、診断的特徴のみを挙げていることも、こうした潮流に倣うものだろう。以下に、第3版修正版（DSM-III-R）からの操作的診断基準の要点を挙げる。これは簡潔であり、現在でも最もよく用いられるものの一つである。

　　（1）社会生活、職業生活に支障をきたすほどの知能の低下、（2）記憶障害、（3）抽象的思考の障害、判断力障害、高次脳機能障害（失語、失認、失行）、人格変化のうちいずれかひとつ以上の存在、の3項のすべてを満たすことと、症状と対応する器質的基盤が認められること。

　　　　　　　　　　　　　　　（精神障害の分類と診断の手引き 1987/1988）

上記も含め、認知症の定義の多くに共通しているのは、記憶障害が必発であること、日常生活の遂行に支障をきたすほどの知的能力の低下が見られることである（Roman et al. 1993: 252-253）。しかしこれは認知障害者の多くにもあてはまることなので、やはり認知症との線引きに役立つものではない。

認知症の臨床的な捉え方としては、「中核症状としての認知障害と、周辺症状としての多彩な精神症状・問題行動とに分けて説明されることが多い（武田 2001: 305）」とあり、後者の例には妄想、不安、攻撃性、徘徊が含まれる。本書が対象とする患者には、このような問題行動は見られないため、その点では認知症には該当しないことになる。一方で、一般にもたれることの多い認知症のイメージとして、「知性全般が不可逆的に強く損なわれる」ということがある。本症例は損傷部位と機能低下の種類を特定できるため、このイメージにもあてはまらない。つまり、医学的および一般的判断に照らして、本症例を認知症から除外する決定的な理由はないが、その典型像にも該当しないことになる。

ここで、ある人が認知障害か認知症のどちらかに分けられるかを問題にしているわけは、その診断名が喚起するイメージや予備知識によって、周囲の人々がその人への対応を大きく変化させうるし、その人自身がもつ自己イメージも変わりうることにある。一般に認知症は、"どんどん悪くなる"もので、もはや自分の主とはなりえないようなイメージをもたれている。本書で、主に医療に従事する会話相手の認知障害者に対する認識や態度を分析するにあたっての予備知識として、本節では医学的見解を確認しておく。すなわち、認知症の定義が曖昧であることを踏まえた上で、本症例は、認知症よりは「前頭葉症候群」の典型像に近い。前頭葉症候群は、「一般的には痴呆に含まれないが、患者家族に大きな負担を強いる認知機能障害であるという点では、痴呆と同程度に重要な病態である（博野 2001: 23）」とみなされている。

1.1.2 認知障害者の主体性、不適切性の問題

ここまでは、心因性疾患および認知症との主に医学的な比較を通じて、認知障害がどのように捉えられるのかを述べてきた。この項では、そのような医学的専門知識が少なくとも部分的にしか参照されない日常生活の場において、認知障害者がどのように捉えられるかを検討する。

第1章 序 論

(1) 本書での「主体性」の扱い方

　人どうしの関わりを共在秩序（相互行為秩序）として表したGoffman（1959/1974; 1961a/1985; 1963/1980; 1967/2002）に倣えば、他者と居合わす状況のなかでは、人はエチケットにそった振る舞いをすることで、自らに状況適切性を遵守する能力と意志が備わっていることを示し続けなければならない。そのような行為を通じて、個人どうしは、尊重すべきもの、侵すべからざるものとして互いに守り合っている。それがうまく遂行できていれば、人間性や人格を疑われずに済む。
　そのような状況適合的な振る舞いから逸脱して共在秩序を侵犯する者には、制裁が用意されている。侵犯が悪意にもとづく「意思的」なものとみなされれば、その集まりの参加者としての資格は剥奪される。一方、逸脱が自己コントロール能力の欠如に起因する一時的あるいは持続的な「無能」によるとみなされる老人や障害のある人は、対等な参与者としては認められないとしても、「能力を欠きかつ無害と感ぜられる人びと（ゴッフマン 1961b/1984: 4）」という庇護誘発的な社会的地位に収容される（薄井 1991: 170）。
　認知症あるいは"痴呆"は、一般的には判断能力を失うほど重度の、かつ不可逆的な知能の喪失と捉えられえているため、そのラベル付けをされた人は、「持続的無能」とみなされて社会的責任を免除されることが多くなるだろう。一方"精神病者"は、動機や意図の不可解さにより「意思的」または「無能」のいずれにもあてはめることができず、その予測困難さが「無限定化された脅威（薄井 1991: 172）」を与えうるため、共在秩序を守るために排除や隔離といった強い制裁に合うとされる（ゴッフマン 1961b/1984: 302-305）。
　翻って認知障害者の場合は、その行動の大部分が脳の器質的障害という避けられない原因に帰せられると会話相手が判断すれば、共在秩序からの逸脱は「意思」によらず、「持続的無能」によるものと解釈されるだろう。そうなるとその人は、合理的行為能力や対人儀礼上の責任能力を欠いた"劣位者"であって、対等な人とはみなされなくなる。これは"痴呆"のラベル付けと同様の効果を有するが、"痴呆"との違いとして、認知障害に関するステレオタイプはまだ一般に成立していないため、固定的なラベルにはなりにくいことが予想される。それに加えて、認知障害特有の性質として、パフォーマンス

の変動が高いことがあるため、会話相手が患者に対してもつ認識も変動することが予測される。その振る舞いが、時には適切で、時には不適切とみなされる認知障害者は、対人社会的に危うく不安定な立場に立っているといえよう。

本書で認知障害者の主体性を会話相手がどのように捉えているかを分析するにあたり、理想化をせず、上述したような社会的不適格者の烙印を押すことも含めて、参与者の生の反応を汲み取るつもりである。1.1.1（3）で述べたように、本書は、認知障害者を理解する一試みとして、健常者や心因性の患者に関するような固定観念を押し付けることなしに、認知障害がその人の発言・行動や相互行為に及ぼす影響の一端を明らかにすることを目指している。その現実を紛れなく示すことが、認知障害者の心や主体性を尊重することになると考える。また、本書全体を通して、認知障害者は思考と行動の形式において制約を受けていながら、それがどれほどの重症度であってもなんらかの相互行為は成立する、さらには、他者がその人の核心部分についての理解を転換させる契機が残されている、という立場をとる。そのような立場に立つとき、通常は相互行為の成立基盤として自明視されている「心」や「人格」や「主体性」に関する一般的な共通認識を一旦括弧に入れることになる[9]。特に本書が対象とする前頭葉症候群の人の「主体性」を問うことは、心身二元論に始まる哲学的議論の射程に入りうることであるが、前述したように本書では論じない。本項で「心」や「主体性」等の問題を扱う目的は、むしろ一般の会話参与者が日常的に認知障害者をどのように理解するかを捉えることにある。ただし、それを説明する上で示唆となる哲学的議論は援用していく。

なお、「心」や「人格」や「主体性」[10]等のことばはいずれも人間の内面に

---

9) 1.1.2（5）では、会話の参与者によるその時どきの理解の仕方を表すものとして「言語ゲーム的モデル」を道具的に論じるが、それとは異なるレベルで、分析全般に該当する認識論的基盤として本書は言語ゲーム理論に準ずるといえる。
10) 本書で用いる主体性の概念は、近年しばしば「患者の権利」の文脈で用いられる「患者の主体性」とは異なる。1981年に採択された患者の権利に関する世界医師会リスボン宣言によれば、患者の権利には「良質の医療を受ける権利」と並び、「選択の自由の権利」や「自己決定の権利」、「尊厳を得る権利」等が含まれるが、本書において通常の意味での主体性の欠如を指摘する患者にもこれらの権利が認められることは当然のことである。これは、法的「権利能力」はすべての自然人および法人

関わるものであるが、現実生活においてそれらは決して抽象的で漠然とした概念ではなく、むしろそれを核にして人の内面が構成されていると感じられているような実体化された存在と考えられる。以下では、認知障害患者のなかにそのような"核"として固定した「心」や「人格」や「主体性」を前提視し、実体視することの問題点を指摘するが、少なくとも本書の文脈において、それらのことばの細かい用法の違いを区別することにはあまり意味がないことをあらかじめ断っておく。

（2）「心」や「主体性」に関する一般的理解

ここで、人間の内面性を言い表す際に最も広く用いられる「心（こころ）」ということばの内容について概観しておく。

「心」という日本語は、mind・heart・spirit・feeling・intention・will・personality等の英語で言い替えられることからも、その多義性は明らかである。これらはいずれも「心」がその一語で開示する意味内容を捉えるものではないが、その一側面を表すものであり、状況によっていずれの意味でも使われうる。

三省堂「大辞林」によると、「心」は、「人間の精神活動を知・情・意に分けた時、知を除いた情・意をつかさどる能力。喜怒哀楽・快不快・美醜・善悪などを判断し、その人の人格を決定すると考えられるもの（下線は筆者による）」と定義される。これは、「心」は感情（emotion）や意志（intention・will）をつかさどり、人格を決定するようなものではあるが、知能（高次の知的な精神活動）との関わりは薄い、というような一般的見方を表している。このような「心」についての理解は、実際に多くの人が認知障害者に関してもつ先入観、すなわち、「認知障害があっても患者の人格や感情は保たれているはず」ということと符合する。その背景には、「認知障害」という疾患名が、損なわれるのは主に知能であるという印象を与えることと、さらに一般の人々の側に、知能は感情や人格に代表される患者の「心」とは別個のものである、との理解があることが窺える。

が帰属するとされるのに対し、「行為能力」は未成年者や成年被後見人について認められないことと同様である。

しかし、このような理解は医学的事実とは相容れない。器質的脳損傷の影響が知情意のすべてに及ぶことは、3.1で前頭葉症候群について述べる通りである。もっとも、医学的に誤っているからといって、そのような理解を前提にコミュニケーションが現に行われている事実そのものを否定することはできない。それどころか、このような共通の理解を前提として対人関係を築き上げることは、社会的、文化的に適切ですらあるといえるだろう。認知障害者であるということ以外の予備知識なしにその人に初めて接するとき、相手には「心」が備わっていないかもしれず、意志や感情にも障害をもっているかもしれないと疑ってかかるほうが、特異な接し方であろう。一般の人が認知障害患者とコミュニケーションを行うにあたっては、その患者の心について、まずは通常の期待を適用することに始まり、その後なんらかの修正や転換を意識的、無意識的に行うと考えるのが自然である。

以下では、一般人または医療従事者が、コミュニケーションを行うにあたり認知障害者の主体性をどのように理解しているかを説明するためのモデルとして、三つの類型を提示する。「素朴心理学的モデル」、「相互主体性モデル」、「言語ゲーム的モデル」と名付けたところの三つのモデルは、その名称が示す哲学的議論からヒントを得ているが、いずれのモデルもあくまで会話相手が患者の心を捉える際の認識枠組みや姿勢を簡略化して示すための道具であり、必ずしも当該の哲学的領域において議論されていることを忠実に反映するものではなく、本書が依って立つ理論的枠組みとして挙げるのではないことを断っておく。

なお、「心」「精神」「人格」といった個人の核心を表す概念を代表させて「主体性」とする。「心」「精神」「人格」等のことばには、個人に内在する静的なものとの意味合いがあるのに対して、「主体性」の意味構造は、相互行為の動的な側面を説明する上で馴染むためである。

（3）素朴心理学的モデル

このモデルは、言語的にも文化的にも均質な人間関係においてよく適用されるものである。その根本にあるのは、「私に心があるように、他人にも同じ心がある」という、「心」に関する素朴実在論的な態度である。このような態度は、典型的には「人」、「日本人」、「親子」、「故郷」などをめぐる言説にお

第1章 序　論

いて顕在化するが（例えば、「人として…」、「日本人なので…」、「子を思う親心」、「田舎は落ち着く」というような文脈において）、相手からの同調を当てにしつつ会話を行う際には、ひろくこのモデルが適用されているといえよう。

素朴心理学的モデルにおいて、主体性は個人に属するものではあっても、私の主体性と他者の主体性の同質性が暗黙のうちに前提とされ、それぞれの主体性を通じて一つの同じ世界が構成されている。いわば「我思う」が無媒介に「我々思う」へと普遍化されてしまう（図1）。このモデルの問題点は、言うまでもなく他者性を欠くこと、すなわち、会話者が自分と異なる他者の存在を認めないか、否定をしないまでも、異なるものとして理解することができないことである。

素朴心理学的モデルが採用されると自他の主体性が無媒介に重ね合わされてしまうため、相手がその期待を裏切る発言をしたときには、それまで同質とみなしていた相手は一転して異質として排除されることになる（図2）。すなわち、同化と拒絶の方向に二極化してしまうのがこのモデルの要点である。例えば、コミュニケーションを開始した当初は、相手が自分と同じような感覚をもっていると思って話していたが、その相手に異論を挟まれたり、理解できないような発言が続いた場合に、「"人種"が違うから理解不可能」として切って捨てるような態度のことを指す。

素朴心理学的モデルに類型化される主体性の理解が適用された場合の認知障害者は、無条件の同化を強制されるか、同化への期待を充たせないことが発覚した途端に、異質なものとして排除される。あるいは、異質であること

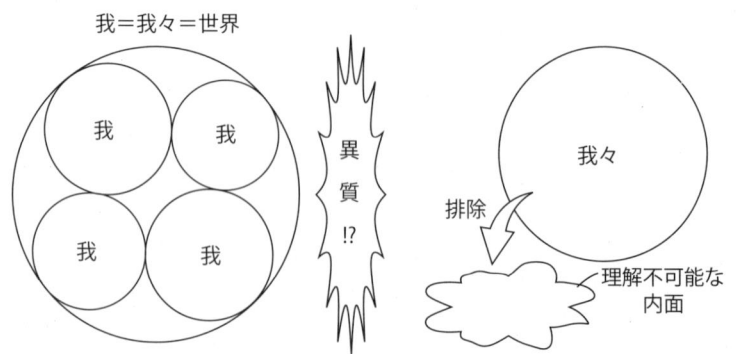

図1　素朴心理学的モデル：同化の型　　　図2　素朴心理学的モデル：排除の型

に関して本人の責任が問えないと判断されれば、庇護対象にもなりうる。このような意味で、認知障害者の実像を捉える上で問題の多い主体性の理解モデルといえよう[11]。

（4）相互主体性モデル

相互主体性モデルは、素朴心理学的モデルとは異なり、「経験や知識や感覚において共有する部分がある限りにおいて、相手と理解し合うことができる」という、コミュニケーションの成立根拠として最も広く受け入れられているであろう認識に基づくものである。この理解によれば、相手との会話が弾むのは、経験や知識や感覚において共有する部分が多いから、ということになる（図3）。

先の素朴心理学的モデルでは本来孤立しているはずの主体が無媒介に重なり合ってしまうのに対して、相互主体性モデルは、対話者間には共通する部分と共通しない部分があることを受け入れた上で、共通する知識や経験の基盤に基づいて自己とは異なる他者と通じ合うことができると捉える。すなわち、各人はそれぞれ独自の内部世界を生きると同時に、他者とは経験や知識の共有部分を基盤としたコミュニケーションにより通じ合うことができると捉える（図4）。

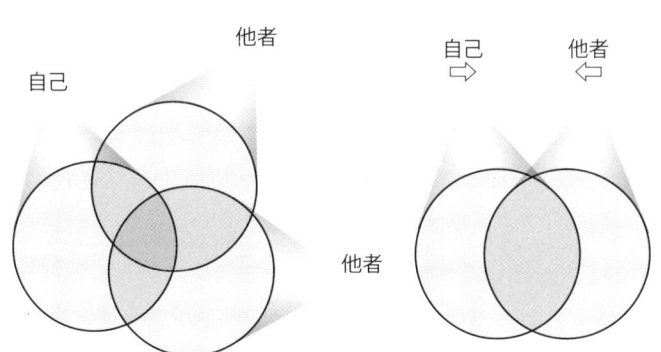

図3　共有部分に基づく相互理解　　図4　同質な主体性を確認する過程
　　　　　　　　　　　　　　　　　　　　としてのコミュニケーション

11）この理解モデルと共起しがちな支配─被支配関係については、逸脱論（宝月 1990）や栗原（1988）、Goffman（1967/2002）において論じられている。

第1章 序　論

　相互主体性モデルは、素朴心理学的モデルがするように会話者が「一つの同じ世界」に属することをコミュニケーションの成立要件とはしていない点で、対話を通じて相互理解を深めることを目的とするような会話の類型に適合しうる。しかし、未だ共有されていない部分があるとしても、同質な主体性が対話者間に存在することを前提としている点では（図4）、素朴心理学的モデルにおける主体性の理解と共通する。また、相互行為の成否やその内容が参与者間の共有部分の増減という量的な問題に還元されかねない点で、認知障害者と健常者間の新規な、ないし非定形的な相互理解のあり方において採用されるモデルとしては限定的である。

　ここで、Schiffrin（1994: 389-390）も述べるように、相互主体性の概念を明確にするため、コミュニケーションを成り立たせる「前提としての相互主体性」と、コミュニケーションを通じて達成すべき「目標としての相互主体性」を腑分けする必要があるが、前者（前提としての相互主体性）が後者（目標としての相互主体性）の「前提」とされる限りにおいて、論理的なトートロジーを回避することはできない。

　まず、前提としての相互主体性について考えてみると、会話相手は患者にそれが備わっているとみなして、もしくは病後も残存することが期待される部分を頼りに、会話を試みることがあるだろう。しかし、病前の知識や思考が脳損傷によって変質している認知障害者に対して（重症である場合はなおさらのこと）、スタート地点で相互主体性に関する予見をもち得ないことは、コミュニケーションが困難になることを通じて、明らかになる。前提視し得ない相互主体性は、社会制度の認識に限らず、患者の個人史的知識についても同様である。

　すなわち、認知障害が重症であって主体性間の重複部分がほぼ喪失されているか、健常者側の感覚としてまとまりのある主体性の存在すら疑問視されるような場合には、この主体性の理解モデルを維持することはできない。そうなると、素朴心理学的モデルにおける排除の型への転換につながりうることに、留意すべきである。

　一方、目標としての相互主体性は、認知障害が比較的軽度であって、前提としての相互主体性がある程度共有されていると考えられる場合に、その共有部分の拡張というかたちで捉えられるだろう。この場合、前提とされる相

互主体性の程度は、健常者と認知障害者の間で大きく異なり、後者とのコミュニケーションにおいては、健常者間で共有が前提視されている共在秩序などの社会的規範も、相互行為を通じて共有化すべき目標ないし対象となることに留意すべきである[12]。

以上に述べたように、相互主体性はコミュニケーションのモデルとして一般に受け入れられやすい反面、その概念がトートロジカルであることや、主体性の理解が量的に埋められるべき枠としてあり、話者間に極端な異質性を想定していないこと、言い換えれば、暗黙のうちに健常者としての二者間の対話が想定されていることを、その限界として挙げることができる。このような限界を回避するために採用される主体性の理解モデル、というより、主体性の理解を留保する、いわば括弧にくくる態度として、次の言語ゲーム的モデルを設定する。

なお、言語ゲーム的モデルは、あくまでも"的な"ものであって、ヴィトゲンシュタインの提唱する言語ゲーム論から示唆を受けつつも、全面的にそれを踏襲するものではない。

(5) 言語ゲーム的モデル

相互主体性モデルにおけるトートロジーは、「言語ゲーム」概念の導入により回避される。「言語ゲーム」とは、それを通じて「主体性」を含めた一切の事象を成り立たせる仕組みであるが、一般の人にとってこれは認識枠組や世界観などといった抽象的な概念ではなく、言語を通じた実践そのものである。主体性とは「私」をめぐる言語ゲームの連続の「効果」にほかならず、その理解は各々の言語ゲームに依存している。したがって、相互主体性モデルにおいて量的な実体と捉えられていた主体性は、言語ゲーム的モデルにおいては状況対応的 (contingent) な仮象として、言語ゲームの実践を通じてその質が改変されるもの、あるいは新たに構築されていくものとして捉えられる。

---

[12] G.H. Meadを始めとするシカゴ学派の社会学者は、社会化と個人化が共起的であること、言い換えると、成長過程において主体化すると同時に相互主体化（あるいは個人化すると同時に社会化）することを論じたが、それはあくまで社会レベルで捉えた話であり、個体発生レベルでは常に社会が個人に先んじてある。個人は規範を内面化することにより社会化を達成するからである。

第1章 序　論

　また、相互主体性モデルで前提とされるのは主体性ないし相互主体性であるのに対し、言語ゲーム的主体性の理解モデルにおいて参与者は、コミュニケーションを可能にする前提として、言語ゲームの蓄積として生じた制度（文法、法、規範、文化等）を参照しうる。すなわち、言語ゲーム的モデルにおいてプライオリティを有するのは、個人の内面や二者間で共有すると想定される相互主体性ではなく、個々の言語ゲームが生ずる場としての社会的・文化的な文脈ないし制度である。したがって認知障害者とのコミュニケーションの意味ないし効果は、その場面や居合わせた個人間に限定されるものとしてではなく、背景にある社会文化的文脈をより意識するかたちで理解されることになる（図5）。

　このような言語ゲーム的モデルにもとづいた対話者の認識ないし態度の特徴を端的に述べると、1）主体性の要件を前提視せず、2）制度（社会、規範、正常さ）からの逸脱に注意を払いつつ、3）患者に関してもち合わせた知識をもとにその意味付けをしながら、4）コミュニケーションを通じて主体性を発見的に成立させる、ということになる。

　もちろん、通常の会話において参与者がこのように明確な認識をもつこと

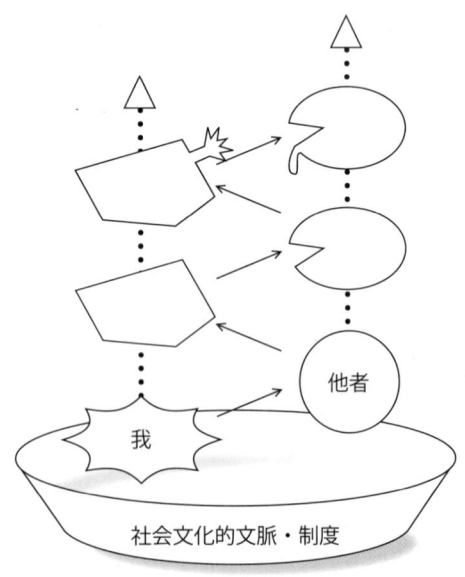

図5　コミュニケーションを通じた主体性の発見・構築

は稀であろうし、認識があったとしても「健常者側の思い込みで患者を理解できると思ってはいけない」程度のものかもしれない。あるいは、前出の二つのモデルに拠っていては、コミュニケーションが成り立たないとなった時点で、それら既成の認識枠組みを超えるべく、言語ゲーム的モデルが意識的に採用されることもあるだろう。

（6）モデルの転換による主体性の理解

　会話の参与者はその対話者を理解するにあたり、以上のモデルのいずれかに固定的に依拠しているのではなく、会話の内容や相互行為の展開に伴って意識的、無意識的にモデルを転換させていると想定する。参与者自身は、モデル間の相違、言い換えると自らが相手をどのように捉えうるかを、必ずしも自覚していない。このように各主体性モデルが状況対応的に適用ないし転換されていることの分析上の指標は、コミュニケーションのコンテクストに現れる言語ないし非言語行動に求めることとする。

　各モデルに対応する会話における態度を端的に示すと以下のようになる。
1．素朴心理学的モデル
　　→相手をわかり合えるもの、あるいは全くわからないもののいずれかに分類（ラベル付け）して済ませる（それ以上の気づきを求めないか、置き捨てにする）。
2．相互主体性モデル
　　→相手の理解は基本的に可能であり、その基盤となる共有部分を増やしていくことで相互理解が深められるとみる。
3．言語ゲーム的モデル
　　→相手の理解は容易でないことを前提に、コミュニケーションを通じて発見的な相互理解を志向する。

　繰り返すと、一般的な会話参与者は、認知障害者の反応やコンテクストに応じて、このようなモデルを概ね無自覚に、時によっては自覚的に転換させるという見方を本分析ではとる。例えば、いったん素朴心理学的な排除のモデルで患者を捉え、「コミュニケーションが成り立たない人」との烙印を押したとしても、患者と継続的関係に入るなどの条件によっては、会話の回を重

ねることにより発見的理解が生じ、そのラベルをはがすことも十分あり得る。あるいは、言語ゲーム的モデルを通じた発見的理解を心がけている会話相手であっても、急を要する状況下や、さほど重要ではないと判断する内容に関しては、効率を優先させて他のモデルを適用することもあるかもしれない。

1.1.3 研究目的

以上、本節では、認知障害をもつ人を取り巻く状況と、その大脳の機能障害について概観し、コミュニケーションの参与者が相手の主体性を理解する上でのモデルを提起した。認知障害のなかでも本書が対象とする前頭葉症候群は、記憶や論理操作などの要素的な認知機能はほぼ保たれる一方で、人間の最高次の精神機能にあたる総合的判断力や対人的・社会的能力に障害が生じるとされているが、その詳細はまだ明らかになっていない。今後リハビリテーションにおいてこのような人々の認知機能を改善させ残存能力を高めるために、さらには地域社会への再統合をはかる上で、医学的見地に留まらず、コミュニケーション論や相互行為論的見地からもこの障害についての理解を深める必要がある。また、対人・社会性に関してどのようなことが異常とみなされるのかを明らかにすることで、健常者のコミュニケーションや主体性に関して暗黙の前提となっていることが浮き彫りになると思われる。

以上の動機から、本書は前頭葉（前頭前野）に起因する認知障害を主症状とする人のコミュニケーションと相互作用の成り立ちを分析する。1.2で明らかにする先行研究の問題点を踏まえて、質的研究法をとる。その基本的特徴とされる、1）実証的なデータに基づく、2）研究対象の特性に照らして適切な分析法や分析概念を選ぶ、3）採択した研究の仕方が実際に有効であったかどうか、日常生活やローカルな文脈に関連付けられているかどうかについて省察を加える（フリック 1995/2002: 7-19）、ことを踏襲し、その多様なアプローチのなかでも談話と相互行為の形成と進行に分析の焦点をおく[13]。

---

13) 木下（2003）は、「人間と人間の直接的なやりとり、すなわち社会的相互作用に関係し、人間行動の説明と予測に有効であって (p.27)」、「実践的活用を明確に意図した研究方法として考案された (p.29)」グラウンデッド・セオリー・アプローチの発展にみられるように、「質的研究への関心が多領域で高まることにより議論の場が、社会学内での"共存・棲み分け"から、多くの研究領域が参加できるオープン・フィールドに移行するという新しい状況が出現しつつあるのではないか」と、質的研究

1.2 先行研究の概観と課題

使用する主なデータは、一人の入院患者と認知療法士ほか病院関係者との一年半にわたる会話である。分析概念は、談話分析、相互行為論などから広く援用する。談話の不適切性とその原因となる認知障害の対応を解釈するにあたっては、神経心理学的知見を採り入れる。また、認知障害がある程度改善した段階で、会話と相互行為に生じる変化を見ることで、認知障害者が相互行為においてどのような存在として捉えられるかを、より動的に示すこととする。

1.2 先行研究の概観と課題

本節では、神経言語学と言語病理学の領域で脳損傷者を対象になされた談話に関する先行研究を概観し、それを基に今後解明が必要とされることと、そのためにはどのような方法論が妥当かということを検討する。

1.2.1 脳損傷を受けた人の談話研究

本書が対象とするところの前頭葉性認知障害に関する談話研究は、失語症を始めとする種々の高次脳機能障害を対象とする談話研究の流れを汲むものである。本項では、原因疾患や脳の損傷部位を特定せずに、脳損傷を受けた人一般の談話に関する研究の流れを踏まえ、次項で前頭葉性認知障害を対象とする数少ない研究について検討するための基盤とする。

1980年代のアメリカでは、神経心理学の関連領域である神経言語学(neurolinguistics)や言語病理学(speech/language pathology)において、脳損傷に起因する認知障害者や言語障害者を対象にした談話分析研究が盛んに行われるようになった。その背景には、リハビリテーション医学領域において従来の医療中心の治療モデルの限界が意識されるようになったことと、それに伴い、コミュニケーションに支障をきたしている人々に医療サービスを提供するにあたっても、日常生活において機能的で実用性のある(functional)成果が求

の現状を分析する。そのように、従来の社会学としての枠組みから、医療、リハビリテーション、ソーシャルワークなどの領域へと拡大することに伴って、質的研究をめぐるあいまいさや混乱が生じていることを認めつつ、「研究者の認識論をも議論の対象にできるので、社会的活動としての研究を考える上では戦略的状況である(p.51)」、「社会学と実践を含めた他の領域との有機的な相互関係(p.51)」が今日的可能性として開かれた、のように現状を積極的に評価している。

められるようになったことがある (Cherney 1998: 5)。そのような社会的要請を充たすには、それ以前に主流をなしていた言語単位の機能障害研究の枠を超えて、実際のコミュニケーション場面においてどのような問題が生じているのかを捉えることが必要となった[14]。その目的のために、談話を人間の相互行為とコミュニケーションおよび認知の単位とみなし、それらを成立させているシステムや相互作用をコンテクストとの関連で記述しようとする談話分析 (discourse analysis) の応用が試みられたのは、当然の流れでもあった。しかし、談話分析や語用論研究をコミュニケーション障害に応用しようする企ては、未だ奏功しているとは言い難い。以下でそのような先行研究の実情と、何を中心的課題としているかを、疾患別に挙げていく。

談話研究が真先に試みられた疾患は、失語症である。失語症は大脳の損傷によって生じる後天的な言語機能の障害であり、言語を理解および表出すること、すなわち聞く、読む、話す、書くことが困難となる。談話研究の開始当初は、言語機能障害が談話にどのような影響を及ぼすかということに関心がもたれ、主な分析資料として、情景画や操作手順の説明など広義のナラティブが用いられた。分析レベル (level of analysis) として代表的なものは、表層の結束構造 (Coelho et al. 1994a) と、情報効率と主題性に表される情報性 (Nicholas and Brookshire 1993) であり、それらについて不備とみなされる生起数を測り、健常者における不備の生起数と比較するという量的研究が主に行われた。研究結果は一致を見ておらず、その一因として、被験者の選定にあたって失語症のタイプ分類が十分になされていないことが指摘されている (Christiansen 1995)。

続いてアルツハイマー型認知症を対象とする研究が増加した。この疾患におけるコミュニケーション障害の主要な部分は語用論的なものが占めるとの臨床観察があったことが、談話研究を後押しした (Mentis et al. 1995; Ripich et

---

14) ファンクショナルなコミュニケーション：Hartley (1995) は、コミュニケーション障害をもつ人にとってファンクショナルなコミュニケーションとは、個人の志向を満たしつつ、文化的社会的にも適応できるものであるとする。それを目指すリハビリテーションのアプローチにおいては、参与者を取り巻く環境の変化に応じて、コミュニケーションも変化することが前提とされている。また、障害の改善度を評価するにあたっても、個々人の社会的および物理的環境に添って行うべきとしている。これは、コンテクストを不可欠の構成要素とみなす談話分析の立場と一致する。

al. 1991）。それ以前に失語症の研究資料として主流をなしていたナラティブに加えて会話が対象となり、分析レベルは、スピーチアクトを含む語用論的パラメータ（Lamer et al. 1994; Ripich et al. 1991）、トピックマネジメント[15]（Mentis et al. 1995; Garcia and Joanette 1994, 1997）、修復（Orange et al. 1996）や、結束構造（cohesion）・結束性（coherence）・情報性（informativity）などのテクスト言語学の概念（Ripich and Terrell 1988; 本多ら 2001）へと拡大した。研究間でほぼ一致を見ている量的結果として、後期アルツハイマー病患者では、曖昧で空疎な発言によって情報効率が低下するということがある（Nicholas et al. 1985; Ripich and Terrell 1988; Tomoeda and Bayles 1993, Tomoeda et al. 1996）。ただし、それが相互行為やコミュニケーション全体に及ぼす影響については、未だ検討されていない。

　先に挙げた失語症では統語（syntagmatic）と喚語（paradigmatic）の障害が、アルツハイマー病の後期には喚語の障害が必発となるが、このような言語機能障害を伴わないか、もしくは二次的な問題にしかならない右半球損傷や頭部外傷による認知障害者も、続いて談話研究の対象とされるようになった。この背景には、これらの人々をめぐってコミュニケーションと対人関係上の種々の問題が生じ、そしてそのために強い社会的制裁を受けうるとの認識がもたれるようになったことがある（Mentis et al. 1995; Coelho et al. 2002）。

　これらの人々に関してもナラティブに関する研究が先行した。右半球損傷者に関しては、表層構造のほかに情報性（例えば冗漫さ、すなわち主題から逸れること）や結束構造が主に分析された（Joanette and Goulet 1990）。その後会話に関して、アイコンタクト・イントネーション・ポーズなどの非言語ないしパラ言語行動や（Mackenzie et al. 1997）、会話交代、トピックマネジメント（Kennedy et al. 1994）が分析されている。頭部外傷患者のナラティブに関しても分析レベルはほぼ同様であり、表層構造の量的分析（Mentis and Prutting 1987）のほか、非言語行動や結束性を尺度評定した研究が多い（Ehrlich and

---

[15] トピックマネジメント：コミュニケーション障害を対象とする研究において、トピックマネジメントないしトピックメンテナンスとは、トピックが導入される方法と頻度のことを指し、それに関する問題点については、言語障害児を対象とするBrinton and Fujiki（1989）に詳しい。アルツハイマー病の患者に見られる問題としては、トピックの変更により結束性が低下する、新規な情報が少ない、トピック間の関連が曖昧であることなどが、複数の研究で指摘されている。

第1章 序　論

Barry 1989; McDonald 1993)。

　認知障害のなかでも本書が対象とする前頭葉症候群についての談話研究をレビューするにあたっては、対象者の損傷部位を前頭葉に限定した研究は非常に少ないことから、頭部外傷を対象とする先行研究も、前頭葉性の認知障害の研究に含めることとする。閉鎖性（すなわち頭蓋が破損しない）頭部外傷を受傷すると、大脳と頭蓋の構造上、前頭葉が損傷を受けることはまぬがれないため、前頭葉損傷に準じるとして扱われることが多い。

　前頭葉損傷者のナラティブ（手順の説明を含む）に関しては、損傷部位が前頭葉内の下位区分のどこにあたるかによって症状が異なるとする結果が複数出ている（Kaczmarek 1984; Chapman et al. 1992）、左側損傷（背外側）ではナラティブの順序立てに問題があるか、詳細に欠けることが多くなる。一方、右前頭葉あるいは前頭前野の損傷では、ナラティブの結束構造に大きな問題は見られないが、結束性が低下する。結束性低下の内訳は、1）内容の繰り返しが増える、2）情報呈示の順序が混乱する、3）要点をなす情報が欠落し、全体的な構成が保たれ難くなる、4）本筋とは無関連な内容や瑣末な内容が混入する、ことなどである（McDonald 1993）。

　頭部外傷患者の会話を題材とする研究の分析レベルは、語用論的尺度評定（Snow et al. 1997）、会話分析、トピックマネジメントと結束性、情報性（Mentis and Prutting 1991; Chafe 1987）、応答の適切さ（Coelho et al. 1993）などに設定されることが多い。尺度評定や臨床的観察を通じて概ね一致している結論は、患者のトピックは相手にとって興味に欠け、不適切性が高いということである（Alexander 2002）。興味に欠ける理由は、相手が必要とする情報を呈示できないことにあり、不適切と判断されるのは、卑俗な発言や現実とは異なる作り話をすることによるところが大きいと解釈されている。また患者がディスカッションを行うと、発言が短く断片的になるとともに、内容の詳細に欠け、継続が困難になる（Coelho et al. 1994b）。結束性に関しては、断片的で（fragmented）、冗漫（tangential）、かつ無関連（irrelevant）であることが特徴とされる（Chapman et al. 1992; Prigatano 1999）。以上の前頭葉性認知障害者の会話に関する結果を要約すると、結束構造には大きな問題がない一方で、結束性と情報性については、要点から逸れる、構成が混乱するという低下が見られるとともに、対人的（語用論的）適切性にも問題がある、ということになる。

1.2 先行研究の概観と課題

　以上の諸疾患を対象とする研究は、談話の「異常性」を特徴付けるもの、裏を返せば有効なコミュニケーションとして成立している通常の談話に一貫して存在する要素を解明しようとするものである。そのような研究の多くに共通する関心や問いを、Patry and Nespoulous（1990: 11）は以下のようにまとめている。

1) 結束構造（cohesion）：語彙レベル（lexical level）の言語的マーカーが談話の意味的連続性に直接かつ系統的に貢献しているかどうか。
2) 結束性（coherence）：語レベルを超えた意味的連続性が談話のなかに存在するかどうか。
3) マクロ構造／全体的構造：談話の生成と理解に通底する意味的な構造組織はどのようなものであるか。
4) 談話と認知過程の分析：談話の生成と理解過程に関わる認知過程はどのようなものか、それらはどのように関連しているか。
5) 語用論：言語的内容と談話のコンテクストとの間に妥当な関連性（reasonably plausible relations）があるかどうか。
6) 会話分析：二人以上が同時に関わる言語コミュニケーション行為の特徴とは何か。

　さらにPatry and Nespoulous（1990）は、こうした研究の多くは、コミュニケーションを成立させる談話の基本的特徴を、三つの観察レベルのいずれかで捉えているとする。第一は、表層の構造のレベルであり、それが関連のある文や語句で構成されていることが期待されている。第二は、その言語共同体の一般的な人々が捉えるレベルで、そこでは教育歴やコミュニケーション・スキルを問わず、談話の結束性が低下していることは誰しもに直観的に識別される。第三は、談話の研究者が分析するレベルである。研究者らは、一般の人々が例えば結束性の低下を容易に判断しうる理由として、そのための弁別特徴が談話に含まれていることを想定する。そして、そのような特徴を、談話の種々のタイプや個人のスピーチ・スタイルを超えてコミュニケーションを成立させる指標として、抽出しようとする。

　これらレベルの異なる談話研究のそれぞれにおいて最も広く受け入れられ

ている分析項目は、第一の言語の表層構造レベルに関しては結束構造、第二の一般的コミュニケーション参与者のレベルに関しては結束性、第三の分析特徴レベルについては、統一性（unity）、意図性（intentionality）、適切性（appropriateness）、話題性（topicality）、情報性（informativeness）であるとされる（表1）。

表1　談話研究の基本的分析項目

第三（分析者）	第二（一般の参与者）	第一（表層テクスト）
統一性	結束性	結束構造
意図性		
適切性		
話題性		
情報性		

Patry and Nespoulous 1990: 12、訳は筆者による。

　以上のコミュニケーション障害者を対象とするこれまでの談話研究の概観と、Patry and Nespoulous（1990）によるまとめから、これまでに関心をもたれてきた分析項目のなかで中心的なものは、テクスト言語学[16]（de Beaugrande and Dressler 1981）のテクスト性の概念であることと、それらに加えて非言語的行動や会話分析的なシークエンスの構成に関することも検討されていることがわかった。認知障害が重度である場合は、テクストの言語的理解処理と産出も悪影響を受けることが多くなるため、分析理論は認知言語的処理の問題と対人的・相互行為的問題のいずれをもひろく描出するものである必要がある。de Beaugrande and Dressler（1981）らによるテクスト言語学は、コンテクストを考慮するという談話分析の基本的要件を充たしつつ、認知言語能力と関連のあるKintsch and van Dijk（1978）や、Clark and Clark（1977）など種々の知見を踏襲している。そのために、結束性・情報性・テクスト間相互関連性といったテクスト性の概念は、談話を理解および産出するにあたっての認知処理過程とその不備を表すのにふさわしいものになっている。また、それらの認知言語処理に関わる概念は、容認性や意図性といった

16）本章で「テクスト言語学」と呼ぶのは、主にde Beaugrande and Dressler（1981）およびそれ以降のde Beaugrandeによる著作のことである。

相互行為に関わる概念とも連動的に捉えられており、コミュニケーションに関するより包括的な説明を可能にする。

Patry and Nespoulous（1990）による先行研究のまとめに関して注釈を要するのは、この研究者らが構造主義的観点から捉えたとする三つの分析レベルは、まだ個別に研究されている段階であって、その三つを統合するのは今後の課題ということである。現段階のコミュニケーション障害者の談話研究においては、テクスト性の概念だけをとっても個別要素として分析ないし計量されるにとどまっており、もとの理論であるテクスト言語学におけるようには分析概念どうしが連動的に捉えられていない。この問題を受けて、本書ではテクスト性の概念の相互依存関係を考慮しつつ分析を行うこととする（これについては 2.2.2 で後述する）。

注釈の二点目は、談話を資料とする研究のなかには、専門家の主観的判断に頼る尺度評定やチェックリストを用いての評価をするにとどまり、談話分析自体は行っていないものがあるということである。研究間で一致率が高いのは、このような尺度評定の結果であるが、これらは予備的なものと捉えられるべきであろう。今後は、Cherney（1998）が推奨するように、談話分析の理論に基づいて、より客観的な分析と評価を行っていく必要がある。

以上、先行研究が依拠する代表的な談話分析理論と今後の研究がとるべき方向性を示した。次項では本書が研究対象とする前頭葉損傷者についての先行研究の具体例を挙げて、それらの分析における問題点を踏まえておく。

1.2.2　前頭葉性認知障害をもつ人の会話の研究

本項では、本書と直接関連のある前頭葉性認知障害者の会話に関する量的研究と質的研究の問題点を検討することによって、質的研究の必要性を確認し、それを行う上で留意すべき点について検討する。

まず、同一の研究代表者が 5 名の被験者と 32 名の被験者を対象に行った頭部外傷受傷後の会話の適切性に関する量的研究二例（Coelho et al. 1993; Coelho et al. 2002）の問題点を検討する。発言の適切性をはかる基準として用いられたのは、元来は神経症などの精神疾患患者を対象に開発された分類法（Blank and Franklin 1980）である。そこでは、まず個々の発言が開始者のものと応答者のものとに分けられる。開始者としての発言は、それへの応答を相手に明

確に義務付けているか (obliges)、あるいは応答を要求しないコメント (comments) であるならば、適切とみなされる。応答者としての発言は、開始者の応答要求を充足しているもの (adequate)、充足している上、付加情報があるもの (adequate plus)、無効ないし関連性が低く充足していないもの (inadequate)、充足しているかどうか判断しにくいもの (ambiguous)、のいずれかとして評定される。この尺度評定を用いた量的研究の結果は、頭部外傷の患者による付加情報のある発言の比率が、一方の研究では健常者より少なく、もう一方では健常者より多いとなっており、一致をみていない。ただし質的な手法での観察結果は、患者の発言内容は自らの興味に限定されていて相互行為を促進するものではない、ということで一致している。適切性のほか話者交代についても調べられているが、この量的結果も両研究間で一致していない。ただし、観察の結果としては、患者は会話の流れを維持するにあたり相手に依存する傾向がある、ということで一致している。

　同じ研究者が同じ研究デザインで二つの量的研究を行って結果が一致しない理由を考えてみると、予備調査と本調査の違いによるという可能性や、脳の損傷部位や範囲などの統制が不十分であるために、異質な被験者達を一つの集団に含めていることによるという可能性も否定できない。ただし、このような要因が絡みにくい頭部外傷患者二名を比較した同じ代表者による研究結果も、一名は談話の内容は適切であるが結束構造における組織化などに問題があり、もう一名は逆に内容は不適切である反面結束構造は適切とされ、一致をみていない (Coelho et al. 1991)。著者らは、このように研究結果の一致度が低くなる一因として、頭部外傷患者が呈するコミュニケーション障害の異質性の高さを挙げている。しかし、質的あるいは量的研究の結果が一致しない理由を疾患内の異質性の高さに帰す前に、その異質性を汲み取れる分析項目を設定できているのかどうかを検討する必要があるだろう。

　上記の研究に限らず、頭部外傷患者の会話を対象とする、特に量的研究の結果は、一致をみないことが多い。その理由として、項目妥当性の検討が十分ではなく、項目の選定自体に問題があることがしばしば疑われる。その背景には、分析項目と結果に妥当性と信頼性をもたせる上で欠かせない質的研究が十分なされないまま、量的研究のみが行われていることがある。加えて、数少ない質的研究の行われ方にも問題がある。以下では、頭部外傷患者の会

1.2 先行研究の概観と課題

話を対象にしたある研究が、質的検討を行いながらも、それを十分には量的研究に反映できていないことを指摘し、今後とるべき方向を検討する。

会話分析の概念を閉鎖性頭部外傷に応用して質的な考察を加えた単一症例研究として、Friedland and Miller（1998）がある。患者とその母、妻、認知療法士らが一対一で行った会話のそれぞれについて、修復、話者交代、トピックメンテナンスに関する生起数を計測した上で、それらがコミュニケーションを損なう要因について考察している。その際、検査結果にも照らして、コミュニケーションの問題の原因となる認知機能障害を、仮説として特定している。

結果は、患者の修復は健常者と同様に自己開始修復が多いが（全体の80％を占める）、相手から何らかの促しを受けるまで修復の必要性に気付かないことが多い点が、健常者とは異なる。また、話者交代が遅れることがあるが、その際相手が黙して待つと、患者は概ねそのターンを埋めることができる。トピックメンテナンス技術は、関連性の低い連想を語る点や、発言のテーマが患者自身と退院に関することに限られている点で、劣っている。そして、これら談話の症状の原因をなす認知障害として、1）関連のない連想を抑制できないこと、2）拡散的思考の低下（トピックと関連のある連想を拡げられない）、3）記憶把持力の低下（自らの発言内容を忘れてしまう）が考えられている。

この研究の問題点を挙げると、一つには、自己修復の生起数の中に相手から何らかの促しがあったものをも一律に含めてしまっていることがある。そのような自己修復は補助を必要としたという点で、相手には少なくとも有標（注意を向けうる対象）として、場合によっては不適切ともみなされうることから、補助を必要としなかった自己修復とは分けて考える必要がある。この例のように、相手の態度をも含めたコンテクスト要因に配慮せず患者の行動の欠落数や遅延数のみを計量すると、質の異なる生起を同種としてくくるという誤りを犯すことになる。計量を目的とするしないにかかわらず、同種とみなす会話行動を選定するにあたっては、それが本人や相手によってどのように取り扱われてコミュニケーションが継続したか、あるいはなんらかの側面が損なわれたかといったことに関して基準を設ける必要がある。Schegloff（1988）が述べるように、会話によってなされる社会的行為はケースバイケースで構成されており、コンテクストから得られる情報を根拠とする、という

第1章 序論

ことが談話分析の中心概念である。コンテクストを捨象してカテゴリー化や量化をするのでは、相互行為やコミュニケーションを捉えることにはならない。

　Friedland and Miller（1998）の二つ目の問題点として、分析項目を会話分析の概念に限定していることがある。項目を特定の研究領域の概念に恣意的に限定すると、相互行為上実質的に問題となっている現象を見逃すことにつながり、そうなれば質的研究本来の目的にかなうものにはならない。この著者ら自身も、会話分析で扱われる分析項目は断片的すぎて相互行為全体に関する洞察につながりにくい、という批判を引用した上で、会話分析以外の分析項目をも組み合わせて、会話の複層的な構造を示す必要があるとしている。

　Friedland and Miller（1998）においてよい意味で注目されるのは、談話における問題の原因をなす認知障害の特定を試みている点である。談話の不適切性の原因に関する知識をもつことは、認知障害者のコミュニケーションに直接的、間接的に様々なかたちで影響しうる。まず患者自身がこの知識を得ることで、原因を自覚しつつ修正を心がけることや、原因治療を視野に入れた認知リハビリテーションに取り組むことを可能にする。また、会話相手がこの知識を得ることで、患者の不適切な発言や行為には障害という、もっともな（すなわち避けがたい）理由があり、個人に対する悪意などから行っているのではないという解釈をすることにもつながる。いわゆる「罪（病気）を憎んで人を憎まず」的な見方が生じうる。それが患者とのコミュニケーションないし関係を継続する上で、積極的に働くか、その逆となるかは、他の要因にも左右されるが、少なくとも患者とのコミュニケーションにおいて問題解決を志向する会話相手には、その手がかりを提供することになる。ただし、談話の不適切性とその原因となる認知障害の対応付けは慎重さが要求されることであり、それについては後述する。

　以上、先行研究の問題点を指摘することを通じて、本書がとるべき方向性を示してきた。その方向性とは、多くの研究において不十分にしか検討されていないコンテクスト要因[17]に十分配慮しつつ、特定の談話分析の手法や概

---

17) 津田（1989: 402-404）によれば、種々ある社会言語学的モデルは、言語とコンテクストの間に見られる相互関係において保持している仮説によって、社会的コンテクストと対人的コンテクストのいずれかに優位性を置く立場か、あるいはその両者

念に限定されることなく、会話において実質的な支障をきたしている事象や相手が不適切とみなしている患者の発言・行動を、その主因をなす認知障害とともに明らかにすることである。量的研究とは本来、治療効果の評価などに欠かせない症例間の比較を可能にするものでもあり、その必要性は言を待たないが、現段階では、質的研究に基づき分析項目の妥当性を確立することが先決である。以下では、本書で認知障害者を対象とする質的研究を行うにあたり、健常者間の会話では観察の対象となりにくいコンテクスト要因を、先行研究を参考に挙げておく。

患者の会話相手は、家族、一般の被験者、研究者等その立場は違っても、自分の話し相手になんらかの知的な障害があるとわかった時点で、意識的あるいは無意識的に、相手に関して前提とする知識や態度を変える可能性がある。会話相手がもちうるバイアス（否定的あるいは肯定的なものも含めて）として予想されるのは、1）患者に対して補助的・支援的な態度をとる、2）主導権をとろうとする、3）ミスコミュニケーションを通常にも増して警戒し、懲罰的になる、4）ミスコミュニケーションに対して通常より寛容性を発揮する、ことなどである。

会話相手の補助的働きかけによって患者のパフォーマンスが改善することは、Lamer et al. (1994) で観察されている。後期アルツハイマー型認知症患者が会話相手に反応するまでに通常の許容範囲を越える時間がかかった際、会話相手が自発的に質問を繰り返す、患者の肩を叩く、などの促しをすることにより、会話の継続に成功することが見られた。このような目に見える促し行為のほかに、患者が反応するまで会話相手が待ち続けることも補助的態度のうちに入る。また、会話相手が補助的・支援的態度をとっていることを患者が認識しているかどうかも、患者のパフォーマンスに影響しうる。Mentis and Prutting (1991) によれば、患者が会話相手に頼れない状況にあることがわかると、同じ発言を不必要に繰り返すことが増えて、情報効率が低下した。

その一方で、会話相手の補助的態度が患者の表出に対して抑制的に働く場

を同じように重要視する立場をとっている。本書はコンテクストに関して後者の立場をとる。その幅広い要素のなかでどれを重視するかについては、以降順次述べていく。

合もある。先に挙げたCoelho et al.（1993）とCoelho et al.（2002）では、患者の会話相手である療法士は、応答を義務付ける発言とスムーズなトピックシフトを多用していた。著者らはこれを、療法士が会話の主導権を握っていることの表れと解釈し、そのことが患者の受身的な態度を助長していた可能性があるとしている。以上を踏まえて本書でも、会話相手である療法士らによる補助的態度とその影響に目配りすることとする。

　認知機能訓練課題の負荷や難度が高まると、患者のパフォーマンスが極端に低下しがちであることは臨床場面ではよく知られており、それが会話に関する処理にもあてはまることが予測される。会話における負荷の種類には、1）自由度ないし任意度（すなわち、会話のトピックや流れを主導する権利の配分）、2）トピックがあらかじめ設定されている場合は、その抽象度や一般的である程度、論理的な難度、3）相手の発言と行動の予測可能性や難度、4）会話の持続時間、などが考えられる。

　先に挙げたMentis and Prutting（1991）では、頭部外傷患者のトピックメンテナンス能力は、「ハロウィン」や「プロスポーツ」といった日常的かつ具体的な内容に関しては、ほぼ保たれていたが、「欲望」や「貧困」といった抽象的なトピックになると、極端に低下した。Sohlberg and Mateer（2001）は臨床上の観察として、頭部外傷患者の発言内容への要求度が変われば、発言に表れるスピーチ・アクトや会話分析的装置も変化すると述べている。

　三田地（1997）は、重度の失語症患者の会話におけるパフォーマンスが、テーマが設定されてる場合は、されていない場合に比べて低下したと結論付けている。この研究デザインでは、テーマを設定することによって、発言への要求が高まるようになっている。

　後期アルツハイマー病患者を対象にしたLamer et al.（1994）でも、発言への要求度が高まるにつれて、発言中の関連性と結束性が低下するとともに、語用論的に適切ではない行動が生じたとしている。それと同時に、自発的コメントや、感情表現、相手へのリクエストが観察されなくなっている。

　以上のように、疾患のタイプや重症度によって発言や行動が変化するパターンに違いはあるものの、コミュニケーション障害者は一般に、課題要求の高まりに対して敏感に反応し、パフォーマンスが大幅に低下することは、多くの研究が一致して指摘するところである。その一因として、単純な課題で

あれば、その反復処理を一定時間継続することが可能であっても、それらを組み合わせた複合的な課題となると、一回たりとも完全には遂行できなくなるという、多くの認知障害症例に見られる性質が挙げられる。また、難度の高まりに対応するという以前に、固着（3章ほかで後述）などの障害の要素を伴う場合は、何らかの変化があるというだけで対応できなくなることも多い。そのような患者は、会話上大きな変化（例えば相手がトピックを突然シフトさせるなど）があった後は、しばらく混乱状態に陥り、残存する機能を発揮できないことがある。

　質的研究を行うにあたり留意が必要なこととして、「テクスト性の概念」の相互関係を、2.2.2の定義に先取りして挙げておく。テクスト言語学が提唱するテクスト性の概念は、言語的および言語外的コンテクストを反映するものと捉えられる。例えば、結束構造や結束性は言語的コンテクストを構成する中心的要素であり、場面性や容認性は言語外的コンテクストに含まれる。これらテクスト性は、孤立した原理としてではなく、その時どきによって変動する階層をなすものとして捉える必要がある。

　階層の例としては、健常者による通常のコミュニケーションにおいて、表層テクストの結束構造は、その背後に結束性が備わっていることを前提に成り立っている（ボウグランド・ドレスラー 1981/1984: 95）。したがって、認知障害者の談話における結束構造の適格性を問題にしようとするなら、その基盤をなす談話の内容（すなわち意図、動機、プランを含む結束性や情報性）が充足していることを先に確認する必要があるだろう。例えば、処理難度の高い答を要求されて患者の発言の結束性が低下した場合、それと連動して結束構造にも不備が生じることが多くなる。この原因は、元来患者の認知処理全容量が狭量化しているために、結束性の処理に容量の多くをとられることで、結束構造の処理に割り当てうる容量が不足するためと考えられる。このような結束構造の不備を指して、結束構造を産出する機能そのものが障害されていると結論付けるのは誤りである。このほか認知障害者の発言においては、結束構造が整っていながら、結束性が伴わないこともありうる。このような発言は相手に理解されない可能性が高いことから、この結束構造の生起を「適格」として量化することもミスリーディングである。つまり、結束構造に関する患者の能力を問題にしようとするならば、結束性ほかのテクスト性に関する

条件を統制する必要がある。

テクスト性には上で述べたような相互依存関係や階層性があることを考慮していない研究として、DeSanti et al.（1994）を例に挙げる。著者らはアルツハイマー病患者の会話における代用形や省略の生起数を数え、そのなかの反復以外は健常者との差がなかったことから、結束構造はアルツハイマー病患者の意味論的障害をはかる指標にならないと結論付けている。これに対してRipich and Terrell（1988）は、アルツハイマー病患者の会話における結束構造の不備のうち、結束性の低下と共起しているものを調べた。その結果、「前後関係を示す要素の欠落」だけが結束性の低下と共起していること、および生起頻度数としては最も高かった「指示対象不明の代用形」や、「言い誤り（false start）」などは結束性の低下とは関連していないことが明らかとなった。他のテクスト性との関連を考慮せずにDeSanti et al.（1994）が結束構造について出した結論は、拙速と言わざるを得ない。それに対して、結束性との関連で結束構造を捉えたRipich and Terrell（1988）においては、コミュニケーションの実態を反映する知見が得られている。

テクスト性間の階層性について、テクスト言語学で度々例証されているのは、会話の参与者は、相手の発言に結束性が備わっていることをデフォールトとして（すなわち、特に考慮すべき条件がなければ、とりあえずのこととして）期待するが、ある種の意図性（例えば相手を煙に巻こうとしている場合）や場面性（例えば愛を告白する際）のもとでは、結束性や結束構造の乱れを許容する傾向があるということである。認知障害者との会話においては、本人による代償や会話相手による補助的要因が加わることによって、テクスト性間の相互取引が、健常者間の会話とは異なる形で生じてくる可能性もあるため、テクスト性の階層性に配慮する必要性は高い。

以上述べた質的研究において考慮すべき要因を要約すると、1）会話相手のバイアスや補助的行動、2）課題の負荷が引き起こすパフォーマンスの極端な低下、3）テクスト性の相互関係、となる。

1.2.3 包括的な質的研究の必要性

ここまでの先行研究の概観から、認知障害者の談話研究において、まず質的研究が求められていることと、それを行う上で、会話相手の態度や課題の

難度、テクスト性間の階層性などのコンテクスト要因に配慮する必要があることを確認した。本項では、会話と相互行為における不適切性の原因として認知障害の要素を仮定することの意義について述べ、今どのような研究が求められているかについてまとめる。

コミュニケーション障害を対象にした談話研究を通じて議論されていることの一つに、談話における不適切性（以下では「談話の症状」とも呼ぶ）の原因をどのように捉えるかという問題がある。症状の原因を同定できれば1.2.2で述べたような臨床上の実用化も期待できるため、治療への応用を視野に入れた研究であればなおさら、正常な談話との違いを指摘するだけではなく、症状の原因解明が目的に入って然るべきである。

先行研究に見られる原因の仮定の仕方の一つは、「対人関係の能力」や「語用論的能力」などを大脳が担う機能として想定し、脳損傷によってそれが直接障害されるとするものである。しかし、そのように複合的で文脈依存性の高い高度な能力を、「機能」という基礎的であるべき単位として設定するのは、想定が強すぎる仮説にならざるを得ない。先行研究における原因に関するもう一つの考え方は、種々の認知機能（例えば注意、記憶、組織化、遂行機能）の低下が組み合わさり複合的原因をなして、症状としての談話の不適切性を生じているとするものである。近年の研究においては、これを作業仮説とするという合意ができつつある (Cannizzaro et al. 2002; Joanette et al. 1986, Joanette and Goulet 1990; Brookshire et al. 2000; Coelho et al. 2002; McDonald, 1993)。

上述した二通りの原因の求め方を比較すると、前者のように「トピックシフト能力」や「相手の期待を読む能力」といった語用論的能力を大脳機能として個別に設定するよりは、後者のように認知機能障害の要素が組み合わさって談話に関する能力が果たせなくなっているとするほうが、説明原理をクローズド・セットにとどめておける利点がある。また、総合的な説明力としても後者が優位にある。例えば、患者の会話において、コンテクストに合わないトピックシフトが過剰にあることと、トピックシフトが不足して会話の内容が固定化するという両極端の談話行動が見られたとする。これを、前者の語用論的大脳機能低下として説明すると、単にそれぞれを「トピックシフト能力の過剰」と「不足」とするしかない。しかし後者として説明すると、それぞれの原因をなすメカニズムの違いが解釈可能となる。例えば、シフト

の過剰については、「記憶障害が原因で自分の前言の内容を把持できない上、注意転導障害が原因で別のトピックに移ってしまう結果、コンテクストに合わないトピックシフトが頻繁に生じる」、といった説明が成り立つ。一方、シフトの不足については、「固着（心的構えを転換できない）障害により、一度生じた思考に拘束されてしまい、必要なトピックシフトを行えない」、といった、先と矛盾しない説明が成り立つ。このように談話の不適切性の原因を認知障害の組み合わせとして説明できることに加えて、認知障害以外のコンテクスト要因、例えば代償的行動などを特定の認知障害と関連付けた説明も可能になる。つまり、コミュニケーション全体との関連で原因を説明しうる。

このように、談話の不適切性とその原因をなす認知障害を明らかにすることには、それらの問題を解決する目的で認知障害の改善に取り組むための根拠を提供する、という意義がある。それと同時に、逆の方向からの意義も期待できる。それは、現在ある評価手段では明らかになりにくい認知障害の側面を、談話の不適切性を手がかりに検出しようとすることである。神経心理学が掲げる課題の一つに、形式的検査では検出されにくい最高次の認知機能に関する評価の信頼性を高めることがある（Lezak 1995）。本分析に始まり、談話に見られる症状と原因をなす障害の要素との関連付けが進めば、そのような高次の認知障害を、談話のパフォーマンスやコミュニケーション行動に基づいて客観的に評価することも期待できる。この評価法が実現すれば、その必要性がリハビリテーション医学全体で強調されているところの、日常生活に即する点で「自然さ」を備えた、環境妥当性（ecological validity）を満たすものとなる。すなわち、検査室に縛られない、患者の生活実態の評価となることから、臨床的、社会的に大きな意義をもつ。

ただし、認知障害の個々の要素と談話における症状を因果付けるにあたっては、諸氏の指摘がある通り、慎重を期すべきである。認知機能と談話のもつ過程と構造が、いずれも非常に複雑であるため、その間に概念的橋渡しをするには、理論的にも方法論的にも大きな進歩が必要と考えられている（Joanette and Goulet 1990）。これを目指して過去には、失語、痴呆、右半球損傷など異なる疾患間の対照研究が行われることが多かったが、それら機能障害の違いが大きすぎるせいもあり、焦点の定まらない結論にとどまっていることは否めない。今後はJoanette et al.（1986）も指摘するように、談話の症

状ないし不適切性の種類と認知障害の評価結果の対応データを蓄積させることを重視すべきであり、本書もそのような対応を根拠の一つとして用いる。そのような質的研究に基づいて認知機能と談話能力の関係を表すモデルを開発できれば、その次の研究段階として、認知機能測定結果（例：注意持続、記憶容量）と談話のパフォーマンスの測定結果（例：結束構造、トピックメンテナンス）との間に関連があるかどうかを、量的に調べるための条件が一つ整う。量的研究に着手するまでの道のりは、省略されるべきではない。

以上の先行研究の概観から窺えたように、脳損傷を受けた人を対象にした談話研究は80年代より盛んに行われているが、前頭葉性認知障害者の会話に関する研究は未だ少ない上、症状を断片的に観察、描写するものか、異常性の指標をランダムに選択し、評価者の主観的判断で尺度評定し、量的結果とするものに限られる。本節で個々の研究の問題点を検討したところ、認知障害者と健常者のコミュニケーションに実質的な悪影響を及ぼす要因を把握するには、項目妥当性を伴わない量的研究を行う以前に、認知機能障害の病態と談話に表れる不適切性との関連を詳細に分析する必要のあることがわかった。そのためには、談話分析の客観性とコンテクストに対する感受性とを踏襲し、出発地点で分析手法を特定の理論に限定することなく、より包括的な分析を志向するべきであることが示唆された。

1.3 本書の構成

先行研究のレビューを通じて、前頭葉機能障害が会話や相互行為に与える影響を質的ないし包括的に捉えた研究は未だないことと、その必要性を指摘した。本書はこれを目指すものであり[18]、そのために以下の三部構成をとる。

---

18) 本書の研究としての位置付けを行っておくと、最終目的を認知障害者の社会復帰と臨床への寄与というプラグマティックなことに設定している点で、まず言語病理学（Speech/Language Pathology）領域に属する応用研究に分類しうる。その目的を優先させるが故に、言語学と社会学いずれかの枠内にとどまって研究対象や分析手法を限定することは目指さない。認知障害者と健常者の言語コミュニケーションと相互行為において実際に問題となっていることを汲み取るには、分析の関心を、言語的、対人関係的、あるいは社会制度的のいずれにも、出発点としては限定しないでおく必要があると考える。そのような研究姿勢をとるためには、言語学と社会学両分野の研究成果を活かす必要がある。その意味で本書は、津田（1989: 494）が分類する社会言語学的研究のなかでは、「コミュニケイションというより大きな領域に

第 1 章 序 論

認知機能形式障害と対応する談話の不適切性の分析

分析の第一段階として、リハビリ開始当初の患者と療法士らとの訓練時以外の一対一の会話抜粋に見られる有標性を、談話分析の諸概念、すなわち 1)（会話分析や語用論で扱われるところの）会話と対人関係上の形式およびルール、2) テクスト言語学のテクスト性の概念、3) Goffman の共在秩序の概念で捉え、それらが会話の展開にどのような実質的影響を及ぼしており、どのような要因により会話相手に不適切とみなされているかを分析する。

このような不適切性の種類や程度の分析と並行して、その共起性や認知検査結果を根拠に、主因をなすと思われる認知機能形式を特定する。その認知機能形式を「抑制障害」、「注意焦点化・把持低下」、「固着（セット転換）」、「照合（・写像）障害」とし、その要素の組合せが原因となって会話における種々の不適切性が生じていることを説明する。

認知障害が重篤であるこの段階の患者には、健常者に前提視されているような主体性やコミュニケーション能力は存在せず、コミュニケーションを行う上で様々な不都合が生じることが予想される。それに対する会話相手と患者自身による対処のパターンなども分析に含める。

認知機能の改善に対応する談話の改善の分析

本書が対象とする患者は一年以上にわたる認知リハビリテーションを受けることによって、著明な認知機能の改善を示す。その改善と並行して、会話と相互行為にも変化が生じるかどうかを分析する。併せて、残存する障害と談話における不適切性の関連についても検討する。そうするにあたっては、談話分析に加えて、認知機能の検査結果と行動観察を援用する。この段階において、患者による他者との関係性や自己についての認識の改善が示されることは、続けて行う本来的な相互行為分析の基盤となる。

認知機能の改善によって成り立つ相互行為の分析

患者の認知機能や自己および社会性の認識が改善するに伴って、会話と相

おける位置づけ」のなかで、「さまざまな社会、文化的コンテクストにおける相互行為としての言語を人間の伝達行動という観点からとらえる」ものに該当する。

互行為にも変化が見られるようになる。すなわち、患者から療法士の価値観を揺るがすような働きかけが生じ、初期には庇護—被庇護に留まりがちであった療法士との関係が変化する契機がもたらされる。6章では、障害が残存しながらも、そのようにダイナミックで変革的な相互行為が展開するさまを分析する。分析は、Labov and Fanshel（1977）のスピーチ・アクションを軸とする手法に添い、Goffmanによる概念を相互行為上の転換を説明する鍵とする。

第 2 章

研究方法と枠組み

前章では脳損傷を受けた人の談話に関する先行研究を概観し、談話分析を通じた質的研究を行うことの意義と必要性を確認した。本章ではまず、本書の資料の分析において説明力をもつ諸談話分析アプローチを挙げ、そのなかの分析概念を本書の目的に照らして定義付けておく。次いで談話分析における不適切性の認定の仕方について考察し、最後にデータの性質を明らかにして、全体で分析枠組みとする。

2.1　談話分析の諸理論

談話分析は1960年代後半に言語学や構造主義的人類学、社会学などの関連する諸科学の間に成立し、70年代にはヨーロッパの機能主義の影響を受けたテクスト言語学や、人工知能研究、コミュニケーションの民族誌、エスノメソドロジーなど種々の研究潮流を組み入れながら発展を続けてきた。そのため今日の談話分析が対象とする範囲は、言語の構造と機能、知識と情報の処理過程、相互行為と文化性、社会におけるイデオロギーと権力構造などと幅広い。教育、政治、医療など種々の領域に関する応用研究も展開されている。

前章では、認知障害者のコミュニケーションの実態を捉えるにあたり、このように豊かな潜在力をもつ談話分析のなかで分析手法を恣意的に限定することの弊害について述べた。それを踏まえて本書では、Schiffrin（1994）が提唱する「折衷的な」談話分析（interdisciplinary basis of discourse analysis）の立場をとる。以下ではまずその立場について述べ、次いで本書の対象者の会話と相互行為に関して説明力をもつ談話分析の諸アプローチと諸研究を挙げる。

2.1.1　折衷的談話分析（Schiffrin 1994）

Schiffrin（1994）は、言語を社会的相互行為において捉えるという立場から、相互行為の社会言語学、コミュニケーションの民族誌，語用論、会話分析などの代表的な談話分析のアプローチを縦横に論じている。これらのアプローチ全体が捉えうる範囲は膨大であり、また各アプローチの分析内容は多様でありながら、一方でこれらを束ねる共通の原則があるとする。それらは、1) 理論的には経験論に根ざすこと、2) 分析は文化的および社会的基盤に依拠すること、3) 意味や意図はローカルなコンテクストやシークエンスに基づいて解釈されること、4) 構造、意味、機能、行為などは相互作用を通じ

て成立しているとみなすこと、などである。このような共通の原則に支えられているため、生の談話データとしての分析対象のなかから、分析されるべきとして浮かび上がるポイントに適合する複数のアプローチを選び、折衷的に用いることが可能となる。Schiffrin（1994: 419）は、そうした折衷的な研究姿勢が必要となるのは、談話が本来単一のアプローチに限定して分析されえない性質のものであるからとし、その根源に、言語と世界の不可分性、すなわち言語の使用を考える上で、われわれが生きる世界のいずれとも切り離せないということ、を改めて認めている。この大前提に加えて、研究としてほぼ未踏である前頭葉性認知障害者が行うコミュニケーションの問題点や豊かさを見過ごさないためにも、折衷的になることを避けない研究姿勢が、出発点として必要と考える。

2.1.2 テクスト言語学

テクスト言語学[19]において談話ないしテクストとは、言語的、認知的および社会的行為が合流するコミュニケーション・イベントと捉えられ、そこで人間は、他者に対して力（power）を及ぼすと同時に連帯（solidarity）をも目指しているとされる（de Beaugrande 1997: 9-11）。訳者池上の解説によれば、コミュニケーションの参与者は、人間として知覚、記憶、注意、知識などに特徴的な不完全さを備え、興味、労力、効果などを常に意識し、それらに左右される極めて「人間くさい」存在として捉えられる（ボウグランド・ドレスラー 1981/1984: 296）。

1.2の先行研究レビューのなかでも述べたように、テクスト性の概念は、談話を理解および生成するにあたっての認知処理過程とその不備を説明するのに適している。相互行為を分析するにあたっても、手続き的アプローチ（詳細は2.2.2で後述する）に基づくことで、不適切性を、それが生じる過程を含めて捉えることができる。また人間の処理の蓋然性、すなわち実際にありえる度合い、には幅があることを想定し、決定論的になることを避ける分析態度も、認知障害者の行動の一貫性に乏しい側面と、それに応じて変動する相

19）本書でこれ以降出典を示さずに「テクスト言語学」とする場合、de Beaugrande and Dressler（1981）とde Beaugrande（1997）を中心とする関連著作における内容ないし研究態度を指すこととする。

互行為を捉える上で適している。

2.1.3 Goffmanの相互行為論

　前項で述べたテクスト言語学では、その場面性の概念とGoffmanの状況定義に関する概念が関連付けられている。また後述する相互行為の社会言語学においても、発言の行為的意義を解釈する上で、Goffmanの主体性や相互行為に関する概念が用いられることがある。Goffmanは、1）社会において何が前提視されているか、すなわち何が暗黙のうちに常識や規範とみなされているか、2）「自己」や「面目」などの社会的観念（construction）が相互行為のなかにどのように織り込まれているか、といったことを、対人的相互行為のなかで見出そうとした。さらに、3）「状況定義（framing）」として、コンテクストにおける意味は本来複層的なものであり、様々に転調が可能であることを説いた（Goffman 1974）。Goffmanの概念は、健常者間で通常は生じることのない、認知障害者に特有の相互行為上の問題——例えば、不可解さを伴うミスコミュニケーションや会話場面からの離脱など——に関する説明力をもっている。さらに本書の後半の分析においては、対象患者の認知障害の段階的改善と呼応して、群として束ねたGoffmanの種々の概念に関する改善ないし変化が生じる。それらは、1）共在秩序（相互行為儀礼の一部としての）、2）状況の動的側面への対応、3）自己定義に関する概念であり、これらが順次充足されていくことが5章以降で観察される。

　Goffmanが炙り出そうとした常識や規範は、認知障害者が会話相手から"正常であること"を期待されている時の要件にあたる。その意味で本書の研究枠組みの一つとしてふさわしい。Goffmanの相互行為概念が表すところの個人の態度は、まわりへの配慮や自覚をもつことのような"普通人の能力"と要約される（栗原 1988）。Goffmanのことばでいえば、「個人のなかに組み込まれているはず」の、「その人が相互行為者として行為する際の諸要素」であり、「普遍的人間性と言われるものの一部に相当している」。その普遍的人間性とは、「いろいろな内なる心的傾向によって織り成されるのではなく、外側から人に刻印されたいろいろな道徳的ルールによって織り成された構成物になる」ことであり、そうすることが社会的な要請でもある。そうした道徳的ルールは、「出会いにおいて人が自分について下す評価、その場にいる他の人

たちについて下す評価を決定し、その人の感情の配分の仕方を決定し、特定の義務的である儀礼的均衡を維持するためにその人が行う実践行為を決定する（ゴッフマン 1967/2002: 44）」。

この道徳的ルールが人間の自由意志にかける拘束力をGoffmanがどのように捉えていたかについては議論が分かれるが、本書では手続き的アプローチに基づいて、この道徳的ルールも操作的なものとして扱う。そこではルールは、それが守られないことによる意味を映し出すための道具ともなる。Goffman自身、「社会と個人は（中略）両者にとって気楽でありながら、しかし危険性もいろいろはらんでいるゲームに参加している（ゴッフマン 1967/2002: 41）」、と述べていることにおいて、道徳的ルールがもつ意志拘束性よりは、状況操作性に注目していたとも解釈できる。

2.1.4 包括的談話分析（Labov and Fanshel 1977）

Labov and Fanshel（1977）は、包括的談話分析（comprehensive discourse analysis）として、心因性疾患をもつ患者と心理療法士による心理療法中の会話と相互行為を分析している。その分析手法は、参与者の心理や意図を根拠とせず、パラ言語的要素などのコンテクスト化の手がかりや対人関係性に基づいている点で、後述する相互行為の社会言語学の手法と重なる。さらに会話と相互行為における意味ないし結束性を、表層の発言のレベルではなく、その基底にある行為（speech actions）と反応（reactions）のレベルにおいて捉えることにより、例えば、非対称的な権利義務をもつ人間関係といった、複雑な背景をもつ発言の意味の多重性を捉えることに成功している。表層のことばのレベルだけで発言の意味を解釈されることの弊害は、認知障害者の場合も心因性疾患の患者と同様に大きい。この意味でも、本症例の分析にあたりLabov and Fanshel（1977）の手法は有効と考えられる。

Labov and Fanshel（1977）は、スピーチ・アクションと発言の意味の対応付けを蓄積した上で、それらをつなぐ相互行為上のルールを抽出している。このルールはコンテクスト要因を取り入れた具体的な記述からなる。著者らはこのルールを有限個数とするための一般化や抽象化は行っておらず、会話の参与者らの行為の広がりに合わせてオープンエンドに設定している。また、ルールの拘束性には幅があることを想定している。例えば、最も基本的で拘

2.1 談話分析の諸理論

束力の強いルールの一つに、「相手の応答要求には応答しなければならない (Labov and Fanshel 1977: 184)」というものがある。これほどには確立していないルールとしては、パラ言語的手がかりが表す含意に関するものなどがあり、その分には複数の可能な解釈が呈示されている。このような相互行為上のルールなどに基づいて、スピーチ・アクションがどのように分析されているかを引用する。拒食症のため心理カウンセリングを受けている大学生Rが、カウンセラーに母との会話を再現している場面である。

 1.8 R.: An-nd so——when——I called her t'day, I said, "Well, when do you plan t'come home?"
 1.9 So she said, "Oh, why?"

(Labov and Fanshel 1977: 155-168)

嫁いだ姉の家に入り浸って帰らない母に「いつ家に帰るつもりか」と尋ねると、母は「あら、どうして？」と言ったというくだりである。この会話のやりとりを分析するにあたっては、1)「主婦は家庭を守る義務がある」という社会通念や、2) 行動がいつなされるかを質問することが間接的な要求になるという相互行為上のルール、3) 表現上の軽減や緩和 (mitigation) あるいは激化 (aggravation) が参与者間の力関係を曖昧にしたり先鋭化もさせること、4) 質問の答として冗長で情報性に乏しいことを述べた場合、答えることを拒否していることになるというルール、5) "Oh, why?" の部分の特殊なイントネーション様態、などが参照されている。そこから娘の側からのスピーチ・アクションとしては、母親への「いつ帰るのか」との情報要求を通じて、「戻って家を整え、娘の私を助けるべきだ」と、主婦かつ母親としてとるべき行動を要求し、責務不履行を責めていると分析されている。一方で母の側は、"Oh, why?" との切り返しを通じて、「尋ねる権利があるのか」と挑戦するとともに、娘が間接的に助けを求めていることを知りつつ、その要求をはぐらかし、かつ「助けを必要とする以上は大人とはみなせない」として娘の家族内での立場にも挑戦している、と分析されている。

本書では、上の抜粋で挙げたような Labov and Fanshel (1977) が抽出した「行為とことばの意味をつなぐルール」を不適切性の分析基準の一つとし

て用いるが、その際それが健常者を想定したものであることには留意する。健常者の正常な認知処理に裏打ちされているかぎりは、例えば話し手が表層テクスト上は結束性に不備がある発言をしたとしても、会話上の聞き手と分析者の双方において概ね共通した補充が可能であり、話し手が「言わんとする内容（what is said）」を理解できる。発言内容に関する推定は、会話の当事者と分析者において共通しているという前提があれば、Labov and Fanshel（1977）が前提とするように、実際のコミュニケーションならびに分析においても、発言内容を行為（what is done）の座標に移しての相互行為（mode of interaction）を、分析の中心的問題とすることができる。しかし認知障害の影響が著しい発言に関しては、まず時間的にも患者に関する知識面でも制約を受けている会話相手が、患者の表層テクストの不備を補って、「言わんとする内容」を推定することが難しくなる。その場合のコミュニケーション上の中心的問題は、行為（what is done）の座標までたどり着かず、会話相手が、患者の認知や思考の内容をどのように解釈しうるかということに限定されざるを得ない。そのように健常者間では起こりにくい事態における相互行為上のルールをも本分析では扱うことになる。本資料の認知障害者とのやりとりに見られる構造は、ルールと呼べるほどの一般化や慣習化は経ておらず、むしろ方略（strategy）や場当たり的（adhoc）な対応とみなすべきものが多いことが予測される。このようにLabov and Fanshel（1977）による分析概念のいくつかを本書前半の不適切性の分析に用いる一方で、彼らの主要な取り組みである、社会的役割や力関係などの背景的要因が及ぼす影響を読み込んだ談話と相互行為の動的な分析を、本書後半での認知障害改善後の会話の分析に応用する。

　Labov and Fanshel（1977）との相違点として、本書が資料とするのは、認知療法に付随する雑談や聞き取りなどの自由会話に属するものであり、基本的には治療として行われたものではないということが挙げられる。しかし、会話が病院という制度的状況でとり行われた点は共通することから、職業上の役割関係を含む制度的コンテクストが相互行為に及ぼす影響についての示唆も、この研究から得られると思われる。

2.1.5 相互行為の社会言語学

相互行為の社会言語学（interactional sociolinguistics）は、談話における特定の形式と機能（forms and functions）や相互行為のなかに社会や人間関係の現れ方を見出そうとする（Tannen 1987）。言語機能を解明することは研究の目的というより、むしろそれを通じて社会や人間のあり方を捉えるための手がかりとして利用されている。

このアプローチは相互行為を分析するにあたり、「コンテクスト化の手がかり（contextualization cues）(Gumperz 1982/2004)」という枠組みに依拠する。これは実際のコミュニケーション場面において確認される要素から成り立っており、1）テクストそのもの、2）パラ言語的要素、3）テクスト外の状況、4）対人関係や社会文化的な要素、などが含まれる。言語・社会・文化的知識については、参与者達がそれらを共有しているとするのではなく、話し手が行為として示した情報を聞き手がどのように解釈するかという問題として扱う（Schiffrin 1994: 401-403）。特定の発言や行為を解釈する上で、前述したコンテクスト化の手がかりや行為として示された知識が参照され、状況証拠を伴わない心理的、観念的な説明は避けられる。参与者の行動の動機も、心理的な解釈からではなく、談話ストラテジーの適用や社会的役割関係の充足など、広い意味での相互行為上のゴールの観点から説明される。また参与者は、自らの置かれた状況に備わっている規範やルールを盲目的になぞる存在としてではなく、そのようなルールを共同的に構成する要員として捉えられる。

本書の分析において、特に患者の能力低下が顕著である間は、相互行為上のルールを共同的に構成するといった会話相手との対等さを前提にすることはできない。そのため、この理論の基盤や分析法をまるごと踏襲することはできないが、この理論からは重要な示唆をいくつか得ている。それらは上述したように、心理的ないし観念的な説明を避けコンテクスト化の手がかりを重視することや、聞き手の解釈を中心に据えること、言語やテクストの構造を分析の目的とするのではなく、相互行為や社会性を解明する手がかりとみなすことなどである。

2.2 分析概念

本節において、本書で用いる主な分析概念を、前節で挙げた談話分析のアプローチと相互行為論から引用する。これらの分析概念を認知障害者の談話に適用するにあたっては、原典の修整ないし捉え直しが必要となってくる。それらのうち、あらかじめ予測できることは、分析の大筋を導くためにも本節で述べておくが、分析概念の詳細な再定義は、コンテクストとともに実際の分析を行う過程で可能になるものである。

2.2.1 会話のシークエンスと対人的形式に関する概念

本項では、会話のシークエンス（進行）あるいは対人的な慣習や形式に関わる概念を挙げる。すなわち、1）発言間のシークエンスをつなぐ装置として、会話分析（conversation analysis）からの概念、2）それらの装置と機能的に重なりのある談話標識（discourse markers）、3）ポライトネスのなかでも対人上形式化された部分、である。会話分析と語用論において論じられる種々の概念のなかでも、慣習化および定型化された度合いが高いものを本項のカテゴリーに含めて、患者のパフォーマンスを測ることとする。これらの装置はいずれも、発言の命題内容とは直接の関連をもたない。会話の流れを滞らせないために、あるいは当該状況で生じている役割関係などを維持するために、準じることが期待されている形式である。コンテクストによっては、その遵守が規範的とみなされることもある。

（1）会話のシークエンス

会話の基本単位を一つの「ターン（turn）」ないし発話の順番とすると、会話のなかで次に誰がターンをとるかについては様々な規則が存在し、それらは「話者交代（会話の順番取り）システム（turn-taking system）（Sachs et al. 1974）」として研究されている。話し手がターンを終結させる可能性があると聞き手に判断される時点は、その発言の「潜在的完結点（possible-completion-points）」と呼ばれる。それは、次の話し手が選択されてターンが移行することが適切な場（transition-relevant-place）となる。潜在的完結点についての認識が話し手と聞き手の間で一致しない場合は、ターンの移行がスムーズになさ

れなくなり、発言への「割り込み」や長い「沈黙」が生じることにつながる。潜在的完結点以外で発言が「重複（overlap）」した場合は、どちらかが話すのを止めて、相手に発話の順番を譲るのが通常である。その際、譲られた相手は発言の重複部分を繰り返すなどして「修復（repair）」を行う（山田 1999）。

「沈黙」に関しては、選択された次の話し手が話し始めない場合、その間の沈黙は元の話し手に属するものとして聞かれる。沈黙のあり様によっては、周囲に焦燥感を引き起こし、沈黙の理由について様々な推論を許すとされる（山田 1999）。

「会話の始め方・終わり方」に関しては、開始にあたっては、例えばトピックの予告や、電話などでは定型のシークエンスよりなる挨拶がなされる。終結にあたっては、唐突にならないように、「前終結（pre-closing）」部が挿入される。前終結では、終結を示唆するトピックやそれまでの会話の要点が語られたり、フィラー（「間」を埋めることば）が挿入されたりする（Psathas 1995）。

「相槌（back-channels）」は、相手の話を聞いているという聞き手からの合図であり、日本人は多用することが知られている。「先取り相槌」によって聞き手が話し手の発言を引き継ぐといったように（堀口 1997）、方略的に用いられることもある。

（2）談話標識

談話標識は、個々の発言を関連付けるローカルな機能のほか、談話内を境界付ける、流れを示す、といったグローバルな結束性に関わる機能をもつ。発言内容をコンテクストと関連付けることから、コンテクスト化の手がかりとして機能する。

一例として、「場違いのマーカー（displacement marker）」が挙げられる。これは、話し手が導入しようとするトピックがそれまでのトピックから逸れるものである場合に、「話は違いますが」や、「ああ」といった標識を会話の切り出し部に付けることで、トピックシフトによる結束性の低下を予告する働きがある（山田 1999）。談話標識のなかには、ポライトネスと関連しているものもあり、以下に挙げる。

(3) ポライトネス

本書ではポライトネスとして、Grice (1975) の協調の原理を発展させたリーチ (1983/1987) の丁寧さの原則のような行動指針のほか、社会心理学的制約も含める。丁寧さの原則のなかの「是認の原則」、すなわち「けなすのは小さく、賞賛や認めるのは大きくせよ」と、「合意や共感の原則」、すなわち「合意や共感は大きく、反論や反感は小さくせよ」の両者には、「積極的価値をもつことは大きく呈示する」、という共通点がある。この共通点を発言にもり込むにあたっての認知処理はさほど複雑ではない。一方、(「寛大性の原則」における)「自己の負担」と(「謙遜の原則」における)「非難」に共通する、「否定的な内容を大きく呈示する」ための認知的な処理は、間接的でより複雑となるため、認知障害者はこれらの原則が遵守困難であることも予測される。このほかポライトネスに関する装置のなかでも、形式化の度合いがより高いものとして、場との関連で適切性を判定される言語形式（レジスター）や敬語の使用がある。

社会的関係性に関する概念の一つである「面目 (face)」は、ポライトネス研究としては、Brown and Levinson (1987) の論を代表として、様々に論じられている。橋内 (1999: 64) は、「積極的な面目」は相手に良く思われたいという欲求であり、「消極的な面目」は自分に関わることは他人に邪魔されたくないという欲求である、とまとめている。本書では面目の概念を、ポライトネスに関わる論点からよりも、むしろ後述するGoffmanの「表敬」などの概念との関連において論じる。ただし、ポライトネス研究から参照できることとして、面目に関わるコンテクスト化の手がかりとなる具体的言語形式や行動例の記述があり、それらを挙げておく。すなわち、積極的な面目を守るための言語行動は、1) 仲間内であること、2) 相手への興味、3) 連帯 (solidarity)、4) 形式ばっていないこと、5) 親密さ (intimacy)、の表明という形をとる。一方、消極的な面目を守るためには、1) 軽減 (和らげる表現)、2) 言いよどみ、3) 敬意表現などの既成の標識、4) 差し控え (restraint)、5) 形式ばった物言い (formality)、6) 距離 (distance) の表明、7) 習慣的間接表現、8)「たぶん」などの緩衝的表現 (hedge) などが用いられる。

「軽減 (mitigation)」は、話者間の緊張や葛藤を減らし、相手の面目を維持

するための装置である（Labov and Fanshel 1977: 335-337）。軽減は参与者の固定的役割などと関連付けうるものではなく、適切に行うには、流動的状況のなかで参与者間の緊張の程度などを測る必要がある。このため、ポライトネスに関する装置のなかではより精緻な状況対応的判断を要求するものと考えられる。軽減のために用いられる言語行動は、1）面目を脅かすような事柄は一般化して述べる、2）距離を置いた視点をとる（例：現在のことを過去形で言う）、3）借りを作ることになると明言する（例：「してくれると助かります」）、4）婉曲表現（語彙レベルも含む）、5）意見としてでなく物語や引用として語る、6）あいまいな指示詞を使う、など多岐にわたる。

2.2.2 テクスト性の概念

テクスト言語学における「テクスト性（textuality）」とは、テクストの本質をなす7種の構成的原理の総称であり、テクストという生起全体における「結びつき（connectedness）」のことを指す（de Beaugrande 1997）。コミュニケーションの参与者が、会話が成り立っていると直感的に判断している場合は、たとえこれら7つのテクスト性の基準のいずれかが低下していることはあっても、全体としてみた場合に許容範囲にあることになる。以下では、まずテクスト性を制御する原理に触れてから、認知障害者の談話と関連のあるテクスト性の側面を示していく。またテクスト性のそれぞれについて有標とみなされる例を挙げる。

（1）制御原理

対人的相互作用と認知処理において、テクストの産出と理解を制御している原理は以下とされる。
1) 能率性（efficiency）：処理にあたっての容易さ、労力の少なさ。
2) 有効性（effectiveness）：労力のかかる深い処理を行った結果、強い効果が得られること。
3) 適切性（appropriateness）：テクストが用いられている場面に適合するように、それぞれのテクスト性の基準を維持すること。能率性と有効性の間にある相互取引（trade-off）のバランスをとること。

第2章 研究方法と枠組み

　「能率性」は注意の容量を節約する方向にあり、「有効性」は参与者がもつゴールの達成に向けて有利な条件を作り出す方向にある。これらは相互取引、すなわち逆の方向に引っ張りあう関係にあるため、そのバランスないし落としどころを計る基準として、「適切性」が設定されている。この適切性は、最終的には経験的判断に基づいて決定される（ボウグランド・ドレスラー 1981/1984: 89）。

　変動するコミュニケーション状況に対応しつつ以上の制御的原理を満たすには、参与者は種々の操作や手続きを行うことになる。用いられる頻度が高い標準的な手続きとして、「デフォールト」がある。これは、特別な条件が指定されていない状況に対して、あらかじめ標準的として結び付いている内容を選ぶことを意味する。これに近い概念である「優先選択」は、競合するほかの選択肢より通常好まれる選択をすることを意味する（ボウグランド・ドレスラー 1981/1984: 188）。参与者がテクストを処理する上で、このデフォールトや優先選択を採用する場合は、労力の節約につながる。一方、参与者がこのような標準以外の操作が必要と判断した場合は、知識の検索幅を広げて場面の「傍受（monitor）」あるいは「管理（control）」を試みる、といった問題解決に乗り出すことになる。傍受は、聞き手がテクストや場面に対して、既得の知識や期待、ゴールなどをつぎ込むことであり、管理は、参与者が目的にかなうように状況を導くことである。ただし、両者の境界は微妙なものであり、人は傍受にすぎないかのように偽って場面管理をすることを好む、とされる（ボウグランド・ドレスラー 1981/1984: 213）。以下は、デフォールトや優先選択にそっているだけでは相手の言うことが理解できないような状況に面して、傍受がなされている例として、ボウグランド・ドレスラー（1981/1984: 215）が挙げているものである。

　　The twelve jurors were all writing very busily on slates. "What are they doing?" Alice whispered to the Gryphon. "They can't have anything to put down yet, before the trial's begun."
　　"They're putting down their names," the Grypon whispered in reply, "for fear they should forget them before the end of the trial."
　　"Stupid things!" Alice began in a loud indignant voice
　　　　　　　　　　　　　　　　　　　　　（Carroll 1960: 144f）

2.2 分析概念

　自分達の名前を忘れてしまわないように石板に書き付けている陪審員達を見てのアリスの叫び声「まあ、馬鹿なことねえ」は、卓立した事物や出来事（すなわち、何らかの尺度に照らして際立って極端な場合を示している事物や出来事）が通常いかに傍受されやすいかを示す好例とされている。アリスがこの"思わずの"発言をした時点では、陪審員達に対する積極的な管理に乗り出しているというより傍受の段階にあるといえるが、陪審員達を不適切と捉えていることは、声の調子などのコンテクストに表れる手がかりから明らかである。言い換えると、傍受という、文字通りには受け身的に捉えられがちな行動も、その人が相手を不適切と認識していることの指標として、十分に機能する。

　以上の制御原理として挙がっているコミュニケーションをとり行う上での操作は、人間の理性的な行動一般に関する主要な技術の一切を含むとされ、以下の認知処理が具体例として挙げられている。1）問題解決能力、2）プラン作成能力、3）仮説を立て、験証、修正する能力、4）パターン合わせの能力、5）予想される、ありそうな生起に対して処理の能率性を高めること、6）予想できない、ありそうもない生起に対して処理を深めること、7）処理能力の限界を超えないように複雑さを緩和する能力、8）注意を集中する対象を選ぶ能力、9）経験の継続性を維持する能力、10）相互に作用し合う関係にある参与者間にあるこのような種々の性向や行動を、投影ないし推論する能力（ボウグランド・ドレスラー 1981/1984: 276）。これら認知処理のほとんどに、前頭葉機能のなかでも重要である照合機能形式（3章で後述）が関与していることは、分析上示唆に富む。

　参与者がその場面で実際にどういった操作を行っているかを認定するにあたっては、「人間的蓋然性」あるいはコンテクスト的蓋然性を旨とする（ボウグランド・ドレスラー 1981/1984: 46）。すなわち、通常ありえる範囲の処理がなされていることを想定する。それをはかる基準として、1）リアルタイムの処理という時間的制約のなかで可能なことであるか、2）認知的階層性や容量に照らして妥当であるか、3）テクスト性間の相互作用は妥当であるか、例えば複数のテクスト性が競合することによって処理が複雑になりすぎてはいないか、ということが挙げられる。

　以上のような視点に立つ分析法は「手続き的アプローチ」と呼ばれ、そこでは「理論やモデルの妥当性は自然な人間行動という視点から証明されなく

てはならない（ボウグランド・ドレスラー 1981/1984: 46）」。すなわち、理論や形式の一貫性や再現性を求めるのは二の次とされ、人間の認知状況と外部状況に関してより説得力のある説明をすることが第一に求められる。手続き的アプローチの具体例をテクスト性との関連で以下に示していく。

（2）結束構造

テクスト性の概念としてまず結束構造（cohesion）の定義を挙げ、続いて結束構造に関して有標あるいは不適切と本書でみなす基準について述べる。本書ではテクスト性の訳語は池上訳に準じる。

結束構造は、言語的装置によって、会話の場合はそれに加えて音声的装置によって表される、表層テクストの意味的連続性や文法的関係のことを指すことが多い。Halliday and Hasan (1976) に代表される「テクスト文法」における結束構造は、主に節や文など短域のテクストにおける文法関係のことを指し、以下を含む。

1) （反復、照応、パラフレーズ、代用形、省略などのデバイスにより）すでに用いた要素を再利用するか、可能な場合は節約する。
2) 時制と相により出来事や状態を表す。
3) 接続構造により項目間の関係性を表す。
4) 機能的文構成により情報性の優先度を表す。

テクスト言語学における結束構造は、上記のような表層テクストの構成要素の結合関係にとどまらず、表層の要素を、先行発言からなるテクスト世界や参与者の共有知識などと結合する働きをも含む（ボウグランド・ドレスラー 1981/1984: 108-109）。

先に本項（1）で制御的原理として挙げた有効性と能率性の相互取引が、手続き的アプローチにおいてはどのように解釈されるかを、結束構造が省略される場合を例にとってみる。例えば、話し手が先行発言と同一の主語を後続発言において省略した場合、省略された主語を聞き手が容易に推測できるならば、理解にかかる時間と労力が節約できるため、能率性にかなうことになる。しかし、省略された内容を聞き手が容易に推測できないとなれば、その検索に労力を要してしまうため、逆に能率性が低下する。ただし労力をかけ

2.2 分析概念

て処理が深くなった分だけ聞き手の注意が焦点化されたとなれば、有効性は高まる、すなわち聞き手に強い印象が残る可能性がある。この場合もし話し手に、発言の主語が誰であるかを聞き手に印象付けたいという意図があるなら、能率性を極端に低下させないよう配慮しつつ有効性を高めるための方略として、主語を省略することもできるわけである。

「娘の方は才気煥発だが、息子はできそこないと呼ばれている。母親に溺愛された。それが悪かったのだろう。」　　　　（筆者による例文）

上の2文目までは、母親に溺愛されたのは娘でも息子でもありえるので、結束構造上のスロットの候補として保留されることによって処理が深まる。続く否定的な3文目から、2文目の主語は息子であったことがすぐに同定されるので、能率性はさほど低下しない。

本分析で結束構造上有標とみなす条件のなかに、この能率性と有効性のいずれかが顕著に低下している場合、または一方が低下していることの効果がもう一方に生じていない場合を含める。後者の例には、単に冗漫で有効性を増していない「反復」などが挙げられる。また「言い誤り」や「言い止め」など、その欠落内容が語彙的なものか文法的なものであるか特定できないような発言の失敗（aborted phrases）も結束構造上の有標性とみなす。さらに「沈黙」や「遅延」も、それらが話し手に属し、話し手によって埋められるべきスロットとして聞き手が認識していると判断しうる場合に、有標とみなす。

以上のような結束構造上の有標性の多くは、表層テクストの形式的不備とみなされるものである。表層テクストの不備は、結束性や容認性に比べ、打ち消し可能性が高い。言い換えると、他の目的が優先されることにより、見過ごされうる。特にその不備が低頻度にとどまるか、すぐに修正されるならば、会話相手は相互行為において実質的な不都合をきたすものとは捉えないことが多いとされる。したがって、結束構造の不備が不適切とみなされる条件は、他のテクスト性や状況との関連で捉える必要がある。このことは、結束構造に関して、能率性、有効性、あるいは両者のバランスとしての適切性のいずれかが低下している場合でも、相互行為上の適切性は保たれうることを意味する。ここでいう二種の「適切性」が異なる分析概念であることをこ

とわっておく。相互行為上の適切性は、常にテクスト性全体や状況との関連で判断されることである。

（3）結束性

「テクストに結束性が備わっている」とは、参与者にとってテクストが「意味をなしている」ことを指すが、参与者にとっては明快なこの状態を構造的に示すには、複数のパースペクティブが必要である。テクスト言語学では、ボトムアップ式とトップダウン式の二様にも捉えられている。

結束性をボトムアップ式に捉えれば、命題レベルのテクストの意味的結びつき（connectedness）、ないしはテクストの深層における概念の関係性、と定義される（van Dijk 1977）。個々の項目間の要素的な連関がブロックを組み上げるように集積されて、全体的な意味の連関が生じているとする見方である。

他方、トップダウン式に結束性に影響することとしては、参与者が達成しようとしている目的（ゴール）や意図（プラン）に加えて、グローバル・トピックやマクロ結束性、すなわち全体として何を語ろうとしているかといった語用論的なことが含まれる。コミュニケーションをとろうとする際、聞き手は、話し手が結束構造と結束性を備えたテクスト産出する意図を基本的にはもっていると想定する。かつ聞き手は、テクストをそのようなものとして容認しようとする。コミュニケーションを成り立たせよう、受容しようとする意図が参与者間で共有されているとの基本認識に支えられて、聞き手には、話し手はいくらかは予期できるプランや構造に留まって結束性を保つものだとの想定が生じるわけである（Ripich and Terrell 1988: 14）。すなわち、後述する意図性ないし容認性が、結束性のあり方に一定の枠組みを与えていることになる。また、参与者の社会的関係性やその場における役割関係、状況定義といったコンテクスト要因も、結束性の産出と理解に対してトップダウン的な影響を及ぼす（van Dijk and Kintsch 1983）。このように結束性は、後述する容認性や場面性を含むテクスト性全体との連関で捉えるものであるが、不適切性の分析において手続き的アプローチをとるにあたり、その連関が複雑になり過ぎてはいないか、認知処理上の蓋然性も常に考慮に入れる必要がある。

先に結束構造に関して、有標性と不適切性を分けるにあたり手続き的アプ

ローチにならったのと同様に、結束性についても、通常の期待を外れるような不連続性やわかりにくさがある場合に、まず有標とみなすこととする。ボトムアップ的に捉えると、発言中の項目間のつながりに不連続性がある場合や、一連の会話において全体的な関連性が弱まっている場合（冗漫な印象など）がある。トップダウン的には、相手の期待や場面の要請に照らして関連の低い発言をしている場合などが挙げられる[20]。以下の大学のキャンパスにおけるやりとりでは、福音伝道者の意図しない方向へ話を脱線させようと、学生が関連のないことを言っている。

BIBLE EVANGELIST: It's a fearful thing to meet with God the King!
STUDENT: Like when Godzilla meets King Kong?
(ボウグランド・ドレスラー 1981/1984: 158-159)

この場面で、福音伝道者が当惑顔になる、あるいは周囲の学生が笑うなどの反応が生じれば、学生の発言を有標とする。つまり、結束性を有標とみなすコンテクスト化の手がかりとして、会話相手が「場面傍受（monitor）」や「場面管理（control）」などの行動をとっていることに注目する。これらの行動は、聞き手が推論や問題解決を要求されていること、すなわち能率性が低下していることを意味する。

ただし結束性も、結束構造の場合と同様に、有標であるからといって必ず

---

[20]「関連性」は関連性理論（Sperber and Wilson 1999）をはじめ、種々の理論で論じられる概念であるが、本書ではテクスト言語学に準じて、これを言語テクストに関わることに限定せず、テクスト性ないしコミュニケーション全般に関わる概念として扱う。テクスト言語学では、テクストの命題レベルの意味的結合としての関連性は「結束性（coherence）」の問題として、また後述するような、聞き手の期待や場面の要請に沿うか否かという意味での関連性は「容認性」や「場面性」の問題として扱う。「関連性」のこのような概念定義が本書に沿う理由として、認知障害者とのコミュニケーションを継続する上で、聞き手は言語テクストの意味的な関連性をかならずしも優先させないことが挙げられる。特に認知障害者に種々の不適切性が見られる時には、聞き手は容認性や場面性に関する相互行為上の不適切性を第一に問題視し、言語テクストの結束性の低下のほうは不問に付すことが頻繁にある。すなわち、聞き手は関連性を、テクスト性（結束性や場面性）間の相互取引を含めたコミュニケーション全体において判断していると捉えられる。

しも相互行為上不適切とみなされるわけではない。コミュニケーションを行う以上、参与者は相手の発言が結束性を伴っているという期待をデフォールトとしてもつことからも、結束性はテクスト性のなかでも優位に置かれることは違いない。そうであっても、他のテクスト性が結束性に優先される場合が往々にしてあることは1.2.2で述べた。例えばテクスト生産者は、意図的に結束性を弱めたテクストを提示して、受容者に"行間を読む"などの重要な貢献をするよう仕向けることがある。ベル電話会社は利用者に次のように警告している。

Call us before you dig. You may not be able to afterwards.
(ボウグランド・ドレスラー 1981/1984: 12-13)

このテクストを読んだ利用者は、電話会社に依頼せず勝手に地面を掘り返したりすると、電話ケーブルを切断してしまって電話が通じなくなったり、その際の電気ショックで傷害を蒙って身体の自由がきかなくなるかもしれないことを、自分で推論しなければならない。このような読み込みを受け手自らで行う方が、それが明示的に書かれた長いテクストを読まされるよりも、効果的であるとされる。この場合、受け手の推論を引き出すことで有効性や情報性を高めたいというテクスト生産者の意図が、結束性を保つことよりも上位のゴールとしてある。そのゴールが受け手に理解されれば、結束性の低下はテクスト生産者の合理的選択に基づくものと解釈されて、不適切とはみなされないだろう。この電話会社によるテクストは、結束性を表層テクストに限定して捉えた場合は、関連性が充たされないことになるが、後述する意図性や情報性、場面性、電話会社による警告というテクスト型など、テクスト性を総合的に勘案すれば、関連性があり、適切ということになる。

このようにテクスト性間の相互取引が働いている場合以外でも、聞き手が結束性の低下を見過ごす(不問に付す)こともある。結束性が不連続であっても、コミュニケーション全体を損なうものではないと聞き手が判断したり、不連続が生じた原因が話し手の弁明などによりすぐに判明するならば、許容されることは多いとされる。いわゆるくだけたインフォーマルな会話において、このような寛容性は頻繁に働く(ボウグランド・ドレスラー 1981/1984: 11,

150)。

聞き手が推論を通じて結束性の不連続部分を補うことにより、不適切とはみなさなくなることもある。推論とは自己の知識を持ち込んでテクスト世界のまとまりをはかることであり、前述した「見過ごし」とは異なり、問題解決を志向する行為である。以上のように、結束性が不適切と判断されるかどうかは、テクスト内的には決まらず、参与者による解釈や行動に左右される部分が大きい。

(4) 意図性と容認性

意図性は、以下と定義されている。

> 一連の出来事がテクスト生産者の意図(例えば、知識を分け与えたり、プランに定められたゴールを達成すること)を満たす手段として機能し、かつ、結束構造、結束性のいずれをも備えたテクストを構成しているように配慮するという生産者の側の態度に関するものである。
>
> (ボウグランド・ドレスラー 1981/1984: 11)

容認性は、以下とされる。

> 一連の出来事がテクスト受容者にとって何らかの有用性ないし関連性(例えば、知識を獲得したり、プランに対する協力を提供したりすること)をもち、結束構造、結束性のいずれをも備えたテクストを構成していることを期待する受容者の側の態度に関するものである。
>
> (ボウグランド・ドレスラー 1981/1984: 11-12)

このように、意図性は話し手の、容認性は聞き手の態度に関わることであるが、その内容は相補的に同じことを指している。すなわち、会話の参与者は、会話の内容は参与者双方に関連があり、結束構造はその内容を表すべく整っている、との想定を出発点(デフォールト)としてもっており、そこから種々のゴールを反映させたり、推論などを行っていく、ということである。会話における不適切性を解釈する上で聞き手の視点に立つ、という本書の立場については2.3で後述するが、この立場を意図性と容認性の概念にあては

めると、話し手の意図は、それを聞き手がどのように解釈し容認しているかを分析することを通じてのみ捉えられる、ということになる。すなわち、話し手の意図性を聞き手の容認性を通じて読み取ることになる。この意図性と容認性を統合した概念を、本書では「容認性」と呼ぶことにする。

またボウグランド・ドレスラー（1981/1984）によれば、容認性には、テクストに表れることに限らず、参与者の知識やコンテクストが大きく関わっている。そして談話が参与者の思惑を外れている時には、そのことが場面の傍受や管理といった行動として表れる。このことを踏まえて、本書で用いる容認性の概念も、結束性と結束構造のみにあてはまることではなく、参与者のゴール、プラン、知識、ないし場面に照らして、その期待や要請に添うかどうかに関することとする。先に本項（3）で挙げた、結束性を意図的に低下させて福音伝道者を揶揄しようとする学生の発言も、話し手のプランないしゴールにかなう点で制御されており、容認性を充たしている。容認性に抵触しうる事柄とは、話し手・聞き手の別を問わずコミュニケーションの参与者一般に対して期待されている態度、例えば相手への配慮や自己の制御に関することが中心となる。容認性の具体的基準は、2.2.3 で後述する Goffman の相互行為概念の多くによって表される。

（5）情報性

情報性（informativeness）とは、提示されたテクストが出来事としてどの程度予想可能か、あるいは既知か未知か、ということに関係している。聞き手にとって予測しにくいテクストほど、理解するにあたり労力を要する反面、情報性が高まり興味深さが増すことにもつながる。反対に、既知の部分が多いテクストほど理解はしやすい一方で、退屈さの原因にもなり、有効性を低下させる（ボウグランド・ドレスラー 1981/1984: 13-14）。

情報性が損なわれるのは、提示された情報と、それまでの会話の流れや既存の知識との合致の仕方に問題が生じる場合である（de Beaugrande 1997: 14, 183）。合致を判断する基準はいくつかあり、参与者はそれぞれについてデフォールトの期待をもっていると考えられる。例えば、個々の発言がもつ情報量に関しては、状況によって期待される範囲があり、多すぎるか少なすぎるかしてその範囲に合致しない発言は、情報性が低下しているとみなされるだ

ろう。以下の例は、ある科学の教科書の冒頭の部分である。

  The sea is water　　　　　　（ボウグランド・ドレスラー　1981/1984: 14）

　この一文だけでは、情報性が極めて低いため、科学の教科書にあるテクストとして余り意味のないものになっている。下記の続きの部分を見て、先の一文は、もっと情報性の高いことを主張するためのきっかけとして使われていることがわかる。そして引用箇所全体の情報性は昇格させられる（ボウグランド・ドレスラー　1981/1984: 14）。

  The sea is water only in the sense that water is the dominant substance present. Actually, it is a solution of gases and salts in addition to vast numbers of living organisms...
           （ボウグランド・ドレスラー　1981/1984: 14）

　上に引用したものは、情報性のなかでも量の過不足に関するものであるが、このほかに適切性の判断に影響しうることとして、発言とその会話のトピックとの関連の仕方がある。発言がトピックとかろうじて関連している（例えばローカルな結束性は存在する）ものの、枝葉末節という印象を与える場合は、情報性が低下しているとみなされる。そのような発言の内容は、聞き手の既存の理解のなかの主要情報へのアクセスが遠くなっているために、理解処理にあたっての能率性が低下すると考えられる。枝葉末節の発言が続くと、「冗漫」として、グローバルな結束性の低下ともみなされうる。このほかに情報性の低下とみなされうるのは、会話においてひとまとまり（チャンク）で呈示されることが当然視される情報（例えば、新しい状況が語られる場合は、時・場所・参与者について、原因が語られる場合はその結果について）が欠けている場合である。その場合、聞き手に推論や問いただしなどの労力を要求することから、能率性が低下する。以上をまとめると、1）既知か未知か、2）情報の量、3）先行発言や知識へのアクセスのしやすさ、4）情報の統合性の不備、などが情報性の低下に関わっていると考えられる。

（6）場面性

場面性（situationality）とは、テクストをそれが用いられている場面に対して適切なものにすることに関わる基準である（ボウグランド・ドレスラー 1981/1984: 14）。テクストの意味と用法が場面を通じて決まる端的な例として、高速道路などに置かれる交通標識は、正確さにこだわるあまり冗長になるよりも、省略を駆使した最小限の表現のほうが適切であることが挙げられている。

  SLOW
  CHILDREN
  AT PLAY　　　　　　　　　（ボウグランド・ドレスラー 1981/1984: 15）

ドライバーに注意を喚起する必要のある地点に置かれたこの標識の、"slow"という表現は、子供たちの精神的・身体的能力に関することではなく、スピードを落とすようにという要請であると解する方がはるかにまともである、とされる（ボウグランド・ドレスラー 1981/1984: 15）。

テクストが適切なものであるよう要請する力には、場面によって差があり、交通標識などはそれが強い例である。このような場面によるふさわしさの要請には、社会性や文化習慣が大きく関わっている。また、共在秩序に関することなど、後述する相互行為概念の多くは、場面性との関連で捉えられる。

（7）テクスト間相互関連性

テクスト間相互関連性（intertextuality）とは、当該のテクストを産出あるいは理解するにあたり、（特にそれと同種の）先行テクストから得られた経験と結び付けること、とされる（de Beaugrande 1997: 15）。テクストの型（パロディ、批評、報告のような）と先行テクストの内容のいずれについての知識も、理解のために必要となる。

  As long as you're up, get me a Grant's.
  As long as you're up, get me a Grant.
       （ボウグランド・ドレスラー 1981/1984: 16-17）

初めのテクストは、いらだった様子の若者が"Grant's"という飲み物をくれと言っている写真入り雑誌広告からのものである。それを一部変更して、研究費の不足に悩む教授が研究室のドアに貼ったのが、その次のテクストである。研究費は部屋の前を通りがかる誰かに求めても得られるものではないが、もとの写真広告のテクストとその意図を知っていれば、新しいテクストの意外さや情報性、面白さが増え、そこに貼られていることに伴う場面的な不適切さは相殺される（ボウグランド・ドレスラー 1981/1984: 17）。

書かれたテクストにかぎらず、会話においても、発言と発言を関連付ける際、それらの背景にあるテクストを組み込みつつ複層的に意味を拡げることがなされる。認知障害者に関して予想される問題として、当該の発言が先行発言や関連情報と矛盾してしまうことや、異なるテクスト間に成立する関係を把握できないことなどがある。

2.2.3 Goffmanの相互行為と自己に関する概念

本書の分析に用いるGoffman（Goffman 1963、1974、1981等から）の相互行為に関する概念を挙げるにあたり、本対象者の認知と行動の改善のパターンと附合することから、以下に分類する。すなわち、1）共在秩序（相互行為儀礼の一部としての）との関連が深いもの、2）状況の動的側面への対応との関連が深いもの、3）自己との関連が深いもの、である。ただしこれらは互いに分かちがたく結び付いている。Goffmanが「自己呈示」を「状況の定義活動」の一部と捉えていたことは坂本（1987）が指摘するところであり、自己の概念と同様に、相互行為儀礼も状況定義を基盤として成り立つものである。

（1）相互行為儀礼

Goffmanによる「相互行為儀礼」ないし「共在秩序」とは、他者と居合わせた時の個人の行為に関する公共の秩序であり、公共的な場における適切な行為とは何であるか、を問うことから導き出される。いずれの共在ないし集まりにも共通して存在する前提とは、そのなかにいる人達が、「ある一定の道徳的・精神的・人相的基準に達しているということである（ゴッフマン 1967/2002: 108）」。それらは、社会秩序を志向する際の様式を規制する道徳律ではあるが、人はそれを目標として意識化しているのではなく、それを無条件に

志向する態度が備わっている（ゴッフマン 1963/1980: 9-11）。このような態度を描写して、「自分が守るべき規範を人は学ぶけれど、自分はどこにゆくのか、なぜそこに行きたいのか、ということは学ばない。なぜ規範を守るべきなのかということさえも、人は学ばない（ゴッフマン 1967/2002: 12）」としている。このような、明確な意志性は伴わず半ば自動的という相互行為儀礼本来の性質に、認知障害の影響が加わることによって、その遂行がどのように変化するかが、本分析でおさえるべきポイントになるだろう。以下では、共在秩序概念のなかでも本分析と関連のあるものの定義を、簡単にではあるが確認しておく。

関与義務：主要関与、副次的関与、支配的関与、従属的関与、精神的即応、離脱、不可解な関与など

集まりに対して、状況の一員として参加しているという態度を示すことが「関与」であり、状況に対して適切な注意、関心、志向などを示せること、言い換えると調和のとれた注意をはらったり、あるいははらうのをさし控えたりできることが「関与能力」があることとされる（ゴッフマン 1963/1980: 48）。「関与義務」を果たそうとする態度は、集まりに対する「帰属意識」を示すことにもなる。「関与義務」は、集まりに対して注意を一定程度以上振り向けるだけで果たせるものではなく、状況に応じて適切な配分を保つことが条件となる。以下は、そのような関与の配分に関わる共在秩序概念である。

「主要関与」とは、その時点で行為者の注意や関心の大部分を奪い、最も重要な決定因となるものである。「副次的関与」とは、主要関与を維持しながら、それを混乱させることなく、並行してさり気なく続けることのできる行為である。例えば、ながら編み物や鼻歌が挙げられている。「支配的関与」とは、社会的場面で義務として課されるものであり、個人は進んでそれに関与しなくてはならない。「従属的関与」とは、注意を支配的関与にそれほどはらわなくてもよい場合に、ある程度まで関わることが許される関与である。例えば、面会を待っている間に暇つぶしに雑誌をめくることなどがある（ゴッフマン 1963/1980: 48-54）。人はこれら4種の関与を使い分けるとともに、状況の変化に対応できるように、相互行為上の緊張性を保つ必要がある。その対応能力は「身体的機敏さ」と「精神的即応」（ゴッフマン 1963/1980: 32）と呼

ばれ、自らの身体に関して規律や緊張感を保ち、状況において生起してくるどのような対面的相互作用にも即応できることを指す。ある状況においてこの種の機敏さを発揮できるということは、他の状況においても同様の能力と役割をうまく遂行する潜在力を秘めていると、往々にしてみなされる。そしてこのような能力は、アメリカなど先進国社会において一般的に期待されている。精神病院の入院患者の動作の緩慢さや状況を無視した振る舞いは、このような能力が欠けているとみなされる例であり（ゴッフマン 1963/1980: 27-28）、重度の認知障害者においても類似の振る舞いが見られる。

4種の関与の配分が保たれずに、副次的関与や従属的関与にふけるようなことがあると、「状況から自己が離脱している人」とみなされる（ゴッフマン 1963/1980: 77）。本人が自らの「離脱」に気付いていないという印象を他の人に与えるような場合、例えば精神医学でいう幻覚や妄想状態にある場合は、「不可解な関与」と呼ばれる。この特徴として、不自然な会話や身体的行為が挙げられている（ゴッフマン 1963/1980: 84）。離脱と不可解な関与の違いとして、後者に陥っている場合は、そのような状態に気付かされたとしても、他者との相互作用に注意を戻して、自らを状況全体に再び位置付けようとはしない、つまり訂正や補修作業をしないことがある。ゴッフマンは、離脱や不可解な関与が相手に好ましくない印象を与える理由として、そうした不適切な行為の内容自体よりも、むしろ行為者が状況に不十分にしか関わりをもっていなかったために、集まりに素早く注意を戻すことができないことを挙げ、共在における注意義務違反の意味を重要視している。また、共在秩序を守るために、離脱や不可解な関与に対しては、厳しい制裁が用意されているとする。

> ある人が不可解な関与をしているのを知覚すると、(中略)これから先、その人を自分たちの仲間と認めることはできないし、それだけではなく、その人のこれまでのすべての行動は自分達と歩調を合わせていたものと思っていたが、それは誤解であり最初からずっと自分達の世界から注意をそらしていたのだ、と思う。(中略)このように、逸脱者の過去の行為にまでさかのぼって、それが問題にされるような場合には、逸脱者のこれからのすべての行為も疑惑の目で見られがちになる。さらに、逸脱者は他者の信頼をなくし、社会人としての資格をなくしてしまう。

第 2 章　研究方法と枠組み

(ゴッフマン 1963/1980: 87-88)

　関与の配分に関するこの他の概念として、「儀礼的無関心」がある。例えば電車に乗り合わせただけの焦点のない相互行為において、他の乗客を注視したり、自己紹介を始めたりすると、「過剰関与」として関与義務違反となる。この状況下で適切な行動は、儀礼的無関心を保つことである。この他にも過剰関与は、ふさわしさの固定観念に囚われ過ぎ、状況に過剰に合わせようとして、結果的に場違いな行為をしてしまうことによっても生じる（ゴッフマン 1963/1980: 56）。また、どの集まりにも共通することとして、主要関与がどんなものであれ、また是認される関与の集中度がどれほどであれ、関与者はその関与対象に自己を全面的に没入させていないということを周囲に示す必要がある。わずかでも自制心と冷静さの余裕を残しておくことが、共在秩序として要求される。道で転んだときのごまかし笑いなどは、状況にふさわしい冷静さを保っていることを示す例である（ゴッフマン 1963/1980: 66-67）。

　このように、集まりに応じて適切な配分の関与を示すには、その状況で起こっていることの意味を十分に把握している、言い換えると場面と関わりのある主要関与を十分に理解している必要がある。本対象者は認知障害の影響により、この要件を満たせないことが多々あるため、関与義務違反が頻繁に生じることが予想される。

敬意表現：回避儀礼、呈示儀礼

　相互行為概念の一つ、「表敬」ないし「敬意表現」とは、他者のフェイス（面目）に対する評価を伝えることである（椎野 1991: 52）。それは、会話の参与者が互いに様々な社会的関係性のなかにあるという事実に対応するためにやりとりされる。儀礼的ルールないしエチケットとして、集まりに要請されるものである。

　表敬は 2 種に分けられる。まず「呈示儀礼」とは、相手に対する適切な関心を示すことであり、多くの会話場面では、相手に対する自分の積極的な評価を具体的に表すことにあたる。例えば、あいさつや賛辞、招き入れなどがあり、このほかに、2.2.1（3）で挙げた、積極的面目を守る言語装置がある。これらは、相手の行為を受けて誘発されるだけでなく、自発的に開始するこ

2.2 分析概念

ともありうる。もう一方の「回避儀礼」は、他人の領域を侵さないよう一定の距離をとることによって、敬意を表すことを指す。話し手との距離を確保したいという聞き手の権利を侵害しないよう、話し手は行為を自制することを要求される（ゴッフマン 1967/2002: 73）。回避儀礼を適切に遂行するには、自発的にも行える呈示儀礼とは違って、常に相手の状況や思惑をはかり、それに合わせる必要がある。これを果たす言語形式の例も、2.2.1（3）でポライトネス研究から挙げておいた。発言内容に関することとしては、聞き手にとって苦痛や当惑、屈辱となるような論点を会話に持ち込まないようにすることが挙げられる。

品行

「品行」とは、「自分がまわりから見て望ましい性質を持っている人間であること、あるいは望ましくない性質を持った人間であること、を表現する（ゴッフマン 1967/2002: 77）」こととされる。望ましい性質には、分別ある誠実さ、自己主張のつつしみ、言葉と物腰の自制、感情・嗜好・願望の抑制、緊張状況における落ち着きなどが含まれる。品行は、他者が自分に関して下す解釈やイメージの影響を受ける。とはいえ、状況の変化に対応して刻々と変動するような性質のものではない。望ましい性質、望ましくない性質の内容は、集まりにおける誰しもにあてはまることとして、共通の認識となっているからである。本対象者に関しては、共在秩序における規範として定型化している性質の有無が問題となる場合は「品行」として扱い、そのような規範との関連は少ないか、あるいは規範を問題にできないほどの極端な逸脱を伴って対象者が自己像を呈示ないし操作する場合を、「印象管理」（後述）の問題として扱うこととする。例えば、感情の乱れは、対象者が集まりにおける相互行為に留まれているかぎりは品行や平静さの維持の問題として扱う。しかし、感情の乱れが限度を越えて、平静さと共在秩序によって保証されていた規律あるコミュニケーションに留まれなくなる場合は、品行の範囲を超えるものとして、印象管理全般に及ぶ問題として扱う。そのような場合、会話相手による対象者の捉え方は、該当する集まりに帰属する品行の問題には留まらず、対象者の全体像や主体性を疑うことへと及ぶからである。

（2）状況の変化への対応

　ここでは、状況や相手に変化が見られた場合の対応と関連するGoffmanの概念として、フレイム操作（状況定義）について述べる。「状況定義（framing）(Goffman 1974: 10-11)」とは、人が目下の状況を統括している原則や、自分がその状況にどう関わっているかを踏まえることである。経験を組織化、構造化することといってもよい。そのためには、手付かずの無限定のなかから具体的な出来事を抽出して、言葉で定義ないしラベル付けする必要がある。そのようにして得られるフレイムは、世界との関わりや経験の一切を意味付ける枠組みとなる。フレイムを把握しているとは、その個人が状況についての正しい判断（correct view）をもつことに加えて、その状況について他者がもっている定義を把握することでもある（Goffman 1974: 39, 85, 338）。

　フレイムは個人がまったく新規に作り出せる性質のものではない。ある事象を認識しようとすると、まず既存の一つないし複数の解釈の枠組・図式が採用される。この「一次的フレイム（primary frame）(Goffman 1974: 21-26)」が一定の制限のなかで変換され、「転調（transformation）(Goffman 1974: 80-81)」される。一次的フレイムの存在を想定することは、どの社会においても基本的な自然観・社会観があるという考えや、個人の変換能力や認知能力には生物学的限界があるという見方と重なる。

　フレイムは「多層性（layers or laminations: Goffman 1974: 82）」と「多元性（multitude of frameworks: Goffman 1974: 26）」を含んでおり、並行操作が可能である。それによって例えば、他者に受け入れられるために歩調を合わせるためのフレイムをもちつつ、別のフレイムを通じて独自の思考や行動を展開させることが可能になる。このようなフレイムの多層性に支えられた操作を行うと、相互行為が豊かになる反面、フレイム体系が複雑さや曖昧さを帯びてくる。もっともフレイムは、参与者にとって常に普遍的で明快、確実というわけではなく、むしろそうでないことの方が多い。個人の操作能力の限界を超えるほど複雑化したフレイムを捉えきれずに、相互行為が宙に浮くといった事態も生じうる。そのような事態を回避すべく、人は互いの反応を手がかりに、いわば手探りでフレイムを把握しようとするし、操作もする。この操作、すなわち転調は、既存のフレイムに少しづつ手を加えることで多様に

なされうる。

　転調の一例である「括弧でくくる (bracketing) (Goffman 1974: 251-256)」とは、慣習などを参照して連続した行為を分節し、他の行為との関係を画定して、経験として位置付けていく能力ないし行為である。目前の事態の進行が捉えきれない時には、「自分とフレイムとの関係をはっきりさせる (clearing the frame) (Goffman 1974: 338-343)」こともある。フレイムの維持が困難になった場合、それを回復させるために「弁解や説明 (account and disputes) (Goffman 1974: 321-323, 336)」等の補修作業もなされる。また、障害をもつ人などが、当初からフレイム操作能力が制限されているとみなされれば、その「制限を持った部分的能力による参加 (participants of partial competency) (Goffman 1974: 224)」が認められることがある。

　以上は補修作業や問題解決に関連する転調であるが、そのように扱いやすさを目指す方向にはない転調も種々あり、例えば参与者が意図してフレイムを「はずす行為 (out of frame activity)」をとることがある。また、見て見ぬふりをする、言い換えると、「あるものを無いものとして振る舞う行為のトラック (disattend track) (Goffman 1974: 222-223)」に入ることがある。そのような意図は伴わずに、フレイムが思いもかけず失われたり、作動したり、変化したりする現象は、「フレイムのほころび (breaking frame) (Goffman 1974: 345-347)」と呼ばれる。その際、フレイムが認識を規制するに留まらず、「あふれ出し」などとして感情を喚起し、笑いや泣きなどの行為を誘発する（ゴフマン 1961a/1985: 51-62）[21]。

　フレイムが転換されるとき、参与者は互いに対してとっている立場を変えているのが通常である。この立場の変換は「フッティング (footing) (Goffman 1981: 124-159)」と呼ばれる。フッティングの変化がコンテクストにおける手がかりとして働くことから、それまで共有していたフレイムが変換されようとしていることに、参与者が気付くことができる。

---

21) Goffman (1974) の概念の訳語と要約は栗原 (1988) に倣った。

(3) 自己の呈示と定義

面目

　自己の呈示や定義に関わる概念である「面目」は、集まりにおいて「ある人が打ち出した方針、その人が打ち出したものと他人たちが想定する方針にそって、その人が自身に関して要求する積極的な社会的価値（ゴッフマン 1967/2002: 5）」と定義される。周囲の人から認められている様々な社会的属性を尺度にした、自己をめぐる心象イメージである。面目は相互行為を行う誰しもに社会が貸し与えているものであり、その人がそれにふさわしくない行動をとった場合は、面目はとり上げられてしまう（ゴッフマン 1967/2002: 10）。自らと相手の面目を保つことが、共在秩序を保つ上での規範としてある。

　他の共在秩序と同様に、面目を保つ行為は自動的に発動されるとしても、それを適切に実践するには、自らが他者にどう捉えられているかも含めて、状況判断力が必要になってくる。ただし面目を保つのに必要とされる状況判断もまた、新規な対応策をそのつど構築するといった種類のものではなく、むしろ相互行為の蓄積によって生じている定型パターンのうち適用すべきものを同定し、それに従うといった作業である。この面目を保つ行為（face-work）は、習慣的で標準化したものであることが多く、「ゲームでの伝統的な動き、ダンスの伝統的なステップに似ている（ゴッフマン 1967/2002: 13）」とされる。

　状況判断の失敗などによりいったん面目がつぶれるとなると、面目が表現している自己のイメージに心情的に密着していることや、自尊心や威信といった守るべき動機が面目の背景にあることに気付くとともに、感情的反応が生じてくる。それは、集まりが支えてくれるものと期待していた自己像が揺らいでいるのを感じて落胆することであったり、羞恥心や劣等感を感じることとされる。そのように平静さが失われた状態は、「当惑」と呼ばれる。ただし当惑したままに振る舞うのは共在秩序からの逸脱となるため、「自制心（poise）」を発揮して、それを抑え隠す印象管理が求められる。そして、そのように当惑も自制心も示さず、自分の不面目に無感情でいられる人が、「恥知らず」とみなされる（ゴッフマン 1967/2002: 8-11）。

役割期待

自己と相手の面目を守ろうとする態度を示すことは、共在秩序に従うというマニフェストと受け取られるが、「役割期待」に添おうとする態度にも、それと同様の意味がある。個人が社会的行為に参加する際、その人は全体的人格として参加するのではなく、特定の資格ないし特定の立場としての「役割」でもって参加すると考えられる（ゴッフマン 1967/2002: 52）。ただし役割として問題にされるのは、特定の資格や地位に由来する責務の遂行などではなく、特定のポジションを背景にもつ諸個人の典型的な反応である（ゴッフマン 1961a/1985: 95）。したがって役割も、状況定義を通じて自己の側面を規定するものの一つということになる。個人は複数の役割として集まりに参入することもある。役割に該当しうるものは、性や年齢、身体的外見、技術や教育の習得歴、居住都市、特定の他の人々の関係、所属団体などと様々である。このように役割は、個人の属性や命題的内容として言い表しうる点が、次に挙げる「印象」とは異なる。

印象管理

「印象」とは、身体表現や言語メッセージを含む行為によって伝達されている個人の情報のなかから、居合わせた他者がその個人に関してもつ情報である。「印象管理」とは、他者たちが自己について抱く印象を誘導し制御する仕方、別の言い方をすると、状況に対して適切な行為を行っていると見えるような印象を維持させるのに関わる作法を指す（椎野 1991: 38-45）。先に品行を、人一般についての積極的なイメージに関する規範やルールへの対応と定義付けたが、印象管理は品行のような規範性をもたないものも含め、他者に向けられた自己呈示全般に関わるものとして捉えられる。それは、自らと相手が依拠している状況の定義によって決まってくる。とはいえ、面目を保つ行為と同様に、印象管理の技法も定型化されたものが多くを占める。例えば、相手がとった積極的モラルを伴う行動に対して同調を表明することは、集まりにおいて当然期待される行動である。

自己の定義：公共的自己／私的自己、神聖な自己／プレイヤーとしての自己

状況定義との関連で、自己に関する特定の側面が焦点化され、他の側面が

背景に退くことを表すために、Goffmanによる自己の定義は多相的なものとなっている。それぞれの自己概念を分析する上では、状況のなかで個別に作動している機能であるかのように記述せざるを得ない。しかしそのことが、集まりの参与者達が互いの自己を連続性や同一性をもつ心理的実体と捉えていることを否定するものではない。集まりの参与者達が前提視しているのは、自らにも相手にも種々の属性・能力・知識などが合わさって一つの自己ができあがっており、それは安定しているとともに、相互行為を果たす上で適切な自己になっている、ということである。すなわち、互いの自己に統合性・安定性・適切性を期待している（ゴッフマン 1967/2002: 106）。

本書と関連する自己の概念に、「市民的自己（薄井 1991）」とも呼ばれる「公共的自己」と、その相補をなす「私的自己」がある。前者は、状況に反映されている社会的文脈が規定するところの自己であり、後者は、個人がコミットするところの自己である。（坂本 1987）。これらは一致していることがデフォールトとして期待されるが、状況の読み間違いや感情的な密着などの理由により、両者の間に不一致や対立が生じることがある。その場合の対応として、私的自己を歪めて公共的自己に一元化することがある。あるいは、公共的自己がその人にとって受け入れにくいものである場合には、それを棄却はしないまでも一定の距離を示すことによって、公共的自己による自己規定性を部分的に無効化しようとすることがある。その具体的な手段の一つである「役割距離」は、冗談や視線、仕種などの微細な行為を通じて、自分に集まる注意の焦点を変えることを指す。

公共的自己と私的自己の対には自己を公共側から捉える視点が反映されているが、これとは別に、自己呈示という表出行為が反映されている自己概念もある。自己呈示には二つの相補対をなす概念が関わっており、一つは存在として不可侵の究極的価値をもっている自己である。この自己は、共在における秩序と出来事全体が織り成すものとして捉えられる。もう一つは、儀礼秩序をゲームのようにこなす行為者、プレイヤーとしての自己である。これら究極的価値をもった自己とプレイヤーとしての自己は、同化しているものとして呈示されることもあれば、分離が強調されることもある。例えば自己卑下という行動をとると、プレイヤーとしての自己は懲らしめながらも、そのような自己批判能力が備わっているものとして、究極的価値をもつ自己は

健全であると示すことになる(ゴッフマン 1967/2002: 29-32)。

参与の枠組み

自己に関わる概念のなかでも状況の動的側面との関連が強いものとして、「参与の枠組み(participation framework)(Goffman 1981: 144-147)」がある。発言に対し、誰がどのような役割で参与しているかを表すものである。本書でとり上げる参与の状態には、発言を物理的に産出するところの「アニメーター(animator)」、ことばを選び、文を作る「オーサー(author)」、発言内容に関する意見や感情を有する「プリンシパル(principal)」、発言中に登場する「フィギュア(figure)」がある。話し手は、これら役割の担い手を変化させて発言の内容が及ぶ範囲を広げることがあるため、聞き手は状況判断力を発揮して、参与の枠組みを把握し続ける必要がある。

2.3 不適切性をめぐる問題

2.3.1 操作的定義と指標

本書で対象者の会話における不適切性を分析するにあたり、本項で「不適切性」の(意味や内容ではなく)操作、扱いについて定義し、どのようなことを指標としてそれと判断するかについて述べる。その前に、ここでの作業の性質を確認しておく。一般に量的研究においては、先に理論が設定され分析概念が定義されて、事象のなかでそれにあてはまる部分についての実証が目指される。そこでは分析者が事象の複雑性を変数へと分解・解消することで、構造化をはかる。質的研究においては、このように先に立てた理論や概念を調査対象にあてはめるのではなく、実証データと関わるなかで理論的過程が「発見され」、そして調査結果として記述される。被調査者の側が研究対象や問題をどう構造化しているかが明らかになるまで、調査者はその対象の構造化を差し控える。構造化するにあたっても、複雑性の分解・整理を目指すのではなく、文脈を考慮に入れることで事象の複雑性をより増していくことが志向される(フリック 1995/2002: 52-58)。「認知障害者に対して相互行為の相手が感じうる不適切性」という未知の事象ないし概念を実際のデータに基づいて捉えるには、このような態度が必要となる。ただし仮説や定義の固定化

第2章 研究方法と枠組み

は避けるべきであるとしても、後に点検される研究設問として、この不適切性の構造を予備的に仮定することは推奨される。質的研究において理論とは、そのように分析で得られる発見を仮定の修正に反映させるという循環を通じて構築されるからである。このような主旨で、不適切性に関する議論や指標のいくつかを以下に挙げ、後の分析において参照する。

適切性や、その反転としての異常性の基準は状況によって流動的で、境界を明確には示しにくいことは、社会学（宝月 1990, 2004; 佐野 2003）、医学など種々の領域の研究者により指摘されている。その一例として、精神医学の領域における「異常」の定義を野村（2001: 6-10）より参照し、どのような要因が関わりうるのかを踏まえることとする。本項以下では引用部分を一重鉤括弧で、原著の一重鉤括弧は二重鉤括弧として示す。

精神医学において「『異常か正常か』が意識されるのはあくまで、『診断』が治療上役に立つ場合、疾患の病因を解明する研究的な視点や、精神医学の知識が司法に必要となる場面など（野村 2001: 6）」、という前提がある。その上で、「『平均規準と価値規準』『病気という視点』『事例性があるか否か』の三つの視点を駆使して、異常・正常の判定を行っている（野村 2001: 9）」とされる。これらの視点ないし規範は、常識的感覚を反映させたものでもあり、以下で順次見ていく。

「そもそも異常・正常という概念はある『規準』があって初めて成立するものである。つまり規準に照らしてその範囲内にあれば『正常』であり、外れれば『異常』である。規準には『平均規準』と『価値規準』という２つの異なった考え方がある（野村 2001: 7）。」このうち平均規準とは、「統計的概念である。たくさんのものが存在すれば、それは必ずある一定の分布をとるが、その分布から外れている場合を異常と考えるわけである。（中略）これは『一般的にみられるもの』を正常と考える常識的視点ともいえる。基本的には数字で表されるものが平均規準になじみやすいが、数値化できていないものに対しても何となく日常的にこの規準が用いられていることが多いのは、これが常識的感覚だからである（野村 2001: 7）。」ここでいう数字で表される代表的なものに、知能指数（IQ）がある。しかし、数値的な把握が困難で統計的概念を適用しにくい精神症状（例えば内因性精神病や人格障害など）にまで、「精神医学は『社会的常識』に基づいて平均規準の論理を押し通すことがある。

2.3 不適切性をめぐる問題

つまり『普通の社会生活の場面でまずみられない言動』は平均規範的な意味からも異常とされる（野村 2001: 7）。」ここで問題として挙げられているのは、例えば朝の満員電車のなかで大声で放歌するような際立った行動を異常とすることにそれほど異論は出ないのに対して、分布の偏りの境界部分では、一転して議論が多くなることである。そのように異常か正常か判定しにくい事象や症例を扱う上で、境界について何らかの定義を定めることになるが、「その定義がどのようにして定められたのかが常に問われることとなり、どのような論拠で定めたとしても境界であるという事実を変えようもない以上、危うさは続くことになる（野村 2001: 7）。」すなわち明白な定義ではありえない。「それでも定義を定めて、とにかく境界を明らかにしたうえで判定し、診断名をつけるやり方を、『操作的診断』という。（中略）精神医学ではこのような問題を含みつつ、異常・正常判定のかなりの部分に平均規準を用いているのである（野村 2001: 8）。」

このように、多数であることを規範とする平均規準という指標は、境界部分に関しては特に信頼性が低下することになる。それでも定義付けの厳密さよりも、現象を説明する必要性や有効性を優先させて、操作上の定義ないし説明を精神医学が設定するところは、2.2.2（1）で挙げたテクスト言語学がとる「手続き的アプローチ」と軌を一にする。

次に平均規準と重なる点のある価値規準について引用する。「価値基準（原著のまま）は『実用価値に対する優劣』ということを用いる概念である。ここでは『役に立つ』『優れている』という意味が含まれていて、当然『理想』に対するイメージが基盤となっている。つまり理想に近いものが正常であり、理想からひどくかけ離れていたり、反していたりすれば異常である。（中略）つまり数字のうえで一般的でない、ということでなく、被害が出ているのが異常なのである。

価値規準は平均規準に基づいていることも多いので、この2つは一致することが大半だが、時には相互に矛盾する場合もある。例えば、あるバス路線はしょっちゅう遅れて時刻表どおりに来たことがない。平均規準からすればバスが遅れて来るほうが正常であるが、価値基準（原著のまま）からすれば時刻表どおりに来ないバスが異常である。この場合、時刻表という『理想』があるから、そのように判定されるのである。

価値規準も多くの場合、きわめて常識的な感覚を基本としている。ただし、価値規準は平均規準よりもさらに変化しやすく、絶対的な信頼を置くことのできない不確定なものであることは間違いないし、そのことを意識しておくべきである（野村 2001: 8）。」

異常や逸脱が優劣と関連付けられると、対人関係上の支障や不利益につながりやすいことは容易に想像できる。そしてこの価値規準は、より状況依存的とされている。そのため、それを判断するにあたっては、バスの例で挙げられたような場の常態や、会話においては参与者の信条や価値観を示唆するコンテクストからの手がかりが必要となる。

精神医学において異常性の指標となる二つ目は、「病気という視点」である。「一般に身体医学では『正常か異常か』の議論が『病気かどうか』という言葉を使って論じられることが多い。（中略）精神医学における異常とは『精神的な病気のことである』という表現は大間違いではないのだが、ここでいう『病気』の意味するところが通常の医学と少し違い、『疾患』としての要件をもたない場合があることに一応留意する必要がある（野村 2001: 8-9）。」つまり、身体医学の対象は、疾患、言い換えると「ある臓器に明確な障害が確認され、それによって症状が出ていることがはっきり説明できる場合（野村 2001: 8）」が中心となるのに対して、精神医学では、Alzheimer型痴呆や重度対人恐怖症など、臓器や脳の器質的病変が明らかではないものも対象になる。そのように「背景にある臓器障害がはっきりしない場合に、半ば苦し紛れ的に『障害』という呼称が使われる（野村 2001: 8-9）。」それらは、「現在の時点では『疾患』としての要件がまだそろっていないか、あるいはそろえることになじまない一種の社会的概念というべきものが多い（野村 2001: 9）。」こう眺めてくると、病気という視点も、異常性をはかる基準として自然科学的にクリアカットなわけではなく、社会性を含んだ複相的なものであることがわかる。

異常性をはかる三つ目の視点として挙げられている事例（caseness）とは、さらに社会性・対人性に踏み込むもので、「『社会のなかで疾病ゆえに問題とされる』ということである。極端にいえば、どんなに病的で重篤な精神障害であっても、社会や家庭で全くだれも問題としなければ、精神医療の対象とはならないし、『異常』とされることはない。逆に精神医学的にはごく軽い疾

2.3 不適切性をめぐる問題

患でも、反社会行動を示せば、事例性の観点からは重大な異常とみなされやすい。(中略)事例性はあくまで相対的なものであることはもちろんである。症状自体の質でみても、興奮や妄想などの陽性症状は事例になりやすいが、無為や自閉などの陰性症状は事例になりにくい。(中略)また環境、地域、時代、文化、その集団の許容度、いや極端に言えば、たまたま周りにいた人の人柄などによっても事例性の度合いは変わってくる。事例性はこのように、これまで述べてきた規準のなかで最も危ういものであり、医学的診断にはなじまないが、精神医療のなかでは異常性の判断材料としてはしばしば用いられるものである(野村 2001: 9)。」

ここでいう事例性、すなわち問題化されたり被害が出ることを、テクスト言語学の分析概念で捉えると、会話相手により傍受や管理が行われることにあたる。2.2.2(1)で挙げたボウグランド・ドレスラー(1981/1984: 188)によるCarroll(1960: 144f)の引用では、陪審員達が自らの名前を忘れないように書き付けているのを見たアリスが、「馬鹿なことねえ」と憤慨する。ここでは傍受、言い換えると取り沙汰されることによって、異常や不適切性として浮かび上がっているわけだが、不適切性のすべてが、相手による傍受や管理を受け、事例化されるとはかぎらない。会話の参与者は、不適切との認識をもちながらも、「受け流し」という方策をとることもありうる。

以上みてきたように精神医学では、人間の心という複雑なものを対象とする以上、異常性を判定することも含めて「方法を自然科学的な視点に限定しようとしても、どこかで必ず心理的な視点、社会的な視点にぶつかってしまう。まして臨床の現場では、多面的な視点から離れることは不可能である(野村 2001: 10)」。このような現状を踏まえて、「科学的思考の前提となる『客観性』『論理性』において、精神医学は大幅に欠けているように思えるのである(野村 2001: 4)」と留保付けられる一方で、「精神医学は自然科学的方法論のみで成立するほど単純ではない(野村 2001: 4)」、「一般社会も必ずしも精神医学に科学性のみを求めておらず、身体医学を補完する哲学性や社会性を期待しているという見解もある(野村 2001: 5)」ともされる。言い換えると、精神医学においては、異常性ないし不適切性に関して自然科学に要請される客観的な定義付けを志向しつつも、そこからはみ出る"常識的感覚"などの実質的意味を含むと思われる部分を捨象せずにすむよう、「操作的」なものとして、

第2章 研究方法と枠組み

診断上必要となる定義付けや境界引きを行っていることになる。このような態度は、本書が質的研究として分析概念を操作的に定義付けようとすることと重なり合う。

以下では、不適切性・異常性に関して、対人社会的な視点とリハビリテーション医学からの指摘を参照し、本書で行う不適切性の分析法をガイドするものとする。研究者らが不適切性の定義付けに難渋する一方で、一般の人々がそれに面した時には、概ね躊躇なく "直観的に"、それとして判断しているともいえる。そこに至る仕組みは、以下のように表すこともできる。

> 関与義務の規則によって直接に規制を受ける行為の構成要素は、些細でとるにたらないことであるのは確かである。しかし、社会的場面というくもの糸のように繊細な現実ができあがっているのは、そういった頼りない材料からなのである。ちょっとした規制は注意深く結びあわされて網目細工となり、適切な行為の廃棄物は組み立てられてパターンとなる。そして、この網目細工とパターンは重要な社会的機能を負わされるのである。このようにして、われわれの生活は社会のためになるように維持される。　　　　　　　　　　　　（ゴッフマン 1963/1980: 266）

もとはとるに足りない行為からなるとはいえ、いったん組み上げられた適切性の規範は、確固とした社会的拘束力をもつことになる。例えば、公共の場で、状況や他者への機敏さに欠ける言動をするだけでも、エチケットが遵守されている状態を "自然" とみなしている人々にとっては、いわば重大事件の前兆のような、危険性をはらんだ行為として意味付けされる（薄井 1991: 169-172）。そのような警戒を生むにとどまらず、実際に相手との関係を修復不可能なまでに損ねることや、持続的無能力者との烙印を押されることもある。そのような事態を引き起こさないために、絶対に遂行しなければならない行為がある一方で、もう一方の極には、それがなされれば理想的という行為体系があり、この両極の中間には、黙認される行為があるとされる（ゴッフマン 1963/1980: 7）。本書ではこの考えを継承して、日常のコミュニケーションにおける不適切性の判断は、かなりの部分、おおまかな程度分類を伴っていると考える。

2.3 不適切性をめぐる問題

　コミュニケーションの現場では、大なり小なり時間的制約があることからも、参与者は多くの場合、まず"直観的に"不適切性に関する判断を行うと考えるのが、蓋然性が高い。言い換えると、参与者が相手の行為の不適切性に関し、詳細に検討を加えて逐一異なる解釈を出すようなことはむしろ稀で、多くの場合、なんらかの指標に抵触することなどを基準に、効率化された分類を行っていると考えられる。そのような分類は、不適切か否か、つまり一かゼロかだけではなく、不適切性の度合いに関しても微細に過ぎない判断を含むはずである。

　本書では、米国のリハビリテーションで用いられる重症度尺度——軽度（mild）、中等度（moderate）、重度（severe）、測りえない（profound）——からヒントを得て、不適切性を四つに分類する。すなわち、1) 有標である事柄。入念な後方視的分析によっては問題視されうるが、実際の会話では相手のことさらな注意は引いていない可能性もあり、いったんは注意を引いたとしても状況次第では看過される可能性もある。2) 実質的にあるいは明らかに不適切とみなされること。3) さらに不適切性が高いとみなされること。4) コミュニケーションの破綻や参与者間の関係性の悪化を招くほど極めて不適切とみなされること。このうち、1)、2)、3) は、同一スケール上の程度差として捉えるが、4) はそのスケールでは測れない質的に異なるダメージを生じさせること、破壊力のあることとして捉える。

　このような分類をすることの意義として、まずリハビリテーション上の目標設定に直結させうることがある。認知障害者のコミュニケーションを改善させるために、優先的に取り組まれるべき、より重大な不適切性を同定することにつながる。また1)〜4) の各々の内に共通する性質が浮かび上がれば、1) の会話相手に見過ごされうる不適切性にあてはまる条件を、2) や3) のより重い不適切性を軽減するための戦略として応用できるかもしれない。不適切の程度を分類することの別の意義は、認知障害の改善前後の変化を捉えやすくすることにある。「顕著に不適切」とみなされていた行為が減ることと、単に「不適切」とみなされていた行為が減ることの相互行為上の影響の違いなどを検討することが可能になる。

　実際の分析を通じて、このような不適切性の程度の認定基準をも確認するわけであるが、その基準をあらかじめ先行研究などから予測しておき、検証

するという手順をとる。不適切性を増大させる要因として指摘されていることとして、まず故意か過失かという問題が挙げられる。故意と判断させるコンテクスト化の手がかりは、非言語・パラ言語的なものも含め、多々あることが予想される。ゴッフマン（1963/1980: 231-235）によれば、過失と判断されるのは、その人が、もし自分の行為の意味を知り、その機会が与えられれば、自発的にその行為を改める場合と考えられ、聞き手はそのように判断すると、何か情状酌量すべき理由を探すことになる。

　不適切性の程度を決める別の要因として、その不適切性が個別要素的なものとみなされるか、あるいは当人の人格にまで及ぶホリスティックなものとみなされるかということがある。例えば不適切性が言語的テクストに限定されている場合などは、個別要素的なものとして見過ごしの対象にもなりやすいだろう。それに対して、ある行為がもとで、その行為の主自体が不適切との意味付けをされると、個々の行為の不適切性を足した以上の社会的意味が生じることにもなる。例えば、持続的無能力と判断されて成年被後見人と認定された人は、法的行為能力が制限される。不適切性を人格に拡大されると、相手との関係が断絶し、多くの集まり・会話に参加する資格を失うことにもつながる。

　このほかに、不適切な振る舞いによる被害が当人の領域に留まっているか、あるいはそれを超えて他者の領域までも侵犯するかという、攻撃性にもつながりうる要因がある。また、頻度や継続性も問題となるだろうし、相手に労力をかけて補修をさせたかどうかも関わってくる。以上の不適切性の程度と認定に関わる要因を、以下の表2に暫定的にまとめておく。これら要因の相互関係や重視される度合いは、分析を通じて明らかにしていく。

表2　不適切性の程度とその認定に関わる要因

<程度>

レベル1	有標、状況によっては見過ごされうる
レベル2	不適切
レベル3	顕著に不適切
程度を超えて破壊的	コミュニケーションや関係の破綻につながる

2.3 不適切性をめぐる問題

<要因>
1. 低頻度である　　　　　　　　　　⇔　　反復する
2. 一時的、または一回性のものである　⇔　　持続する
3. 補修を必要としないか、当人が行う　⇔　　相手の補修を必要とする
4. 不注意や失念とみなしうる　　　　　⇔　　故意である
5. 行為や振る舞いのレベルにある　　　⇔　　個人の属性に帰される
6. 被害が当人の責任範囲に留まる　　　⇔　　被害が相手の領域や責任範囲に及ぶ

　分析では不適切な内容、すなわち何が不適切であるかを認定しようとするのではなく、会話相手が不適切とみなしている蓋然性が高い機会・事象を、抽出することとする。予備的な仮定として、会話と相互行為において有標として浮かび上がる発言や行為に関する、より一般的な不適切性の指標（対象者と会話相手のどちらかにあてはまるもの）を以下で述べる。それらが、会話相手がその現場で実際に不適切視していることの手がかりになるかどうかは、状況全体から判断する。その際、既述した相互行為の社会言語学にならい、話し手と聞き手の知識や解釈が一致していることを前提視しない立場をとる。不適切性に関しても、話し手の行為や意図が聞き手によってどう解釈されたかを問題にし、それが話し手の意図と一致しているかどうかは問わない。聞き手の判断を解釈する基準は行為的文脈に求めることとし、聞き手が対象者に対してもちうる個人的な感情や心理を状況証拠なしに説明に用いることはしない。

　このような状況証拠、すなわちミスコミュニケーションを示唆するコンテクスト化の手がかりは、状況によって様々なものがありうる。聞き手側の行為として代表的なものに、場面傍受や操作、確認要求や訂正要求、会話からの離脱などが挙げられる。

　場面傍受は行為として顕在化しないことが多いため、対象者や会話相手、場面に関して次のような解釈がコンテクストから成り立てば、傍受がなされているものとみなすこととする。1）対象者が社会の慣習や会話の原則を犯しているように思える場合、2）対象者の意図や信念が、矛盾を含むか、根拠のないものであったりする場合、3）対象者が不可解に行動しているように見える場合、4）場面が予測に合致しないときに、くいちがいや支離滅裂状態を解消するために、予測される状況を聞き手が待とうとする場合、5）事

物や出来事が卓立したものである場合、6）真っ向から対立する考え方をもっている場合（ボウグランド・ドレスラー 1981/1984: 213-217, 221, 249-256）。

　聞き手が場面を傍受するにとどまらず、プランをもってその秩序を回復させようとする時には、場面操作に乗り出す。これについては、相手に対する確認や訂正要求がコンテクスト化の手がかりとなる。聞き手がそのような場面操作をしても効果がないと判断している場合は、聞き手が会話から離脱した振る舞いをしたり、従属的関与にふけることがあり、これらもコンテクスト化の手がかりとなる。

　言語テクスト以外のコンテクスト化の手がかりとして、非言語的手がかり（nonverbal cues）やパラ言語的手がかり（paralinguistic cues）がある。前者にはジェスチャーや姿勢、相手との距離のとり方、アイコンタクト、目付きや表情（例えば、気楽さが漂っている、異様な集中があるなど）がある。後者には、プロソディ、発話の速度、リズム、強勢などの韻律的特徴、声質、声の大きさや、言いよどみ、繰り返し、引き伸ばし、ポーズなどがある。これらに関して、発言内容や場面性との関連で聞き手が行っているであろう解釈を分析する。健常者間のコミュニケーションにおいて、非言語・パラ言語的な有標性は感情の変化を表すものとして解釈されることが多く、一般の人はその解釈を認知障害者にも適用することが予測される。しかし多くの場合、認知障害者において非言語・パラ言語的な有標性が認められる原因として、第一に認知処理容量が一時的に狭まっていることがある。対象者の認知障害が一時的に増悪し、認知処理容量が低下した時に見られる非言語・パラ言語的有標性が、感情の変化によるものではないとの判断は、本分析で後に示すように、長期間認知障害者と関わっている病院スタッフであれば、ほぼ一致してなされると思われる。

　以上のようなコンテクスト化の手がかりに加えて、分析者が後に会話相手から聴取したコメントを（聞き手が分析者本人である場合は、その記憶内容を）外挿し、参与者による会話の理解を分析する補助とする。また必要に応じて、会話相手が対象者に関してもっている知識を援用する。会話相手が分析者本人である場合、前頭葉障害者一般に見られる会話および行動上の不適切性に関する知識や、関係者によって提供された対象者の性格や病前および院内での行動についての情報を、会話中に参照していることも考慮に入れる。

2.3.2 原因認定の基準

　不適切性をなす原因を特定するにあたっては、既述したように蓋然性を前提とする。本対象者の認知障害が重度である間の会話においては、認知障害が不適切性の主因をなすということは比較的明らかになりやすい。ただし、前項で述べたように容認（不適切性）の概念そのものが決して明白なものではないことから、認知障害者に関して未知の変数が含まれていることも予想される。また本項では、聞き手の感情をどのように扱うかということと、対認知障害者の談話の特徴として代償的行動が与える影響についても、あらかじめ検討しておく。

　本書の目的の一つ、会話の不適切性の原因となる認知機能形式を特定するための分析手順として、不適切な生起のそれぞれに関して想定される認知機能形式障害を割り当てていき、その蓄積からわかる生起の傾向をもとに、原因認定の妥当性を判断することとする。症状の原因である蓋然性が高いと判断するための基準として、以下を考える。

1) 　複数の会話抜粋において複数回、特定の認知機能形式障害と会話の不適切性の組み合わせが生じる。
　→すなわち、特定の原因と結果のペアの生起頻度を根拠とする。
2) 　特定の認知機能形式障害が原因と想定される会話の不適切性が、一定時間内に集中する。
　→認知機能形式障害の増悪は一定時間持続することが多いため、その症状としての談話の不適切性も同一時間内に反復あるいは持続することが予想される。
3) 　認知機能形式の障害の改善に伴って、それが原因をなすと想定したところの会話の不適切が改善する。
　→二事象の解消が同期すれば、少なくともその共起性が示される。また認知機能形式障害の改善は、明瞭ではないながらも階層をなすことが多く、その階層に添う形で認知障害と対応付けていた不適切性が解消するようであれば、それらに因果関係があることの蓋然性が高まる。

　会話の不適切性の原因を認定する上で、認知障害以外の要因をどのように

扱うかという問題については、分析アプローチとの関連で少し触れておいた。行動の動機を解釈するにあたり、参与者の心理や意図からの説明を行う分析理論（例えば一部のシンボリック相互作用論）もある。しかし、そのような理論が人間に対して暗黙のうちに前提視している、普遍的で定性のある主体性や心理操作能力を認知障害者に求めることが誤謬であることは、既述した通りである。不適切性の認定に関与しうる心理の問題についても本書は相互行為の社会言語学にならい、参与者の行動の動機を説明するにあたり、参与者の個人的な心理や意図にのみ依拠することは避け、相互行為において認められる一般的方略や役割関係のような、状況的・行為的文脈との関連を重視する。Goffmanが批判するように、例えばある人がパーティで共在秩序に違反する振る舞いをした原因を、「ホストに反感をもっていたから」とするような後付けの説明は際限なく作り出せる。しかしそれらは反証可能性を欠いており、不適切性に関する因果関係の体系を構築することには寄与しないだろう。そのことから本書でも、例えば、「患者が前職についての発言を繰り返す原因は、前職に対する愛着や誇りがあるから」といったような、個人のエピソード的経験に帰着させる心理的な解釈を、分析者の立場では行わない。ただし、そのような心理的解釈を会話の当事者が行っていることがコンテクスト化の手がかりなどからわかるのであれば、それを相互行為分析の一材料として検討する。

　対象者の感情や情緒の異常性が観察された場合、分析上は、それが認知障害の部分的症状であることをまず疑う必要がある。感情の異常は、脳の損傷部位によっては不可避的に生じ、個人の自由意志による制御が及ぶ範囲にはなくなる。認知障害と連動する感情の変動は、通常の感情の変化とは明らかに異なる特徴を有するため、その区別は専門家でなくても概ね可能と思われる。その特徴については3章で述べる。

　このほかに、コミュニケーション障害をもつ人の会話における不適切性を相互行為的文脈において分析する上で考慮すべき要因として、「代償的行動（compensatory behaviors）」がある。代償的行動とは、1.1.1（2）で述べた、障害を受けた機能の「代行」が、対人行動レベルで生じているものである。代償的行動は、本人によっても、相手によっても、また意図的、非意図的のいずれにも行われ、結果として不適切性を軽減することもあれば増すことも

ある（濱村 2004）。健常者のコミュニケーションにおいて自らの失策を代償するためによく行われることとして、共感や合意、つられ笑い、相手のトピックに合わせるといった同調的行動や、謝罪や弁明、取り繕いといった補修作業がある。1 章では、記憶錯誤のある認知障害者が会話での誤りを避けるために無口になる例を挙げたが、このような代償的行動は、認知障害と併せて相互行為上の不適切性につながりうる。

2.3.3 談話資料および参与者の特徴

　本項では、本書が資料とする談話の性質、ならびに分析者が会話の参与者と患者の治療者を兼ねていることに伴う留意点を踏まえておく。本書で用いる会話資料のなかには、認知療法士である分析者が対象者から生活歴や病歴をインタビューした際のものが含まれている。これは、療法士にはインフォーマルな評価過程の一部と捉えられている。比較のため、医師による問診を例にとると、その目的は主に医療的な事柄の聴取にあり、医療現場の実情として時間的な制約が課されることから、聴取は一方向的になるとともに、トピックは目的と直接関連のあることに限定されがちである。これに対して、当該の認知療法士による面談の目的は、対象者の状況認識や相互行為能力をひろく把握することにあるため、できるだけ時間的制限を設けず（時には通算して数時間をかける）、オープンエンドなフォーマットを用いることで、対象者主導で比較的自由にトピックが展開するようとり計らう。インタビューされるにあたり対象者は、おおまかな枠組みが設定されているなかで、会話も自由に行ってもよいと理解していると思われる。

　上述の面談時の会話とは別に、「訓練」と呼ばれる治療の休憩時間などに、療法士や実習生と対象者との間でなされた、いわゆる雑談も本書の資料とする。反復ドリルを中心とする初期の認知訓練は、形式上も時間的にも境界が明確であるため、その訓練フレイムから外れていることは参与者の共通認識となりやすい。また、対象者が緊張と集中を強いられる訓練フレイムの合間の休息時間であることから、療法士は努めてインフォーマルなリラックスできる雰囲気を作ろうとする。そのため、この合間の会話において対象者は、病院という制度的状況下（institutional setting）にあるという制約は受けつつも、かならずしも療法士と患者という役割関係に縛られる必要はない、と理

解していると思われる[22]。

　入院という制度的状況に伴い対象者が受ける制約について踏まえておくと、対象者は療法士によって計画された時間内は訓練室に留まるという物理的制約は受けている。ただし、心因性疾患をもつ入院患者にとっては、心理療法を受けることが、退院を望む以上強制となるのに対して、脳卒中後遺症の患者には、認知リハビリテーションはせずに医学的治療のみを受けるという選択肢がある。そのため、お膳立てされた選択であるとはいえ、患者自らが訓練室に来ることを選んでいる以上、改善への意志と療法士に対する協力的態度を示すことが、デフォールトとして期待される。しかし、そのような意志と態度を認知障害があるために示せない可能性もあることは、あらかじめ療法士らによって想定されている。すなわち、患者は、リハビリを通じて改善を志向するという自己選択に基づく義務によって会話の場に拘束される一方で、障害を理由にその義務を一時的に免除もされうる。

　このことは、療法士と対象者の間でイニシアティブの所在が変動することにつながる。一般に、専門医療職者と患者の間では、前者がイニシアティブをとりがちであることが批判をこめて指摘される。しかし前述したように、認知障害の影響が強い患者については、制度的に要請される役割を無視した振る舞いをすることがあって当然との想定が療法士にはある。そしてそのような振る舞いを制御することが必ずしも脳の器質的・機能的な改善にはつながらないため、療法士が、患者が通常から逸脱したやり方でコミュニケーション上イニシアティブをとることを容認したり、患者の予期せぬ振る舞いに追随することも多々ある。

---

22) カウンセリング中心の心理療法が、会話と相互作用を治療の一次的手段として用い、患者の感情や思考の変化を引き起こすことを目的としているのに対して、現在の認知療法において会話は治療の手段としては用いられていない。認知障害者と会話をする主な目的は、それを通じて患者を観察評価することにある。すなわち、標準化された検査では捉え難い機能障害の要素を捉え、能力障害や社会的不利に関する示唆を得ることが目標となる。会話の副次的目的としては、1) ラポール（親和的関係）をとりつけ、評価や訓練がスムーズに行えるようにする、2) 患者の緊張を軽減し、認知機能をウォーム・アップさせることで、評価・訓練において最大限の力が出せるよう条件を整える、ことがある。本書の対象患者との関わりの後期には、会話を通じて患者の自覚（病識など）や遂行機能などの認知機能を改善させることが試みられているが、予備的ないし場当たり的なものであるため、本書の分析上は治療としては扱わない。

このように、認知障害者の振る舞いの性質上、イニシアティブが固定的には捉えられないことと関連付けて、本書における「会話」を定義付けておく。研究者によっては、「会話」であるための条件として、話し手として対称的な権利があることを挙げているが、前述したような認知障害者と療法士の流動的な関係性を捉えるには、いつでも、どのような役割関係があっても、立場や権利の非対称性が発生し、また変動する可能性があることを前提とする必要がある。そのために本書では会話の定義として、権利の対等さよりむしろ「責任の共有 (shared responsibility)（Warren 1993)」を掲げる。後の分析で明らかになるように、認知障害者は多くの精神障害者とは異なり、注意機能等が持続する限り会話の場を共有すること（共在秩序維持を含めて）への志向性を示すことから、この条件を満たしている。以上のことから、本書が扱う談話は主に「会話」で成り立ち、時に制度的状況におけるインタビューの性質を色濃くするものであるといえる。

　そのような会話における療法士の態度は、一般社会に復帰するというリハビリテーションの最終目的に照らして、できるかぎり一般社会の視点を通して患者を捉えようとするものであり、不適切性の認定に関してもそのような態度を適用しようとするだろう。ただし、障害等に関する専門知識の影響、(例えば一般の人々に比べて不適切性をより重大に捉える、あるいは逆に過小評価する可能性) は、分析上考慮する必要がある。また、療法士特有の態度として、患者との相互行為をメタ的に観察および評価する傾向があることが予想される。とはいえ、前頭葉由来の症状は想定を外れる振る舞いとして表れることが多いため、一般の人々と同様に、それに対応しかねた療法士が、メタ的・評価的な態度を維持できなくなることも多々あると思われる。以上のように、療法士としての特性から、会話と相互行為に一定のバイアスが生じることは予想される。しかし、対象者は将来地域社会に復帰した後も、認知障害者としてのレッテル／ラベル付けを背負ってコミュニケーションを行っていかねばならないとの事実もあり、その意味でも、対象者と療法士による相互行為と、対象者が病院外で行う相互行為の間には、決定的な違いはないといってよいだろう。

　療法士と対象者の関係性のうち、社会的属性に基づく継続的な側面を考えてみると、病院という制度的フレイムに支えられて安定はしているなかで、

何通りかの変化もある。患者の認知障害が顕著である間は、治療者とリハビリを受ける者、あるいは庇護者と被庇護者としての非対称性がある。訓練フレイムにおいては、"トレーナーと訓練生"のような強権的で非日常的な関係に入り、面目への配慮を係留しての矯正的指導も行われる。それとは別に、サービスの提供者対指示者（ないし依頼者）として、非対称性が反転する契機もある。一方、制度的役割を離れた個人としての立場を比較すると、入院中の対象者は機能障害のために自立できないでいるのに対し、療法士は有職者であるという社会的優位性がある。療法士の優位性は、患者を助けるという職務を通じて強化されうる。ただし、入院中の能力ではなしに生活史を基準とすると、本書の対象者は調理師という専門職の責任ある地位に長らく携わっており、人生の先達者としての優位性がある。これらの非対称的な力関係が相互行為に及ぼす影響も、必要に応じて考慮に入れる。

2.4 会話データ収集

前節後半では本書が取り扱う会話データの性質について検討した。本節では会話データ収集の経過について報告する。認知評価および検査データについては次章で述べる。

2.4.1 調査協力者

本書の調査協力者は、調査分析者で認知療法士であるT（therapist）が勤務する病院の長期入院患者Kである。病歴や生育歴などは、次章の認知障害評価プロフィールに示す。

資料としたほとんどの会話の相手は、分析者自身である。Kの入院中にTが担当した3名の実習生（大学または専門学校の言語聴覚療法学科の3年生と4年生）全員に、訓練実習の一部として他の患者と併せてKとも会話をして頂いた。会話データの収集が終了してから、分析者が作成した「調査協力承諾書（巻末資料1参照）」をもとに、Kと実習生から、認知障害者のコミュニケーション研究のために、個人情報は保護した上で会話や検査データを使用することの了承を頂いた。事後承諾になった主な理由は、分析者は、改善を測るという臨床目的で不特定多数の患者との訓練や会話を録音あるいは録画しており、そのなかから事後的にKを今回の研究の対象者として選んだことにある。

Kを選定した理由として、初回の脳血管障害罹患後であったために前頭葉症候群の典型像に該当する症例であったこと、入院が長期化したために経時的変化が捉えられたこと、退院が計画的であったため検査データをほぼ充足できたことがある。

2.4.2　収集・処理法

データの収集と処理の方法を明らかにしておく。以下、1）会話場面の録画録音、2）調査協力者に対するフォローアップ、3）会話の文字化、4）データの選別、の順に述べる。

会話はすべて一対一で、対象者Kが入院する病院の言語療法科セクション内にある"訓練室"と呼ばれる部屋の一つ（約20平米）で行われた。この部屋は家庭的な雰囲気のなかで認知言語療法を行えるようデザインされており、ミニキッチン、バーカウンター、ソファセット、模擬暖炉などがしつらえられ、壁紙や照明も温かみのあるものになっている。

認知障害の初期評価期間は、たいていのセッションをルーティンとしてビデオ撮りする。患者は評価・検査目的で、すなわちパフォーマンスを見直したり後に比較するために、何度か録画することを初回に告げられる。これは本対象者にかぎったことではないため、特別な注意を向けられているとは感じないはずである。対象者は入室時に、「今日もビデオに撮りますね」と知らされることもあった。

実習生が会話相手となる時には、分析者が実習生に短い検査や訓練課題の施行を依頼し、「その後でできれば20分くらいフリートークをしていて下さい」と告げ、ビデオ撮りすることを伝えた。初対面であれば、実習生とKを引き合わせ、検査をしてもらうことを告げてから、分析者は退室した。臨床技術を事後検討する目的で、どの実習生にもビデオ撮りは頻繁に行われている。フリートーク（患者との訓練の合間の雑談を含む自由会話）の上達は実習目的の一つでもあり、実習生が接するほとんどの患者と行われる。そのため、実習生はKとの会話を特別視することはないと思われる。会話の後で、分析者はKを談話の研究対象にする可能性があると実習生に伝えてから、フォローアップ質問を行った。

ビデオカメラ（SHARP デジタルビューカム VL-DC5）は部屋の隅に常置され

ている。MDレコーダー（KENWOOD DMC-K7R）は他の機材・評価用器具などとともに大きいテーブルの上に常置されている。録音は文字化の便宜上行うこともあったが、基本的にはビデオから文字化した。MDでは聞き取れてもビデオでは聞き取れない発言は、会話の現場でも聞き取れていなかった可能性が高いため、その旨注釈するか伏字とした。

録画時間について設定を設けなかったところ、実習生との会話は15分から30分程度、調査者とは評価の時間も含めると90分を超えることもあった。データを集めた期間は延べ15ヵ月である。録画は評価・訓練場面も含めて全部で28回行われ、そのうち半数以上が一部文字化された。

会話の背景にある参与者の意図や解釈の一端を知るために、会話の直後に実習生に対して短いフォローアップ質問を行った。質問内容は、1）「会話はどんな感じでしたか」というオープンエンドなもので始まり、2）「Ｋさんにどんな印象をもちましたか」、3）「変だなと感じたことはありましたか」、4）「Ｋさんが自宅に帰って地域の人と付き合う上で、問題になりそうなことはありますか」、5）「あなたの友人や親しい人として付き合うとしたら、問題になることはありますか」などであった。答の内容は、分析の参考資料として用いた。

会話の文字化はすべて分析者が行った。文字化の記号は4.1に記載する。非言語的・パラ言語的手がかりのうち目立つものをトランスクリプトに書き加えた。分析は、基本的にこの文字化された資料に基づいて行ったが、表情や姿勢、微妙なイントネーションなどを確認する必要性が生じた時には、ビデオで確認した。また、文字化した発言の内容が判然としない場合は、省略やパラ言語的手がかりを補った解釈を小ポイントで付記した。

データの選別にあたっては、認知障害の改善に伴う会話と相互行為の変化を捉えるという本書の目的に添って、入院初期の認知障害が重度の頃の会話と、認知障害の改善が検査などで確認された後の会話を併用した。会話数は限定せず、Ｋの障害と談話の特徴をなるべく網羅的に示すことを目指した。会話資料を選ぶにあたり、例えば特定の認知障害の影響が不適切性の原因として頻繁に出現するといった分析のポイントが、時間的に近接して見られるものを優先した。

第3章

対象者の認知障害

本章では、対象者の談話と相互行為を分析する上で必要となる認知障害に関する情報を呈示する。まず、前頭葉症候群一般について概説し、次いで対象者の認知障害プロフィールについて述べる。

3.1 前頭葉症候群概説

前頭葉は19世紀以来「人間精神の最高の座」と考えられてきたと同時に、その働きについては、「前頭葉の謎」とも称されてきた。この背景には、前頭葉（なかでも前頭前野）が損傷を受けた場合、運動や感覚機能にかぎらず、言語などの知的機能も含めた領域特定的な障害がほとんど生じないにもかかわらず、それらの領域的機能を統合する判断力や遂行機能（後述）が低下することや、対人性や社会性を含めた病前の人格が"解体する"ことが臨床的に報告されてきたことがある。またその障害像は複雑なだけでなく、一見すると首尾一貫性に欠け、とらえどころがないとされてきた。このような前頭前野の機能障害は、未だ症候群としても明確に確立されるには至っていない。しかし近年のfMRIなどの脳機能イメージング研究の進歩にも後押しされて、仮説も含めて一致を見つつある知見はある。それらをもとに、まず主要な前頭前野機能と、その症状としての現れ方を挙げる。

（石合 1997: 209 より引用）

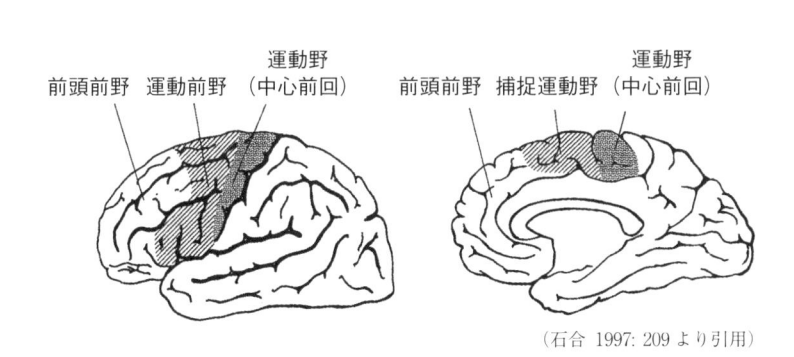

図5　前頭葉の機能区分

前頭前野（図5）は前頭連合野とも呼ばれ、背外側部と、内側面では前脳基底部から眼窩部を含む。解剖学的定義の詳細については（石合1997）を参照されたい。

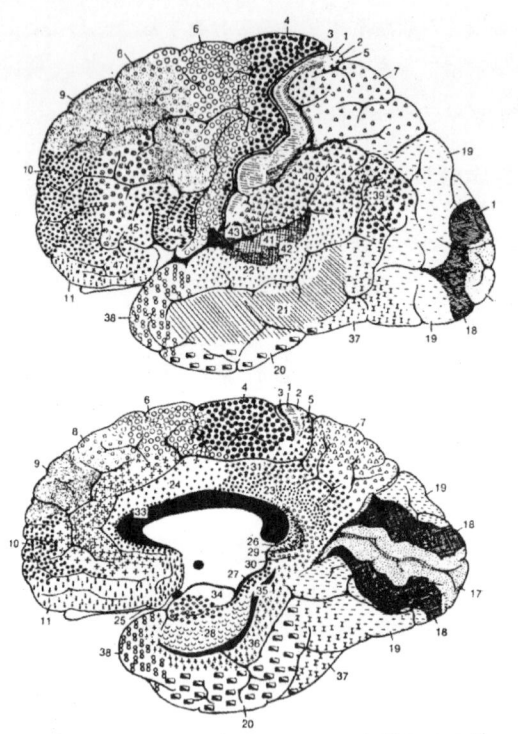

(Brodmann 1909 を引用した山鳥 1985: 22 より転載)

図6　Brodmann の大脳地図

前頭前野を Brodmann（1909）の大脳地図（図6）で表すと、
9、10、11、12、45、(46、47) にあたる。

3.1.1　解剖生理学的特徴

　前頭葉ないし前頭前野の機能は、解剖生理学的成り立ちと整合性がある。前頭前野の生理学的構造は、ヒトでは青年中期になって完成する。そのことからその組織化は、早期に完成する部位に比べて生得的な条件に支配される度合いが低く、逆に個々人が生きる過程での経験や環境の影響を受ける度合いが高いといえる。

　また前頭葉は脳のなかで最大の連合皮質であり、他のすべての脳領域、すなわち、後頭葉、側頭様、頭頂葉の皮質および皮質下との線維連絡を有している。このため前頭葉の損傷はあらゆる高次脳機能になんらかの影響を及ぼ

しうる。前頭前野は、張りめぐらされたネットワークを通じて種々の部位からの情報入力を受け、それらを外部および体内状況に合わせるべく照合、選択、抽象化などの処理を行って、その結果を出力し、観念運動および感覚運動活動を調整、統合することによって、行動を組織化し実現している（久保田 1993）。

前頭前野のもう一つ大きな解剖生理学的特徴として、新規さや不確かさに対して反応することが挙げられる。眼窩部のニューロンの一部は、要求される行為のパラメータに選択肢の多さや新規さ、結果の不確かさが含まれている場合に活性化することがわかっている。そしてそのような刺激に対して意図的に行為を選択すると、背外側が活性化する（Mesulam 2002）。前頭前野は、このように新規で不確かな刺激に対応し、神経活動の選択肢の間で柔軟な転換を行わせている。それが行動レベルで実現されると、所与の状況に固着させずに、状況の変化に対応することを可能にする。

以上のような解剖生理学的特徴が、機能障害や認知社会行動の障害にどのように反映されているかを、次項以降で述べる。

3.1.2　遂行機能

前頭前野がすべての脳領域とつながっているという解剖生理学的特徴を反映する、知的ないし理知的な（intellectual）処理として、言語や記憶、構成といった個別の機能領域を超えて、それらをより高次の段階で統括するということがある。それらは個別機能領域を統括する、いわば司令塔や決定者的な役割を果たしているという意味で、"executive functions"（日本語訳は「遂行機能」あるいは「実行機能」）と呼ばれる。前頭前野が損傷を受けると、他の部位が担う領域特定的機能が保存されていても、その統制機構が崩壊するために、種々の領域特定的機能に関連する症状が出現することになる。

例えば記憶という領域的機能が保たれている場合、患者は個々の対象を記銘し、再生、再認することはできる。またウェクスラー成人知能検査のような一般的知能検査の成績も比較的良好であることが多い。知識そのものを問う質問や、答が絞られている質問、多面的な思考を要さない課題は、概ね記憶領域内で処理しうるためである（石合 1997: 209）。しかしその一方で、知識（長期記憶）の統合や記憶以外の機能との統合が要求される課題の遂行は困難

となる。例えば、患者は起こった出来事の一つひとつは述べられても、それを起こった順に並べることはできなくなる。あるいは、過去の経験を想起し参照しながら、今後の計画を立てることが困難になる。

こうした統制機構ないし遂行機能を要素的行動に分解して言い表すと、「自ら目標を定め、計画性を持ち、必要な方略を適宜用い、同時進行で起こるさまざまな出来事を処理し、自己と周囲の関係に配慮し、長期的な展望で、持続性をもって、行動すること（石合 2003: 203）」のようになる。統合的側面に重点を置いて言い表すと、「他の機能を統合してコンテクストに適した行為プログラムを喚起する指揮者のようなものであり、行為を形成するのではなく、自己モニタリングを行いつつその選択とタイミング、解釈を調整している（Mesulam 2002: 25）」となる。

3.1.3 デフォールト・モードの抑制（状況適応）

前頭前野の解剖生理学的特徴として、新規さや不確かな刺激に対応するよう神経活動を柔軟に転換させることを挙げた。これは、各神経系や機能領域の反応がデフォールト・モードに入るのを抑制することでもある。デフォールト・モードとは、刺激といわば直結して生じる固定的で柔軟性のない神経の反応パターンである。繰り返し生起することで自動化ないしルーティン化している（Sohlberg and Mateer 2001: 234）。結び付きうる刺激の種類には、外部状況から入力される感覚情報に加えて、長期記憶貯蔵庫などから内的に喚起される情報やドライブも含まれる。この神経反応が行動に反映すると、ルーティン化した行動やステレオタイプ的行動として現れる。神経反応がこのようなデフォールト・モードに入り固定的な刺激にのみ支配されてしまうことは、任意の行動をとるための神経反応パターンを形成する上で必要な刺激を取捨選択できなくなることを意味する。そうなると、状況適合性の高い行動（例えば方略的行動のような）などはとれなくなる。つまり前頭前野は、新規性のある刺激に反応しつつデフォールト・モードを抑制するとともに、外部のコンテクストや経験的知識を広く参照して、各種神経反応を状況に適合するように調整している（Mesulam 2002: 15）。この働きは、各機能領域から、高次の知性や情緒、行動など人間の活動全般に投射している。

3.1.4 対人社会性

前頭前野損傷例において知的機能に異常が認められない場合でも、社会活動において不適切性や人格の変化が顕著とみなされることがあり、その不可思議な印象とともに古くから報告がなされている。損傷部位が明確な症例として、フェニアス・ゲイジ氏が挙げられる（Damasio 1995）[23]。ゲイジ氏は作業中に鉄棒が前頭葉眼窩部から貫入するという事故に見舞われたが、事故後は運動障害や言語障害は生じず、仕事にも復帰できた。ただし仕事上の能力は保たれていたにもかかわらず、不敬やきまぐれ、目先の利益に誘導された刹那的行動といった行動面の問題と"人格の変容"が認められたとされる。周囲の人々の、"Gage was no longer Gage."というコメントには、彼への失望と、彼に起こった事態の理解しにくさが表れている。これと並んで著名な例は、Damasio et al.（1990）が報告した患者EVRである。EVRは正常な社会的知識をもっており、検査や聴取の際は、行動が招く結果の予測や道徳的な判断などをこなせることが確認された。しかし実際の社会生活におけるEVRの発言や行動は著しく不適切であった。すなわち、罰や制裁につながる短絡的な行動をとることが多く、共感や羞恥などの情緒表出が欠落していた。このような対人性や情緒の障害が生じるメカニズムには、後述する照合機能形式障害が深く関わっている。照合機能は、個別の経験を反映させながら、機能領域間の処理を行うことの蓄積を通じて、青年期にかけて獲得されると考えられている。

3.2 機能形式の障害

先のMesulam（2002）は、前頭前野の機能を指揮者が演奏を統合することに喩えていた。熟達した指揮のもとでは個々の楽器は意識されず、演奏がホリスティックな総体として統覚されるものだが、前頭前野も通常はそれに似た働きをしている。しかし障害によってそのような総体性が損なわれた時点で、それが要素的な機能から成り立っていることが意識化される。統合的機

---

[23] 本書でゲイジ氏に関して述べていることは、原報告であるHarlow（1848, 1868）には拠らず、それを現代の神経科学の知見を基に解釈したDamasio（1995: 3-53）に拠っている。

能の不全が諸要素的機能の不備として顕在化する。

　前頭前野の機能は領域的知性全般に影響することから、その障害像は観察者側の視点の置きどころによって様々に描写されている。しかし、すべての機能領域に関して症状を述べ尽くすことはできないし、それでは機能のメカニズムを捉えることにはならない。治療への応用を視野に入れる本書においては、症状を"何々機能の障害"として単に羅列するのではなく、種々の機能領域に共通するいわば「障害の形式（鹿島・三村 1992: 167）」を抽出するとともに、その機能形式が組み合わさったものとして統合的機能を構造的に捉えることとする。そこから、不適切性の高い症状を変化させるためには、どの機能形式障害を優先的に治療対象とするかといった組み立てが可能になる。症状の原因となる複数の機能を構造的に示すことによって、症状間の関連を捉えることも可能になる。すなわち、表面的には相反している症状や、異なる神経心理学用語を充てられている症状が、それらの原因においてつながっているものとして理解できる。本書で症状の原因として機能形式障害を同定することにおいては、手続き的アプローチにならって蓋然性を前提とする。

　以下では種々の研究の知見に基づき、本対象者の主要な損傷部位（前頭前野のなかでも腹内側部ないし眼窩部）に由来する機能障害を、1）抑制、2）注意焦点化・維持、3）固着（セットの転換）、4）照合・写像の四つの機能形式障害としてまとめる。そのなかで、各機能形式障害と対応すると思われる症状と、それを表す神経心理学的用語を挙げる。また、複数の機能形式障害が関与している症状の例も挙げる。

3.2.1　抑制障害

　状況に応じた適切な行動を選択するためには、外界からの無関連なインプット（刺激）や脳内の不要な活動を排除し、抑制する必要があるが、前頭前野が損傷されると、刺激全般に対して反応を抑制することが困難になり、行動の抑制がしにくくなる。これは「抑制障害／脱抑制（disinhibition）」と呼ばれる。先に述べたデフォールト・モードに陥ってしまうこととしても現れる。人間の正常な行動とは元来、過剰に放出されている神経活動を抑制することで成り立っている側面が大きい。言い換えると、脳内の不要な刺激とそれに結び付けられた反応のパターンにアドホックに支配されてしまわないように、

抑制機能が常に働いていなければならない。これが損なわれると、目的や状況とは関連のない外的・内的刺激に、思考や行動が誘導されてしまうことにつながる。

　この障害形式の症状としての現れ方は様々であるが、いずれの場合も状況にそぐわない不必要な活動が亢進することによって、ある種過剰な印象を与える点で共通している。また、個人の意図や目的を離れたところで外的刺激や内的ドライブに支配されているという点で、その人の自律性や自由意志が一時的に失われているような印象を与えうる。会話における症状の例を挙げると、1) 思考の途中に混入した、突発的で本題とは関連の低い連想を、発言や行為として表す、2) 習慣的ないしステレオタイプ的な行動や認知傾向に支配されて、新規性のある発言や行為がとれなくなる、ことがある。なお、これらの症状には、後述する注意焦点化・維持や固着なども関わっていることがある。

　抑制機能形式の障害と対応する神経心理学的症状名を挙げておく。「無関連な連想（irrelevant association）」すなわち「統制なく浮かんでくる副次的な連想（連合）を混入させてしまう（ルリヤ 1973/2003）」ことによって本題から外れることは、「脱線（digression）（Kaczmarek 1984）」と呼ばれる。目的をもたない、あるいは目的にかなっていない運動や行為は、「強迫的行為（compulsive behavior）」と呼ばれ、「感情失禁」と総称される"理由なき"感情の吐出である「強迫笑い」や「強迫泣き」として現れたり、目の前にある道具を目的もなしに無意味に使ってしまう「道具の強迫的使用（utilization behavior）（Fuster 1997）」として現れる。外界からの刺激に対して過剰に反応することは「易刺激性（distractibility）」や「過剰反応（hyperreactivity）」と呼ばれ、目的を伴わない「過剰運動（hyperkinesias）」や、相手の発言を強制的にオウム返しにしてしまう「エコラリア／反響言語（echolalia）（Duffy 1995/2004）」などとして現れる。抑制の欠如が情緒面に及ぶと、気分が空虚に高揚する「多幸状態（euphoria）」になるとともに多弁になることもある[24]。

---

[24] 抑制障害を生じる損傷部位についていえば、前頭葉粗大病変では運動の減退が生じるのに対して、より局所に眼窩面の損傷があると、抑制障害や強迫性（impulsivity）が起こることが多いとする報告がある（榎戸 1993）。本書の対象者には眼窩面の損傷がある。

3.2.2 注意焦点化・維持障害

　注意機能はあらゆる知的操作や行為の基盤となるものであり、他の機能と重なる側面があるために、その定義は拡散的で曖昧になりがちである。例えば前述した抑制障害も、注意を逸らす元になる不必要な刺激を背景に留めておけなくなるという意味では、注意機能の低下と連動している。ただし、注意機能には抑制障害などの他の機能形式障害に還元できない側面も多々ある。前頭前野が損傷されると、必要な情報を選択する機能、言い換えると、目的を遂行する上で必要となる外的刺激および内的反応に対して必要な量の注意を向け、かつ維持する機能が主に低下する（石合 2003）。本項では、注意機能一般について述べてから、前頭前野が主に関与する注意の相としてワーキング・メモリと発動性について述べる。さらに、抑制障害と注意障害が複合的に働くことで、どのような症状が生じうるかをおさえておく。

　注意機能は、それを要求する操作との関連で諸相に分類されている。以下はSohlberg and Mateer（2001: 128）が治療を前提とした臨床的モデルに組み込んでいる分類である。

1)　focused attention：刺激への基本的反応として、注意を向けること。
2)　sustained attention（vigilance）：注意を維持すること。
3)　selective attention：注意を逸らすものから自立していること、関連のない情報を却下しつつ行為を持続させること。
4)　alternating attention：柔軟性の容量。異なる行為やセット（心的構え）を転換および持続させる際に必要とされる。
5)　divided attention：二つ以上の認知課題を同時に行う際に注意を配分する機能。高次のワーキングメモリを必要とする。

　後に挙げたものほど、より高次の処理に必要とされ、先に挙げた注意機能を基盤として成立する。ただしこの分類は代表例の一つであり、「注意のコンポーネントは、本当はいくつに分けられるのかという点についても、完全に意見が一致しているわけではない（先崎・加藤 2004: 22）」。また、「注意は集中や知的追跡などが理論的には区別されるが、実際場面では区別しにくい（江藤 2004: 8）」との指摘も、注意障害の実情を表している。この原因として、

「注意とは神経ネットワークの活動により保たれるものであり、ネットワークの構造に個別性があり、損傷部位が均一でない以上、症例ごとに注意障害の様相はさまざまである（先崎・加藤 2004: 22）」ことが挙げられる。このような注意の諸機能を担う部位は、前頭葉に限らず大脳の広範囲に及ぶ。

諸相ある注意機能のなかでも、前頭前野の関与が指摘されているのは、より高次なもので、複雑な行為のプランや選択、モニター（監視）をする際に必要となるものである（Stuss and Benson 1984）。ルリヤ（1973/2003）はこの高次の注意機能を、必要な情報の選択と正確で組織立った行為のプログラミングを保証し、その行為の経過に対して恒常的制御を維持することにより、意識的活動の選択的性格を保証するもの、としている。これが障害されると、注意散漫、集中力低下、易疲労性（短時間のうちにパフォーマンスが低下すること）などが生じる結果、目的とする行動を遂行できなくなる。

認知処理モデルのなかに仮定的装置として組み込まれることの多い「ワーキングメモリ（working memory）（Baddeley 1992）」は、記憶機能と併せて、上述した高次の注意機能を含むものである。言い換えると、情報のオンライン保持と心的操作を可能にする注意機能である。操作する間、情報を記憶のアクティブ・ストーレジ（活性化された置き場）に保持し、関連のある事柄に選択的に注意を配分しつつ、処理を継続させる。前頭前野の背外側部が損傷を受けると、最重度のワーキングメモリ障害が生じるとされる（Mesulam 2002）。

ワーキングメモリは課題の処理実行中に働く注意機能であるが、それとは異なる注意の相として、行動をゼロから開始するにあたり必要となるものがある。これが障害されると、患者は意図した行為を自発的に起こすことが困難になる。周囲からの促しを受けながらも、数分間、数時間でも無活動のままとどまっていることがある[25]。この症状を表わす神経心理学用語には、「発動性減退（lack of initiation）」、「開始遅延（initiation difficulty）」、「自発性欠如（aspontaneity）」、「運動減退（akinesia/hypokinesia）」などがあり（榎戸 1993）、それぞれ開始にまつわる相や活動レベルの違いを表している。

---

25) 発動性減退や開始困難の責任病巣については、前頭葉内側損傷で顕著とする報告と前頭葉背側損傷で顕著とする報告のいずれもがあり、一致をみていない。また、注意の維持は右半球、特に右前頭葉と強く関連しているという報告もある（Coull et al. 1996）。

上述した注意機能低下による発動性減退と、前節で述べた抑制障害による過剰反応のいずれもが、単一症例において認められることは頻繁にある。両症状は日常的な行動基準に照らすと相反するように見えるため、周囲の人が患者の障害の全体像を捉えにくいと感じる要因となる。症例報告を挙げると、ある患者に課題を行うよう促しても一向に開始しないので、課題を中止すると告げると、その途端に発言を開始し多弁になった（ルリヤ 1973/2003）。別の患者は、周囲が誘導しない限りいつまでもベッドに留まっているのが常であったが、いったん活動を開始すると多動となり、徘徊も見られた（榎戸 1993）。このいずれの症状パターンも、本対象者においても見られたものである。これらの症状は、自己内発的な信号に対しては注意障害と関連する発動性減退や開始遅延を呈し、外的刺激に対しては抑制障害と関連する被刺激性の亢進（易刺激性）を呈しうることを示している。

注意焦点化・維持障害と抑制障害が同時に作用していると思われる症状もある。先に抑制障害の症状として、無関連な連想によって発言が本題から一時的に外れる「脱線」を挙げたが、そこに注意焦点化・維持の低下が加わることによって脱線した状態が持続し、関連の低いことをまとまりなく話し続けて、本題が霧散してしまうことがある。このような発言を本書では「散漫（tangential）」と呼ぶ。これが行動として現れると、不必要な刺激に注意が逸れるとともに課題に注意を集中できなくなる「注意転導（distractibility）」と呼ばれる症状となる。

3.2.3 固着

前頭葉眼窩部が損傷を受けると、知的ないし情動的行動を選択的に解放することも困難になる（Starkstein and Robinson 1997）。言い換えると、処理を広げるか転換する必要のある時に、それまでに生じていた処理やセット（心的構え）に拘束されてしまい、次に必要とされている処理に移ることができなくなり、行動が制限される。このセットの転換困難に代表されるものを、本書では「固着」障害と呼ぶ。

セットの転換は、先に述べたデフォールト・モードを抑制して、状況適合的な行動をとるという統合的機能の一翼を担っている。すなわち、所与の状況や思考から脱却するという認知的柔軟性の部分に該当する。問題を解決し目

標に到達するには、あるいは新規で創造的な思索や行動を行うには、適した選択肢を同定するために、思考を柔軟に転換することが不可欠となる。思考上複数の選択肢を探索し処理することは、神経心理学用語では「発散的思考(divergent thinking)(Sohlberg and Mateer 2001)」や「思考の流暢性」と呼ばれる。

前項の注意焦点化・維持障害の症状として挙げた発動性減退や開始遅延は、固着の影響を受けている場合もある。患者が当該時点で注意焦点化は可能であって開始すべき事柄を同定できていたとしても、既存の思考や行動による拘束力、すなわち既存のセットへの固着が強く働いている場合は、同定できている新規な行動を実行に移すことができない。

神経心理学でいうところの「保続(perseveration)」症状は、一度生じた知覚や運動の神経過程が抑制されずに持続することにより、状況に照らして不適切あるいは不必要であるにもかかわらず、既出の行為を連続して、あるいは間隔をおいて繰り返してしまうことを指す。低次から高次の行為が含まれる[26]。この保続には、いったん形成されたセットから抜け出せないという点で固着障害が[27]、不必要との認識があっても行為を止められない点で抑制障害が関与していると考えられる。

3.2.4 照合・写像障害

問題解決や創造的思考をするにあたっては、柔軟にセットを転換し、採りうる方略の選択肢(オプション)を思いつく必要性があると、固着の項で述べたが、それに加えて、同定できた方略のオプションを比較検討し、思考実験を通じて結果の見通しをもった上で、実行に移した時に最善の結果が期待できる一つの方略を選び採る必要がある。このような比較検討やシミュレーションを行う上で欠かせないのが、本書で照合・写像と呼ぶ機能形式である。

(1) 機能メカニズム

前頭前野が大脳内の神経連絡を集約するという特権的位置にあることは、

---

26) 石合(1997)は、保続は種々の損傷部位に起因するとするが、他に前頭前野の主に背外側部で強くなるとする報告もある。本書の対象患者の主要損傷部位は腹内側部であり、低次の保続は発症から7ヵ月時点では、もはや顕著ではなかった。
27) 榎戸(1993)がstuck-in-set型とする保続にあたる。

解剖生理学的特徴として述べた通りである。その連絡に含まれるものとして、1）外界からの情報、2）個人の人生経験を通じて蓄えられた自伝的記憶や百科事典的知識、3）その時点での情動を含む身体の状態を知らせる内部信号がある（Damasio 1995: 181）。前頭前野は、この連絡路を通じて、外部の行為対象やコンテクストに関する複合的情報および経験に基づく知識を参照し、行動を制御かつ修整しつつ、その結果生じる身体状態とその選好傾向（生体としてより好ましい状態）を伝える信号を参照し、次の行動に関する判断決定に利用することを不断に行っている。前頭前野に損傷を受けた患者の多くは、外部状況に関する質問を受けた場合、それが要素的な理解を問うものであれば概ね答えることができるし、またそれに関する経験的知識が記憶の貯蔵庫に保持されてもいる。しかしそれら外部状況の認識と経験的知識を照合して、統合的な判断のために利用することはできなくなる。

　前頭前野が行っている複合的で統合的な処理のなかでも、本書で特に注目するのは、処理領域ないし処理の枠組みや基準を変更することである。領域や枠組みの転換は、明言されていないコンテクストや社会的状況を理解する上で必須の処理となるからである。例えば、複数の施錠を外してドアを開けるという操作は、複合的ではあっても定型的で慣習化されている度合いが高く、かつ単一の行為枠組みで為しうるため、前頭前野はさほど働かなくて済む。しかし、コンテクストや経験的知識を読み込むことで対象の意味が変わるような課題の処理にあたっては、前頭前野が顕著に活性化される。前頭前野が損傷を受けると、「意義、コンテクスト、曖昧さ」の処理が困難になるといった症状も観察されている。例えば、ことばの文字通りの意味は理解できても、ユーモアや抽象的内容が捉えられなくなることや、自らの発言がコンテクストに適合していないことに気付かないことが指摘されており、これらは本対象者にもあてはまる。以上の症状と関連する解剖学的特徴として、前頭前野には、見た目の意味とコンテクストなどを読み込んだ上での意義を区別するのに必要なニューロンがあることが動物実験でわかっている（Mesulam 2002: 20）。このニューロンが担う機能形式は、対象となる項目や構造を、元のコンテクストや領域を超えて異なる領域にある構造などと対応させる写像機能と、その写像先で得られる意味を、元の領域の項目に反映させる照合機能であると考えられる。

3.2 機能形式の障害

写像

意味領域　A　　　　　　　　B
　　　　　　　照合

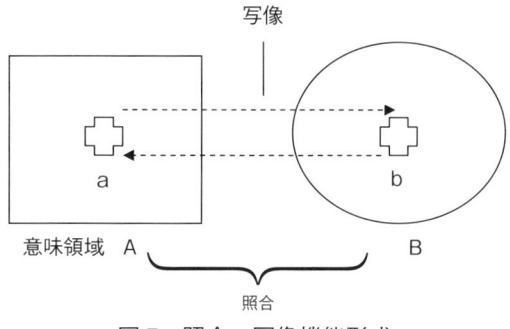

図7　照合・写像機能形式

「コンテクストによって変わる意義の理解が困難」、という症状を、図7の照合・写像機能形式（以下、「照合機能」とする）の構造において捉えると、理解すべき対象aを、文字通りとして成り立つ意味領域Aから、特定の対人社会的要因を含むコンテクストBへと写像し、そこでの対象の意味bと元領域の意味aを対照させて、その関係性（類似点や違いなど）を理解することができない、ということになる。

このように、1) 外部の情報、2) 経験からなる知識、3) 情動も含めた身体の反応、を統合制御して行動の決定を可能にしている照合機能に関して、相互行為分析上留意すべきことの一つに、照合処理は常に、2) の個人が独自に関わってきた生活経験に基づいているということがある。すなわち、前頭前野が損傷を受けた際に出る症状にも、個人史的な痕跡がある程度反映されるため、表面に現れる症状としての均質性や予測可能性は低くなる。また、経験を通じて得られた知識に基づくということは、その個人が存在した社会文化の影響を必然的に含んでいるということでもある。前頭前野の解剖生理学的構造は青年期にほぼ完成するとしても、機能上の付加や修整は継続的学習として死ぬまで続くとされる所以である（Damasio 1995: 179）[28]。このよう

---

28) 照合・写像機能を有する構造は前頭葉に限らず、より低次の知覚等の過程も含めると、側頭、頭頂皮質にもあるとされる。ただし脳の概念中枢の第一の候補は前頭皮質と考えられている。またエーデルマン（1992/1995）は、その神経細胞群淘汰説（theory of neuronal group selection）において、外部からの入力が過去の記憶および価値体系と連結（広域写像）されることで、再カテゴリー化を通じた学習がなされるとする。すなわち、写像を、神経への再入力を通じて知覚や概念のカテゴリー化が行われる際の基礎的メカニズムの一つとみなしている。

に、照合という障害形式には個人の経験と社会文化が内在的に関わっていることから、照合障害をもつ患者個人の主体性や意図と障害とを峻別することは、なお困難となる。なぜなら、患者のある行為や症状をとり上げて、それがどの程度障害のなせることであって、どの程度その人の人生史に基づく主体的ないし意図的な判断であるのかといった問いは立てられなくなるからである。分析者としては、患者の意図や主体性を障害と切り離しては扱えないことを、1章と併せてここでも確認しておく[29]。

　上記3)の身体状態に関するフィードバックには、当該時点の行動によって生じる"生の（ライブの）"ものに限らず、脳内でその行動のシミュレーション（仮想ないし疑似体験）が生じることによって、（体勢感覚野において）賦括される身体状態も含まれる。すなわち、実際に行為を行わなくても、選択肢となっている行為を仮想してみるだけで、擬似身体反応に基づくフィードバックが得られることになる。そのフィードバックが、行動を実行するにあたり、同定された複数の選択肢のなかから一つに絞り込む上で利用される（Damasio 1995: 184）。

　照合機能形式は高度な知的機能単位の多く（例えば推論や予測、自己モニタリング）に組み込まれているため、症状としての現れ方も畢竟多岐にわたることは既に述べた通りである。そのため、照合機能と関連のある個別機能や症状を網羅的に挙げることはできないが、以下では、前頭前野内での機能分離があるとして合意ができつつある背外側部と腹内側部それぞれの主要な機能について概説することで、談話分析に向けて最低限必要な知識を呈示しようと思う（腹内側部と、それに隣接する眼窩部との機能分離についての定説はまだないため、本書では眼窩部も腹内側部に含めて扱う）。まず背外側部との強い関連が指摘される知的処理を中心とする遂行機能の例を挙げてから、腹内側部が担っているとされる情緒や身体と関わる生物制御的機能および対人社会的領域に関する機能のメカニズムと症状の例を挙げる[30]。

---

29) Damasio（1995: 182）によれば、前頭前野の背外側も腹内側もこの個人史的な情報のカテゴリー化に関わっている。
30) 前頭前野内の機能分離に関する複数の研究をまとめると以下となる。前頭前野の背外側は、プランニング、判断決定、価値・時間・頻度の見積もり、不適切な行為の抑制、エピソード記憶の記銘と想起、ワーキングメモリ内に情報を保持および操作する、といった種々の遂行機能に最も重要な役割を果たす。前頭前野の眼窩部は、

3.2 機能形式の障害

(2) 遂行機能との関連

3.1.2で述べた遂行機能の主要な過程を振り返っておくと、目標を同定すること、その目標を達成するための計画を立て、手段となる行動を組織化すること、目標に向けて各行動を実行し、その経過を見つつ自己の行動をモニターし修整すること、となる。この過程において、目標と、目標に至るための計画と行動のオプション、途中経過としての外部状況などは常時相互に照合されている。この照合機能と、それに続く判断決定がうまく働かない場合は、対象や状況に対して慣習的に結び付いているステレオタイプ的な選択肢をデフォールトとして選ぶことが多くなる。そのようないわばおざなりな選択には、将来的展望や公共的利益への配慮は含まれないことが多いため、患者の判断は安直で近視眼的であるといった印象を周囲に与えることにつながる。

照合障害が具体的にどのような知的処理を崩壊させ、どのような症状を生じるかを挙げてみる。言語の処理に関しては、異なる概念領域に属する対象項間の関連性を把握することが困難になることから、言外の意味をもつ発言やメタファーを理解・生成できないといった症状を呈しうる。例えば本対象者は、「時は金なり」、「腐っても鯛」などの意味を説明および理解することができなかった。「腐っても鯛」の理解プロセスとしてみれば、〈料理〉領域において「腐った鯛」が表す意味構造を、〈人間の価値〉領域へ写像し、「今は落ち目だが元は秀でていた人」という意味として理解することができなかったということになる。

また照合障害があると、処理領域を問わず、なんらかの基準点やスケールに基づいて対象を定位したり組織化することが困難になる。この代表的な症状として、出来事の時間的前後関係がわからなくなることが挙げられ、「時間的順序の識別機能（temporal integration: Fuster 1997）の障害」、あるいは「時系列機能の障害」と呼ばれる。また、思考や行為の基準点を「いまここ」という眼前の状況から離し、将来や別の社会状況へと移して、そこにおける計画や予測を立てることも困難になる（Mesulam 2002: 22）。行為の手順を順序

情緒表現、情緒の知覚、社会行為の理解とコントロール、報酬価値の見積もりといったモティベーションの操作において重要な役割を果たす（Stuss and Benson 1986; Fuster 1997; Damasio 1995）。

立てることも困難になるが、そのメカニズムは、基準点を順次転換させつつ、新しい基準点と適合する次の手順を同定できないことにあると考えられる。

　本書では、照合に際しての基準点やフレイムを、数値や語義のように比較的明確なスケールや境界をもつものに限定せず、自己や他者のパースペクティブのように境界や範囲が曖昧なものも含める。そうすることで、患者が判断するにあたり他者のパースペクティブを参照し考慮に入れられないことも、照合障害の症状として捉えることとする。この症状がもとで、患者は周囲の人から考え方や行動が自己中心的とみなされることが多々ある。また自身がもちうる複数のパースペクティブを照合・転換できないことによる症状として、患者自身が当該時点で考え行っていることとは別の考え方や行動もとりうることに思い及べないということがある。つまり仮説の形成や自らの見解の相対化がなされなくなる。患者がフレイムやコンテクストに適合する行動をとれなくなることは、前頭前野の代表的症状として数多く報告されており、そこでは照合障害の関与が多々あると思われる。

（3）対人社会的問題

　前述した遂行機能や問題解決などの知的処理においても、フレイムや他者の視点を参照する必要はあるが、情緒的な交流を含み調和志向のある対人関係においては、コンテクスト全体に照らした意義や他者の思惑を推し量ることの重要性は相対的に増すと思われる。Damasio（1995: 169）は、対人と直近の社会領域を、われわれの運命に最も近い上、極めて不確かで複雑なものであるとし、その領域でよりよい決定をすることは、その生体のサバイバルとその生存状態の質に直接的あるいは間接的に有利になるとする。つまり、直近の対人関係は、個人の生存可能性にも関わる社会的かつ生物学的に重大な問題といえる。前頭前野の損傷などで他者のパースペクティブを参照できなくなると、誰かの身になって考えるといった行動が減り、情緒面での共感がしにくくなることが観察されている。神経イメージング研究でも、自己中心的な見地を超えて他者の意図や感情を推測する必要のある課題を行う際、前頭前野内側部が活性化されることがわかっている[31]。

31）推論ないし判断決定および情緒・感情の障害は、前頭前野腹内側部以外に、右大

3.2 機能形式の障害

　ただし、前頭前野が損傷を受けることによって、情緒のすべてが機能不全を起こすのではない。喜怒哀楽として捉えられているような、基本的で一次的な感情は保たれ、発現される。欠落しがちなのは、社会的関係性を踏まえた上で二次的に派生する複雑な感情、例えば羞恥心や負い目、他者への関心も含めた共感などである（Tranel 2002; Stuss and Benson 1986）。Damasio（1995: 58）は前頭葉基底部損傷を受けた人々に見られることとして、過去と未来を視野に入れて自分自身あるいは自分の社会的役割に関して適切なセオリーを構築することができず、他者についても同様であるとし、自分自身と周囲の人々の心（mind）についてのセオリーがない、としている。このように他者の考えや気持ちが理解できない、感じられないということは、自分自身に関する洞察が生じにくいという問題とつながっている。これについては自己認識に関する症状として後述する。

（4）ソマティック・マーカー障害による行動低下

　重症度（損傷の範囲によって主に規定される）にもよるが、損傷が眼窩部に限定されている場合は、患者は遂行機能の一部を不完全な形で行うことがある。例えば、行動を起こす直前までの思考処理は概ね行えていても、その行動を実行はしないという形をとる。眼窩部に損傷を受けた患者EVRは、3.1.4で述べた通り、机上では問題解決のための複数の手段を考案し、ありうる結果を予測し、倫理に関する推論を行えたことから、一般的な倫理原則や社会慣習に関する知識や思考処理は保たれていると見られた。しかしEVRが日常生活で実際に行っていたことは、彼自身がルール違反とみなしたことだらけであった。自身が考案した行動を実行できないことが多く、与えられた課題を行わず、数時間も横道にそれていることもあった。著者はこのような思考と行動の特徴をまとめて、「EVRは正常な知性をもつが、特に対人的社会的問題が絡むと適切な決定ができなくなるようであった（Damasio 1995: 43-49）」としている。EVRの問題は「でも結局、何をしたらいいかわからないんだ」という彼自身の言葉にも表されている。

　EVRのような、知識と思考処理は正常でありながら行動の遂行ができない

脳半球や扁桃体の損傷によっても生じることがある（Damasio 1995）。

といった乖離が生じる最大の原因は、前頭前野が脳内で行っている連携が損なわれることによる情緒および身体感覚への反応性の低下にある、と捉える研究者は増えつつある（Bechara et al. 1994; Kaczmarek 1984; 久保田 1993）。その脳内処理とは以下である。社会的状況のなかで適切かつ有利な行動を決定、選択しようとする際には、その選択から生じると予測される結果が経験的知識から想起され、同時にその結果に伴うはずの身体および情動反応が体性感覚パターンとして、いわば実行する前のシミュレーションとして賦括される。これは顕在化して意識にのぼることもあるし、潜在的無意識に留まることもある。この身体・情動反応は、行動に伴う罰や報酬といった主体にとっての価値をマーク（刻印）するものである。それがネガティブな価値であれば、警告として働いてその行動の選択を回避させ、積極的価値であれば、その行動への志向を強める働きをする。Damasio（1995）は、このような行動選択にあたって身体・情動反応として出される信号を「ソマティック・マーカー（somatic marker）」と呼び、これが行動のガイダンスを果たしているために、人は最終的な行動決定と実行ができているという仮説を提唱している。

　ソマティック・マーカー仮説を、本分析で重要視する前頭前野の照合障害と関連付けて解釈すると、患者が外部状況の認知と経験的知識とを連結することで状況を理解できたとしても、経験的知識と対応する体性感覚パターンとの照合ができなければ、身体・情動反応が賦括されず、行動選択を促す信号（ソマティック・マーカー）が生じないこととなる。言い換えると、ある行動が失敗した場合に通常受ける社会的制裁や不利益を警告する（内蔵との連携が明らかな）身体・情動反応、すなわち"不吉な予感"や"腹にしっくりこない感じ"と呼ばれるものが、状況や経験的知識と照合されないために賦括されてこない。そのような警告がなければ、たとえ知的処理を首尾よく行えて、とるべき行動の選択肢を複数同定できたとしても、そのなかから最後の一つに絞り込めないことが増えると考えられる。そのために選択決定が遅延するか、あるいは手当たり次第となって、衝動的と映り、状況に合わないものになる。たとえ思考上は一つに絞り込めたとしても、それを行わないことによる不利益や罰を知らせる身体・情緒的信号が賦括されなければ、行動をとるドライブないしモティベーションが生じず、結局行動を起こさないことにもつながる。

このように身体・情動的信号による罰や報酬の価値付けが得られないという問題は、行動量の低下につながることが多いが、問題はそれにとどまらない。患者は、状況に合わない行動をとってしまったことで不利益を被ったとしても、その経験から学んで行動を修正しようと試みることがないため、周囲には"失敗しても懲りない"態度として映る。同じ過ちを繰り返すことに対する制裁は、多くの社会においてより厳しいものになる。また、自分がとろうとしている行動の帰結への関心が生じにくいため、行動は近視眼的となり、長期的な利益やより広い範囲での利益（公共の福祉など）への志向を伴わないものになる。

（5）自己認識の低下

先に遂行機能との関連で、患者自身がもつパースペクティブを照合に供される基準点の一つとして捉えたが、自己とはそのような知的処理を通じて把握されるだけではなく、身体感覚や情緒とも密接に結び付いていることはいうまでもない。前頭前野損傷患者は、自己認識と関連する種々の問題を呈することが報告されているが[32]、それらにも照合機能が大きく関わっていると考えられる。以下に、本書の対象者に見られた四種の自己認識の低下の形態を挙げる。

自己同一性の低下

前頭葉症候群の患者は、周囲からは自己同一性や主体性が失われているとみなされるような種々の症状を呈することが報告されている。自己同一性が通常どのような認識や条件に基づいているかに関して、以下の考察がある。

> われわれは経験を通じて、ほどんどの内容を所有し知っている一人（の人間が脳のなかに存在するか）のような、一貫性のあるパースペクティブをもつ傾向がある。このパースペクティブは比較的安定した、終わりなく繰り返される生物学的状態に根ざしていると想像される。この安定性が

---

32) 自己ならびに他者の認識、意思決定、道徳的直観などの高度な社会的認知とその神経基盤については、大平（2004）の簡潔なまとめがある。

主に何に由来するかというと、生体がもっている不変の構造と操作、それに加えてゆっくりと変化する自分に関する情報（自伝的記憶）（中略）が挙げられる。
(Damasio 1995: 238　訳は筆者による)

引用では、自分が同一者であるという感覚や認識は、感情や身体の状態に基調ないし定性があることと、自身の経験に関する情報を連続したものとして捉えられることに依拠しているとしている。前頭前野の損傷により、（シミュレーションも含めた）身体感覚と自伝的記憶が照合されなくなると、過去の経験を事実として認識はできたとしても、それを実際に我が身に起こった身体感を伴うこととしては捉えにくくなるはずである。この身体感覚の経時的変化を含めた記憶が、時系列を認識する上で（経験した出来事のタイムタグを再認する上で）役割を果たしているのかもしれない。

既述した時間の前後関係やそのなかの出来事の相対的重要性が識別できなくなるという症状の背景には、時間の経過において自己の経験を位置付けられないということがある。この症状に面した周囲の人は、患者が単に時間の順序を誤っていると捉えるのではなく、過去も含めた外界との関係において自己を安定的に捉えていない、言い換えると患者の主体性が分断しているといった印象をもちうる。自己同一性を保つための一要件として、（擬似も含めた）身体感に支えられ、自己に関する記憶を時間的に連続して認識できていることがあると思われる。

病識の低下

臨床的には、自己認識の低下は、自らの病状を認識できないといった症状として表れることが頻繁であり、病識の低下と呼ばれる。病識の低下のなかでも、頭頂葉を責任病巣とする「病態失認（anosoagnosia）」、すなわち、麻痺の存在を無視または否認すること、ないし障害の重大さを認識しない「病態無関心（anosodiaphoria）」の状態と、前頭葉を責任病巣とする「自己認識（self awareness）の低下」を区別する向きもある。後者は「身体障害のみでなく、認知障害や自己の全体像をも客観的にとらえることができない状況をさしている（渡邉・米本 2004: 88）」ためである。ただし、自己認識の低下から、自らの身体障害を軽視することも臨床的にはよく見られる。例えば、入院患者

が、自らが入院していることを認めずに病院の見学者として振る舞ったり、すぐにでも仕事に復帰できると述べることがある。患者は麻痺があるという事実を示されると、一旦同意することはあっても、その直後に麻痺は無いと言うこともあり、そう思い込んでもいるようである。Damasio（1995: 154-155）は病態失認の発現起序を、身体の状態を表す信号を利用できないことによる主体の統合性の欠如、すなわち前頭葉の統合的認識機能に関わるものとみなしている。Goldbergら（1991/1996）も、病識の低下が生じるメカニズムを前頭葉が関わる三種の脳内機構として説明している。すなわち、1) 自己の内的表象（こうあるべきだと自己が描くプラン）、2) 結果的な自己の能力に関する情報の入手と解釈、3) 両者の比較照合である。発現起序として、健常であった頃の自己像や感覚への固着が影響している可能性も指摘されている。また器質的脳損傷のみでなく、精神的防衛規制（心理反応）も一因をなしうると、渡邉・米本（2004）は指摘する。患者は自己同一性についてあらためて問うような質問を受けた時には、ことば上は正しく述べられはしても、対人社会的コンテクストにおいて自己について語ったり行動する上で、そのような正しい自己認識を保てなくなることが多い。そのため、発症後の自身や環境の変化への対応の不備や認知処理容量低下なども関わっていると考えられる。このように病識の低下は複合的な原因からなるが、脳血管障害では急性期以降は寛解、解消することが多い。

作話

病識の低下と並んで、自己認識の低下から「作話（confabulation）」も頻繁に生じる。これは、虚のエピソードを真実のものとして語る症状である。患者がそれを信じ込んでいることが会話相手の知るところとなれば、現実を誤認しているほどであれば、自己認識も不完全だろう、と推測させることにつながる。作話は、その内容と出現状況によって二種に分類される。その一つである「当惑作話（embarrassment/provoked confabulation）」は、相手の質問によって誘発されることが多い。質問に答えるにあたり、情報の呈示が不完全になりそうな箇所で穴埋め的に虚のエピソードを混入させたり、現実にあった出来事を、時間的順序を誤って呈示したりする。もう一つの分類の「空想作話（fantastic/spontaneous confabulation）」は、壮大な空想的主題が自発的に

第3章　対象者の認知障害

語られるものである（Schnider et al. 1996）。その内容として、実体験と、本やテレビ、他人の話で聞き知ったことに加えて、現実には到底ありえない架空の出来事が混在する。患者は誤りを指摘されると一瞬当惑するが、その後また新たな作話を産出したりする。本人に作話をしているという自覚はないとする研究者は多い。あるいは自覚のあり方が健常者とは異なっていると捉えるべきかもしれないが、作話に関する患者の認識については本書では詳しくは論じない。作話は発症後急性期に見られやすいが、慢性期までに寛解、解消することが多い[33]。

作話の発現起序についてはまだ一致した見解はない。かつては記憶の変造として記憶障害の影響が強調されていたが（Berlyne 1972）、近年は記憶内容の空白に対する穴埋めという考え方だけでは説明しがたいと考えられている。少なくとも作話の成立基盤には、体験した様々な内容や知識間の、あるいは時間的・空間的関係との関連付けが不確実なことがある。これらに加えて、記憶情報の質に関する判断の障害（後述するメタ記憶）や、よく思い出せないときの記憶内容についての多角的探索の障害などが影響している可能性があるとされる（石合 1997: 165）。作話は患者以外の人物に関しても生じうるが、患者自身に関する話が多いことから、その起序は、記憶において行為の主体の正しい認識ができないことにあるとも解釈されている（Mentis et al. 1995）。本書で掲げる照合機能形式との関連では、行為主体を含む経験的知識単位の関連性を、空間位相的（情報の出典や関係者も含めて）、あるいは時間的に、照合することの障害と捉えられる。また、正しい情報を呈示できないだけではなく、偽の情報を過剰に加えることや、話量あるいは話速度の亢進も頻繁に伴うことから、抑制障害が影響している場合も多いと考えられる。

メタ的・相対的認識の低下

自己認識に関わることのなかで、より高度なことについては、神経心理学領域でもメタファーや観念的装置を通じた説明がなされている。そのような

---

[33] 作話の責任病巣を前脳基底部とする研究者もいる。本書の対象患者は発症から1年経過後にも空想作話を呈した。石合（2003）は、前交通動脈瘤破裂例の自発性作話には、下内側部（眼窩面）を中心とする前頭葉、尾状核を含む基底核などの両側性損傷が関与している可能性が高いとする。

説明の例としてMesulam（2002: 22-23）は、本書では照合機能として括っている機能の一部を、「同一の出来事についての複数の表象を受け入れる心的相対主義」とする。それは、複数の表象を解読する柔軟なニューロンの発達に支えられた、視点の転換を成立させる神経操作に依拠している。この心的相対主義の副産物として、「観察する自己」が出現してきたとされる。観察する自己は、直近の出来事がもたらす感覚刺激からは独立しており、経験を内省することができる。そこから、現況を経験している身体とは別の「コメントする自己」として意識されることとなり、それが「メタ自己」の出現につながったとされる。メタ自己は、自己を複層的、相対的に把握する上で、欠かせないものである。そして自分だけでなく他者にも、このコメントする自己ないしメタ自己があると考えることによって、さらに表象が増幅し、自己と他者も含めた視点の転換が可能になる。

　前頭葉症候群の患者は実際に、「観察する自己」ないし「コメントする自己」を通じて、当該状況を超えたところからのみ把握できるような「メタ的」課題の遂行が困難である。たとえば、ある事柄を思い出すよう求められた時、その想起を試みる以前に、知っているかどうか、想起できそうかどうかを判断することができない。この「メタ記憶」が損なわれているために、問われた内容を思い出そうとして数十分でも考え込んでいることがある。また、自らの発言や行為の内容が事実と照らして正しいか、あるいは適切かなどについて確信をもてないことが多くなる（Knight and Stuss 2002: 575）。

3.2.5　機能形式としてくくる意義

　本章では、前頭葉のなかでも主に前頭前野損傷に伴う代表的な症状を、抑制、注意焦点化・維持、固着、照合の四つの主要な機能形式の障害の組み合わせとして捉え、それらが、行為、言語、記憶、思考、情動などの各領域で発現するものと考えた。そうすることで、種々ある機能仮説を、限定数の機能形式の組み合わせとして構造的に呈示した。ただし、すべての症状を網羅的に捉えたわけではなく、また、機能障害のすべてを四つの機能形式障害に還元しようとするのでもない。本章で目指したのは、症状の生起メカニズムを解釈しやすくすることである。その背景には、神経心理学における従来の高次認知機能障害の捉え方の問題がある。すなわち、同一の機能障害が根底

にあると思われる症状に対しても、言語や情動面など発現する領域ごとに異なる用語が割り当てられているため、発現起序（原因）や生起メカニズムが見えにくくなっている。本節では、表面的には異なって見える種々の症状を、有限数の機能形式障害の組み合わせとして呈示することにより、部分的に原因を共有するものとして症状群を関連付けたことになる。原因を捉えやすくすることは、原因治療計画を立てる上で役立つのはもちろんであり、また一般の人々が患者を理解する一助ともなりうる。

　本章で述べた症状とその原因としての機能障害の対応付けは、種々の観察や臨床報告などに基づく仮説である。本分析を通じて、仮説の蓋然性ないし妥当性（feasibility）を示し、必要に応じて修正を行うこととする。2.3.2で述べたように、症状と原因の共起が頻繁に、あるいは一定時間に集中的に起これば、またリハビリテーションによる認知障害の改善後に症状とその原因とみなした機能障害が連動して改善すれば、仮説の蓋然性が高まることになる。これまで前頭前野の機能はメタファーや観念的推測で説明されるに留まる傾向があったため、自らもその方法論をとったMesulam（2002: 26）が反省的に述べるように、今後はその説明をより実証的に示していく必要がある[34]。

　前頭葉症候群の特徴として、意表を突かれ、異様さに目を奪われる症状が数多くある。しかし、健常者にも関わることとして重要視されるべきは、むしろ遂行機能や問題解決といった最高次の知性ないし理性的機能と、情緒や身体感覚のいずれもがこの領域と深く関わっていることである。また、照合・写像という機能形式が、他者の視点を理解する上で必要となる相対性や抽象的思考を発展させたであろう点である。心身が統合されて初めて完全となる自己同一性の認識や、人間の叡智や関係性を発達させた相対的ないしメタ的な思考は、この機能形式に依拠するところが大きいと考えられるからである。

34）症状とその原因の検証可能性に関しては、「理論は科学理論として、実験的に検証できなくてはならないが、必ずしもあらゆる水準で常に予測性があり、すべてにわたって直ちに検証可能である必要はない。（エーデルマン 1992/1995: 79）」という立場をとる。蓋然性を高めるためには、個別症例についての質的研究の蓄積が必要と考える。

3.3 認知障害初期評価とプロフィール

本節では、本書の対象者Kの医療面と生活面のプロフィールおよび転院初期の認知評価を呈示する。

3.3.1 現病歴と神経心理学的所見

本書の対象者の現病歴、すなわち発症からの経過は以下となる。K氏は転院時58歳、発症までは調理師をしていた男性である。57歳の時、仕事中に意識レベルが低下し、近くの病院に搬送され、クモ膜下出血と診断された。同日、左内頚動脈と後交通動脈の分岐部および前交通動脈の二箇所の動脈瘤クリッピング術を受けた。発症から6日後、右前頭側頭葉（被殻）出血への対応として、穿頭血腫除去術および減圧術を受けた。両前頭葉および両基底核に梗塞を発症した。

発症から2ヵ月後より同院にてリハビリを開始した。発症から4ヵ月後より自宅に近い回復期病院に転院してリハビリを継続した後、発症から7ヵ月後に、回復期から慢性期にかけてのリハビリをする目的でX病院に転院した。15ヵ月間入院した後、自宅へ退院した。

神経心理学的所見は以下である[35]。X病院へ転院時の頭部MRI（図8）において、右半球では前脳基底部（側坐核、終板傍回、中隔核、Broca三角帯、マイネルト基底核）、尾状核頭部吻側部、被殻ほぼ全域、淡蒼球外節ほぼ全域にT2WI high, FLAIR low（一部被殻内部iso）、T1WI low（一部被殻内部iso）の病巣を認め、その周囲白室（前頭葉、側頭葉、島葉、頭頂葉の皮質下白室および深部白室）にT2WI high, FLAIR high, T1WI isoおよびlowの領域を認め、被殻出血およびそれに伴う周囲組織変化と考えられた。また右尾状核頭部尾側下部にT2WI high, FLAIR high1（内部low）、T1WI lowの病巣を認め、クモ膜下出血関連の脳梗塞と考えられた。

左半球では、前脳基底部（側坐核、終板傍回、中隔核、Broca三角帯、マイネルト基底核）と淡蒼球内部、内包前脚、被殻にT2WI high, FLAIR low, T1WI

---

[35] 神経心理学的所見は神経内科医の富野佳夫先生より頂いた。臨床面でのご協力と併せて感謝致します。

第3章　対象者の認知障害

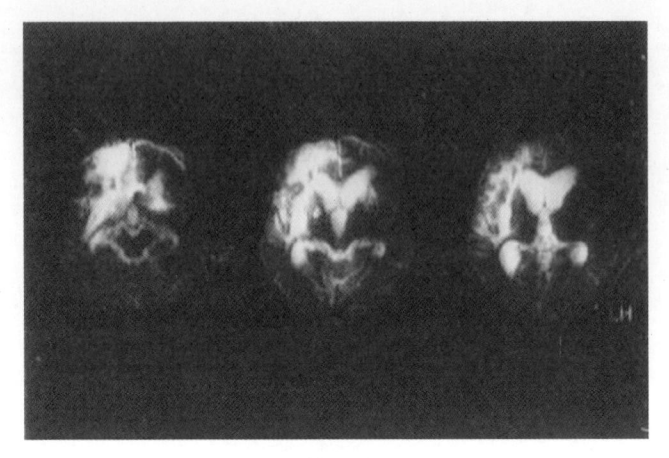

図8　頭部MRI

lowの病巣を認め、クモ膜下出血関連の脳梗塞と考えられた。

また両側海馬、扁桃体に中等度の萎縮を認めた。脳室拡大を認め、軽度水頭症と考えられた。また陳旧性右被殻出血が認められたが、機能障害は生じないものと考えられた[36]。

3.3.2　医学的治療とリハビリテーション

X病院では医学的には保存的治療を継続した。薬物は一日に、デパケンR 200mg×3錠（痙攣発作を抑える）、アランタSF 100mg×2錠（胃薬）、ゾピクール7.5g×1錠（入眠を促す）が前院より継続して処方された。

K氏のリハビリテーションの総合的援助の方針は、自宅退院か身体障害者更正施設入所のいずれかを視野に入れて、ADL（日常生活動作）の維持向上、ならびに注意力・判断力と意思疎通性の改善を目標に、理学療法・作業療法・認知言語療法を行うことである。各療法と病棟生活における長期目標や訓練内容は以下である。

1) 理学療法

　　目標：基本動作能力・歩行能力の向上。

---

36) 認知障害と関わるKの損傷部位を図5に挙げたBrodmann大脳地図番号で表すと、右半球は11、12、25の皮質、左半球は右より程度は小さいが11、12、25の皮質と、その奥の核類となる。

3.3 認知障害初期評価とプロフィール

訓練:両下肢・体幹筋力増強、関節可動域改善。

療法士のコメント:認知障害との関連では、常時注意が散漫であるため、身体能力が向上しても危険を防止できず、実用には至りにくい。

2) 作業療法

目標:ADL能力向上。

訓練:立位バランス能力向上→トイレ動作安全性向上。

両上肢機能改善→食事・更衣動作能力向上。

療法士のコメント:認知障害との関連では、自己の能力についての判断が不十分であり、介助が必要なことでも自力で行おうとするため危険が生じる。また動作手順の学習が困難で、常に口頭指示と軽介助を必要とする。

3) 認知言語療法

目標:認知障害の改善による意思疎通性の改善。日常生活における自立度を高めるための危険防止能力改善。

訓練:反復ドリルに始まる階層化された全体論的認知リハビリテーションプログラム(5章で後述する)。

4) 病棟生活

目標:転倒事故を防止し、コミュニケーション困難時に意思の把握に努める。ADLを少しずつ自分で行えるよう援助する。

サービス内容:昼トイレ移乗時介助。車椅子ストッパーかけ忘れに対する指導。服薬忘れ指導。注意や行動を促すための声掛け。

スタッフのコメント:介護スタッフどうしの雑談でKを指して、「あの人ほんまはわけわかってへん」と言っているのが漏れ聞かれた。

3.3.3 個人史・プロフィール

本書の対象者の生育歴・職歴は以下である。

中国地方の農村に生まれる。
16歳　故郷の高校入学後すぐ中退し、大阪府内の鉄鋼会社に勤務。
24歳　大阪市内の喫茶レストランで調理師として勤務。
41歳　大阪市内のホールのレストランで調理師として勤務。
46歳　業務用食堂経営会社で調理師兼管理者として勤務し、近畿の職場数

箇所を転勤。
57歳　クモ膜下出血とそれに続いて脳内出血を発症。

対象者の家族背景と配偶者の主訴は以下である。

発病までは専業主婦の妻と暮らしており、子供はいない。幼い頃に両親をなくし、姉に育てられ、高校を中退して大阪に就職した。姉と妹は故郷で看護師をしており、近隣には自宅退院をする上で頼れる親戚縁者はいない。

転院時、妻が認知言語療法士に語った主訴は、「ことばはよく出ているが、おかしなことを言う」であった。例えば、行ったはずのリハビリに行っていないと言ったり、昼食を食べていないと言い張る。故郷にいる甥が近所で働いていると言ったり、太陽の図柄の入った三菱の車を親戚に貸している、などと詳しい作り話を繰り返し語る。

妻によれば、Kは昔から非常に仕事熱心であり、脳卒中発症時も勤務中だった。リハビリを継続して少しでも良くなることを目的に転院してきたが、左半身の麻痺が重度であることなどから、左手が使えたり歩けるようになる見込みが低いことは、妻も対象者も前院で説明を受けた。

3.3.4　認知障害初期評価

本項では、対象者Kが訓練を開始した時期の認知障害評価を挙げる。この評価中の個々の検査や神経心理学的ないし認知言語病理学的用語について解説するには複数冊を要するため成書（Charles et al. 2000; 山鳥 1985）に譲り、本書では、本章で概説した談話と対人社会性に関する神経心理学的概念のなかでリハビリテーション後に改善が生じたものを、5章で確認することとする。

多くの研究者と臨床家が、前頭葉性認知障害を評価するにあたっては、検査結果のみに頼ることはできないと述べており、その一例を挙げる。

> 遂行機能障害は日常生活活動のなかで気づかれることが多く、障害をもつ患者は、生活上のさまざまな場面において「不適切」で「奇妙」な振る舞いをすることがある。しかし、通常の神経心理検査では障害を的確に捉えることが難しいことも多く、知能検査や記憶などの検査上では

3.3 認知障害初期評価とプロフィール

成績低下を示さないことが多い。遂行機能障害に比較的鋭敏と考えられているいくつかの前頭葉機能検査においても、成績低下を認めないこともある。こういったことから、現状では臨床的な観察から障害を捉えることが最良の方法といえるかもしれない。　　　（田淵・鹿島 2004: 47-48）

　遂行機能のように高度な機能には、とりわけ上記のことがあてはまるため、以下では、検査結果（表3）に加え、談話を通じた評価と日常の行動観察において認められた障害の内容と重症度について述べる。
　障害の重症度を表す上で、最重度・重度・中等度・軽度・実用レベル（functional level）という尺度が用いられることが多く、Kの認知障害はこれにならって表す。実用レベルとは、正常とはいえないが、補助的方略などを用いれば、日常生活において残存障害による実質的な支障が生じないことを指す。この段階が、リハビリテーションによって得られる改善の到達点とみなされる。
　転院時、クモ膜下出血と脳内出血後遺症としての中等度から重度の認知機能障害を認めた。注意障害、見当識低下、発動性低下が前面に出ており、高次の遂行機能は全般に低下していた。認知障害に対する病識はなく、麻痺に対する病識は浮動的であった。能力的に日差および日内差が見られた。個別の機能障害は、以下の1）～22）である。初期評価時点で実用レベルにあったのは、漢字の錯書を除く言語機能であった（検査成績：Western Aphasia Battery Aphasia Quotient: 86.4）。ただし、注意障害（ワーキングメモリ）の影響により、複雑なテクストの理解と生成は困難であった。

1）　形式的知性：検査結果で見れば軽度低下として保たれているが（検査成績：ウェクスラー成人知能検査改訂版　言語性IQ：73, 動作性IQ：75）、知能検査に現れない重度の機能形式障害が認められ、以下に示す。
2）　覚醒：一時的に傾眠あるいは軽度低下を示すことがある。反面、多動となる時もあり、全体に浮動的である。
3）　注意：中等度低下。注意の焦点化・把持・転換が困難であり、注意散漫・処理速度低下・易疲労性が見られる。ワーキングメモリも低下しており、複数の課題の並行処理が困難である（検査成績：Trail Making Test B: 12分57

秒)。

4) 開始困難、発動性低下：重度低下。課題の開始時や途中で思考・活動を停止し、促しを受けるまで10分以上でもじっとしていることがある。トイレに行くのをおっくうがってリハビリパンツに排泄してしまう、との看護部からの報告がある。

5) 記憶：言語性・動作性とも、遅延再生は重度低下レベルにある（検査成績：ウェクスラー記憶検査: 64）。数時間前のことを思い出せないことが多い。長期記憶（知識の貯蔵庫）はほぼ保たれている。展望記憶は重度低下。

6) 見当識：年月日、季節、時間、居場所を把握できていないことが多い（検査成績：Mini Mental Scale: 18）。

7) 抑制障害：中等度低下。眼前の道具を使ったりナースコールを押すことを、禁じられても抑えられない。多弁・多幸状態も時に見られる。

8) 感情失禁：頻度は多くはないが、会話中に突然泣き出すことがある。

9) 固着：中等度〜重度低下。ステレオタイプ（誘発されやすい行為）の抑制が困難（検査成績：Modified Stroop Test B: 116秒）。

10) 発散的思考：重度低下（カテゴリーネーミング検査では浮動性が見られる）。必要とされる思考を柔軟に広げられない。

11) 保続：頻度は高くないが、指摘を受けても同じ誤反応を繰り返すことがある。

12) 構成障害[37]：重度低下（検査成績：レーブン色彩マトリックス検査: 19）。言語性・動作性のいずれについても、部分から全体の統合、および全体から部分の分析が困難である。

13) 顔の異同・表情・老若の弁別：軽度低下。

14) 左側空間無視：軽度低下。

15) 順序立て：重度低下。物語の順序呈示・作業手順記銘を含め、全般に困難。

16) 状況図説明：重度低下。登場人物の関係性や漫画の筋を理解できない。細部に囚われる。

---

[37] 上記12)〜16) と関連する構成障害（construction disabilities）ないし視空間知覚障害は、本書の中心的関心である談話と対面的相互行為への関連性は比較的低いことから、分析には含めず、解説も省略する。

17) 漢字書字障害（錯書）：中等度低下。
18) 失算（計算障害）：中等度低下。繰り下がりができず、構成障害の影響が疑われる。
19) 作話：日常会話においても頻繁に生じる。「実際にあったことですけど」、「お忙しいのにこんな話聞かせてすみません」などと前置きした後に語る。
20) 病識（障害の認識）：重度低下。看護スタッフによれば、自己の能力を判断できず、転倒につながる危険を犯すことがある。
21) 判断力・遂行機能：重度低下。多職種のスタッフによる行動観察に基づく。
22) 対人社会性：看護・介護スタッフの行動観察によれば、サービス業特有の愛想のよさや調和志向は見られる。しかし状況に合わない意味不明の言動が多々生じる。

Kが転院時（発症から7～8ヵ月後）に受けた主な検査の結果を表3に挙げる。5章で改善結果と併せて検討する。

第3章　対象者の認知障害

表3　認知障害初期検査結果

検査名	スコアないし所要時間
1) ミニメンタルテスト（MMS）	18
2) ウェクスラー成人知能検査改訂版（WAIS-R）：言語性IQ	73
同上：動作性IQ	75
同上：全IQ	73
3) 日本版レーヴン色彩マトリックス検査（RCPM）	19
4) ウェクスラー記憶検査（WMS）：一般記憶	70
同上：言語性記憶	83
同上：視覚性記憶	57
同上：遅延再生	64
5) Ray Auditory Verbal Learning Test（RAVLT）	4-3-4-5-5
同上：遅延再生	3
6) かなひろいテスト（第一段階）：正、誤、ミス	15, 0, 15
同上（第二段階）	7, 0, 6
7) Trail Making Test A：所要時間、誤数	4分28秒, 0
同上B	12分57秒, 3
8) Modified Stroop Test A：所要時間、誤数	43秒, 4
同上B	116秒, 8
9) 新修正ウィスコンシンカード分類検査（RWCST）：段階と達成カテゴリー数	第三段階, 2
10) カテゴリーネーミング：動物、果物、赤いもの、「か」で始まる言葉	3, 6, 0, 0
11) 計算：＋、－、×、÷	6, 3, 5, 4

各検査が検出する項目・機能の概要は以下である。
1) ミニメンタルテスト：スクリーニング検査。見当識・認知機能全汎の低下。
2) ウェクスラー成人知能検査改訂版：一般的知能検査。
3) 日本版レーヴン色彩マトリックス検査：非言語性知能検査。構成障害。
4) ウェクスラー記憶検査：一般的記憶検査。一般・言語性・視覚性記憶、遅延再生。
5) Ray Auditory Verbal Learning Test：言語性短期記憶。
6) かなひろいテスト第一段階：注意把持力；第二段階：注意転換、並行処理におけるワーキングメモリ。
7) Trail Making Test A：注意維持、視走査；B：注意転換、並行処理におけるワーキングメモリ。
8) Modified Stroop Test A：注意維持；B：注意転換、抑制障害。
9) 新修正ウィスコンシンカード分類検査：課題の要求、人の期待の推定能力。
10) カテゴリーネーミング：拡散的思考、思考の柔軟性。
11) 計算：小学校中学年レベルの加減乗除能力。

第 4 章

認知障害と談話の不適切性の分析

対象者Kが、認知障害が重度であった入院初期(転院して数日から3ヵ月以内)に、療法士Tまたは実習生Sと一対一で行った会話を分析する。

4.1 分析法

会話と相互行為における有標性ないし不適切性を、2.3で述べた手順で分析する。すなわち、Kの振る舞いが、どのテクスト性の概念と会話分析／語用論的概念のいずれを低下させるかを論じ、相互行為儀礼に抵触する場合はそれについても述べる。さらに、コンテクスト化の手がかりなどから、その主な原因をなすと思われる認知機能形式の障害を特定する。会話の参与者によるコメントなどの付加的要因があれば、それも考慮に入れる。

4.1.1 分析項目

基本的な分析項目は以下とする。
1) トピック：会話の参与者らが何について話しているかということであり、会話の流れと関連する情報や知識を包含する枠と捉えられる。トピックが焦点化されて明確になっている状況もあれば、背景に退いて明らかではなくなることもある。
2) 命題：発言の文字通りに近い内容を指す。分析中の発言において、省略や、指示詞あるいは代用形の使用によって命題内容がわかりにくくなっている場合は、推測によって補充したものを会話抜粋中に小ポイントで付記することとする。
3) 会話のなかで有標あるいは不適切とみなされること：2.3.1で操作的定義として、不適切性の程度を以下のように分類した。

表2 不適切性の程度とその認定に関わる要因（再掲）

<程度>

レベル1	有標、状況によっては見過ごされうる
レベル2	不適切
レベル3	顕著に不適切
程度を超えて破壊的	コミュニケーションや関係の破綻につながる

第4章　認知障害と談話の不適切性の分析

　これに基づき、まず分析者の目で見た有標性（レベル1）を◻︎内にくくり出す。そのなかで会話相手に不適切とみなされる蓋然性が高いもの（レベル2）に●、なかでも不適切性の度合いが高いとみなされるもの（レベル3）に●●を付ける。これらの記号を付すことに加え、状況次第ではコミュニケーションの破綻や関係の悪化につながりうる極端なもの（レベルを超える不適切性）については、本文でコメントする。この不適切性の度合いの認定（●とするか●●とするか）は、コンテクスト化の手がかりなどには基づくものの、おおまかなものであり、視点のとり方などによっては異なりうることを前提とする。このほか、不適切性の原因をなすと思われる認知機能形式の障害を記号で示す。さらに、テクスト性や会話の規則のうちのいずれに抵触するかを記号で示す。

　認知機能形式障害を表す記号は以下とする。
1）　*抑* ＝抑制障害
2）　*注* ＝注意焦点化・維持障害
3）　*固* ＝固着・セット転換障害
4）　*照* ＝照合・写像障害

　2.2で挙げたテクスト性などの分析概念を表す記号は以下とする。
1）　CAP　＝　会話の規則・対人関係上の形式(Conversation Analysis & Pragmatics)
　　　　　　　会話分析の概念として会話のシークエンスをつなぐ装置、談話標識、ポライトネスに関する装置。なかでも、慣習化、定型化された度合いが高いもの。
2）　SUR　＝　結束構造（cohesion/surface structure）
　　　　　　　言語的装置や音声的装置によって表される、主に表層テクストの意味的連続性や文法的関係。
3）　COH　＝　結束性（coherence）
　　　　　　　命題レベルのテクストの意味的結びつき。参与者のゴールやプランを含め、全体として何を語ろうとしているか。
4）　INF　＝　情報性（informativeness）
　　　　　　　提示されたテクストが出来事としてどの程度予想可能か、ある

いは既知か未知か。
5) SIT ＝ 場面性（situationality）
テクストないし発言・行動を、それが用いられている場面に対して適切なものにすること。
6) ACP ＝ 容認性（acceptability）
テクストないし発言・行動が、参加者のゴール、プラン、知識、ないし場面に照らして、その期待や要請に添うかどうか。
7) TEX ＝ テクスト間相互関係性（intertextuality）
当該のテクストを産出あるいは理解するにあたり、（特にそれと同種の）先行テクストから得られた経験と結び付けること。

Kの不適切な振る舞いのうち、以下の二種が特に頻繁に見られたため、それらを付記する。
8) REM ＝ 補修作業（remedial work）がないことによる場合に付記する。
9) ANS ＝ 質問に答えない（answer）ことによる場合に付記する。

不適切性がどのテクスト性と関連するかの解釈について、頻繁に生じいくつかを、あらかじめ規定しておく。まず、事実と異なる発言は、相手の理解を妨げうることから、結束性の問題とする。患者が会話の流れや相手の発言を理解できないという問題については、相手側が助け舟や補修のための労力をあまりかけられていない場合は、場面性の問題として扱う。一方、相手側に患者を理解させたいとの強い期待があるなどして、説明のための労力がかかっている場合は、容認性の問題とする。相手が重要視している質問に答えられない場合も、容認性に抵触するものとみなす。つまり、相手の期待一般を充たさないことや相手に労力をかけることは、容認性の低下と捉える。

以上の基本的な分析項目に加えて、分析上必要と判断された場合にのみトランスクリプトや本文中に示す項目は以下である。
1) 物理的状況。
2) 発言内容の解釈：文字通り以外の解釈が必要とされる場合に。
3) パラ言語／非言語的手がかり：場面の手がかりとして機能している場合に。音声的特徴やその一般的な意味を｜｜内に示し、それが該当する発言の範囲を＜　＞で示す。

4) 会話の流れ：発言を理解する上で、それ以前の文脈を示す必要がある場合に。
5) 参与者が参照している知識、参与者間に共有されている知識：発言を理解する上で役立つ場合に。
6) 発言の背景にある目的やグローバルプラン：発言を理解する上で役立つ場合に。
7) 発言の意味と行為をつなぐルール（Labov and Fanshel 1977）：対象者と会話相手が用いているコミュニケーション方略（略号 RSTR: rules or strategies）として。
8) コミュニケーション上の補助や補修作業。
9) ミスコミュニケーションの徴候（傍受・確認要求・質問・警告など）。
10) 発言の基盤にある信条、慣習化した判断。
11) 発言に際して繰り返し参照される知識やテーマ。

4.1.2　文字化の記号

トランスクリプトで使用する記号の意味は次の通りである（参考：DuBois 1991）。

[　]：重複　　　[[　]]：ターン内二度目の重複
[[[　]]]：ターン内三度めの重複（以降枠数を増やす）
{　}：非言語行動やパラ言語的特徴
<　>：{　}の内容や記号が該当する範囲
((　))：分析者による注釈
@　@：笑いながら話している範囲
@あはあはいひ：笑い声は初頭に@を付ける。音節表記が困難な場合は@のみとする。
(T：　)(K：　)：相手のターン内の相槌やフィラー
=：切れ目なく発言が続く
-：語句を途中で言いやめる（相手の割り込みによる場合も含む）
‥：1秒以内のポーズ　　…：2秒以内のポーズ　　（数字）：2秒以上の沈黙
X：不明音節
%：喉詰め

4.2 抑制障害の影響下で

H：吸気　　　　　　　　　　Hx：呼気、ため息
？：質問（コンテクストや非言語的手がかりなどから総合的に判断できる場合）
↑：上昇イントネーション　　↓：下降イントネーション
＾：一音節のみの高ピッチ化（音の後ろに付す）
ー：引きのばされた音

分析本文中で、トピックは〈　〉、トピックと関連するサブトピックは《　》、発言や命題内容は「　」、卑近な表現など特殊な用法の語句は"　"で示す。

4.2　抑制障害の影響下で

本章では、抑制障害、注意焦点化・把持障害、固着障害、照合・写像障害の順に、それぞれの認知機能形式障害の影響が集中的に表れている会話抜粋を挙げ、不適切性の分析を行う。不適切性は、まず会話抜粋内の該当箇所の後に囲みと太字で示し、それを本文中に抜き出して分析する。方略や対応策は本文中にのみ示す。本節では抑制障害の影響が集中的に表れている会話抜粋を一つ分析する。

4.2.1　質問に答えず脱線する

―会話状況―

対象者Kが入院してから1ヵ月弱が経っている。当該のセッションの目的の一つとして、認知療法士TはKが同室の患者たちとうまくいっているかどうかを聴取しようとしており、この抜粋以前の会話でトピックを繰り返し脱線させているKに対して、それについて重ねて質問している。Kは同室患者の一人A氏について話し始める。以下の抜粋でKは、看護師が忙しい時間帯にA氏がナースコールを押すことを非難口調で語っている。語りは全体に早口で、Tの発言との重複や、間髪を入れない発言が多く、興奮していることが明らかとなる箇所もある。

【会話3-2】

1K　そやから私らももうそれで知っと‐わかってるからー　①（T：うんうん）、あ、また、するんち

①丁寧な表現に言い替える　CAP

第4章 認知障害と談話の不適切性の分析

ゃうかな思たら、いっしょけんめまた（T：ああ、押しは［る］）［コー］ル押してるんですね、（T：うん）同じ時間。
　看護師が忙しい時にAさんがナースコールを押すというのは同じ部屋の患者は皆わかっていて、その時間になって、また押すんじゃないかと思ってると、またAさんは一生懸命ナースコールを押してるんですね。

2T　あーはあ［はあ］、

3K　［そやから‥］、あのー看護師さんどうしの（T：ふーん）（4.0）％こ、交代の時間ですか↑

4T　あーああ。

5K　夜の。

6T　うんふんふん、それは［ちょっとー動きにくいですよね↑］。
　勤務交代の時間にナースコールがあると、看護師はちょっと対応し難いですね。

7K　［やっぱ忙しいですよね］。

8T　うん＝

9K　＝そやからー、そういうー、（T：うん）（2.5）ま私らもそういうー（T：うん）‥％％＜しゅ‐出勤単位ありますから（T：うん）、遅出早出とかね、（T：うんうん）そうするとその引継ぎの時にはものすごい、（T：うん）ひ‐人もいるし（T：うん）％忙しいし（T：うん）そんな仕事が入ると（T：うーんうん）‥いうこ‐ことで（T：うん）わかるわけですわね＝｛早口、声量増大｝＞　②③④
　調理師もそうですが、遅出と早出の勤務者が交代する際の引継ぎの時間は、人手も必要だし、すごく忙しくなるので、そんな時にナースコールで呼び出される看護師のたいへんさが私にはわかるわけです。

10T　＝そう［ですよねまあ］緊急以外はねˆ‐そうですよね。緊急の用事以外で呼ぶのは控えてほしいですよね。

| ②トピック脱線COH・ACP＋パラ言語的に強調やムラが生じるSUR・SIT 抑 ●● |
| ③おきまりのトピック（仕事）へ流れる 固 INF● |
| ④多弁 抑 SIT |

4.2 抑制障害の影響下で

11K ［それがまあ、Aさん‐］…うーん（T：ふん）わからない‥からそういう風にして、（T：はあ）コールを押してる。⑤（T：＜はあはあはあ｛脱力気味の声音｝＞）もう、今の時間は忙しい＜@でしょって、（T：ふん）しょっちゅうAさんは（T：はあ）怒られて@＞ ⑥

> （勤務交代時のたいへんさが）Aさんにはわからない。だからそういう風にナースコールを押してるんでしょう。それで看護師からはしょっちゅう、「今は忙しいのを知ってるでしょう」と、怒られています。

⑤強引なターンの継続 CAP・ACP＋あるべき補修作業がない ACP 抑 ●●

⑥相手のフィードバックに気付かない＋言外の意味を察せない 照 SIT・ACP●

12T ああなるほど＝

13K ＝もう、（T：うん）もう今日はするけども、（T：うん）明日からこんなことしたら、もうけえへんよ、とかね。⑦

> 「もう、今日は希望通りにするけれども、明日からこの時間にナースコールを押しても来ませんよ」と看護師はAさんに言ったりします。

⑦直接話法 照 SUR

14T ふーんふんふん、@@はあ、お‐％ ⑧

15K 結構％（T：ほお）‥はっきりと、

> 看護師は結構はっきり（言いますね）。

⑧割り込み 抑 CAP・ACP●

16T はあ、＜@おっしゃる@＞［ていうより‐］

17K ［＜まそのほうが｛大声｝＞］、⑨（T：うん）ごじゃごじゃごじゃご［［じゃして］］

18T ［［ああ、うえ‐］］遠回しに［［［言うよりね］］］。

⑨強引なターンの継続 抑 CAP・ACP●●

19K ［［［ああ、する］］］よりもね＝ ⑩

> 看護師ははっきり言ったほうが、ごちゃごちゃ遠まわしに言うよりいいです。

⑩頻繁な重複 抑 CAP

20T ＝うーん、［そうそう］‐。

21K ［そやから］、⑪（T：うーん）そういう点は‥（T：ふん）気持ちええなあ思てね＝

> だから、看護師がAさんにはっきり言うのは、聞いていて気持ちがいいです。

⑪割り込み、あるいは頻繁な重複の続き 抑 CAP

第4章　認知障害と談話の不適切性の分析

22T =＜ふんふん、ま本人もね、おわかりじゃないことが多いんですよね｛高いピッチの軽い口調｝＞=
　　まあAさんも含め患者さんはそういう事情がわからないことが多いんですよね。

23K =ああ［そうですね］。

24T ［うん、わざとやって］はるんじゃなく［［って］］。
　　（Aさんも看護師を困らせようと）わざとナースコールを押しているのではなくて。

25K ［［そうそう］］そうそう［そう］。⑫⑬

⑫先取り合意　抑照 CAP

26T ＜［うんうん］やっぱりいろんな影響でねˆ、注意力が落ちたりする［［しで］］、（K:［［うーん］］）時間がわからなかったりもねˆ｛教え含めるような口調｝＞、ふーん。ふーん、はーあそういう方々ねˆー。ふーん＝
　　（脳卒中など）色々な影響で注意力が落ちて、時間がわからなくなっていることもありますから。では、同室にはAさんのような方がいらっしゃるんですね。

⑬相手に過剰に合わせる　抑照 CAP・INF＋前言と矛盾する（補修作業もない）抑照 TEX●

27K =やっぱこれもー、お客さんとー、⑭　‥両方でねえ、（T:うーん）、‥うまいこともっていかんと（T:うーん）‥はから‐あのー‥だめなことやからー　⑮　（T:うーん）。
　　やっぱりこういうことも、仕事する側とお客さん（患者さん）が協力してうまくやっていかないといけませんから。

⑭言い誤りあるいはトピックシフト　注 SUR・COH●

⑮間に合わせの発言をする　抑 INF

28T ふんふん、なるほどねえ。ふーん。‥そしたらー、そういう感じで、も、なんとかいろんな方が、Bさんが言って下さったり、（（発言中略））⑯

⑯談話標識「そやからー」を用いてのターンの継続と正当性の主張　抑 CAP・ACP●

　会話3-1中に示した不適切性などを順次解釈していく。抑制障害との関連では、トピックからの脱線や、割り込みや強引なターンの継続、相手に対す

るおざなりで過剰な合意などが問題となる。本書では、発言内容がトピックや会話の流れから一時的に逸れることを「脱線」とし、脱線が高じて会話のテーマや流れが霧散してしまう場合を「散漫」と呼ぶ。

①丁寧な表現に言い替える　CAP

これ以前の発言でKは、A氏への非難を述べながら興奮気味になっている。その勢いで1Kでは「知っとる」というインフォーマルな表現を使いそうになるが、それが知り合ってまだ間もない療法士Tとの関係上不適切な表現であることに気付いて、「わかってる」と言い換えている。この行動によってKは、会話相手との関係に合わせて言語表現の形式的度合いを調節するというポライトネスの側面（レジスター）を充たしており、かつそれによって相手との距離を保つという消極的面目への配慮ができている。後の分析において、Kが補修作業を行うことが度々問題となるが、この発言では修正を自己開始していることから、Kが補修作業を行うのは、ぞんざいさや反抗などの意図的な理由によるのではなく、認知処理的に可能かどうかによる、ということが間接的に推測できる。

②トピック脱線COH・ACP（ANS）＋パラ言語的に強調やムラが生じるSUR・SIT　抑　●●

③おきまりのトピック（仕事）へ流れる　固　INF●

④多弁　抑　SIT

Kはこの抜粋以前に、〈同室者との関係〉を問うTの質問には答えずに、〈A氏の好ましくない振る舞い〉へとトピックを脱線させていたが、9Kでは〈調理師の勤務交代時〉という新たなトピックを導入している。このトピックは、〈A氏の好ましくない振る舞い〉との関連はあるにせよ、Tの質問内容からはさらに遠ざかることになるため、Tの期待を基準とする容認性と結束性は低下する。また〈調理師の仕事〉は、Kが会話全般において最も頻繁に語る"おきまり"トピックであることから、9Kの情報性は低い。おきまりのトピックを語ることに固着障害の影響が疑われることは、固着の項で述べる。Tが度重なる脱線を不適切とみなして9Kを終結させたがっていることは、Kが「わかるわけですわね」と強意的な働きをするparticle「わね」を用いて発言に一区切りつけた時点、すなわち潜在的完結点で、Tが間髪を入れずターンを奪取しようとしていることにも表れている。

第4章　認知障害と談話の不適切性の分析

　Kは9Kで、引継ぎ時のたいへんさに関して、「ものすごい」「人も要るし」「忙しいし」と言及を重ねている上、早口と大きい声でパラ言語的にも強調している。内容がTの質問に答えるものであれば、熱のこもった話し方として積極的評価にもつながりうるが、実際にはTが望んでいない脱線内での強調であるため、感情的に抑制が効いていない上、場違いであるという印象が生じる。結束性と容認性を充たしていないパラ言語的強調は、会話相手に距離感を感じさせることにもつながり、不適切性が高いとみなせる。

> RSTR：結束性と容認性を充たさないパラ言語的強調は、場違いで抑制が効いていない印象を与える。

⑤強引なターンの継続　CAP・ACP＋あるべき補修作業がない　ACP　抑　●●
⑥相手のフィードバックに気付かない＋言外の意味を察せない　照　SIT・ACP　●

　Kは10Tの途中で11Kを開始しているため、重複が生じている。それに続いて2秒弱の沈黙があることから、重複を認識していることが窺える。沈黙に続けてKはフィラー「うーん」を入れてターンの継続をはかり、それがTの相槌によって承認されている。2.2.1（1）で挙げたように、重複後にターンを取得した者は、重複部分を繰り返すなどなんらかの補修作業を行うのが通常であるが、11Kではそれはなされない。Kは重複元の10Tとの関連付けをせずに自らの発言の続きを語っているため、10TはKに無視されたことになる。これに続くこの抜粋全体において、Tが発言を開始しているにもかかわらず、Kが補修作業なしにそれ以前の自らのターンを継続することが、複数回観察される。ここにも、念頭に浮かんだことを相手への配慮なしに抑えがたく語ってしまうという、抑制障害の影響が窺える。認知機能がこのように低下した状態にあっては、相手の発言が潜在的完結点（ないし移行関連場）にあるかどうかの判断もなされにくいことから、結果的に割り込みが頻発する。このようなKの行動は、相手をないがしろにしていると捉えられて、容認性が低下する。Tがそうした印象をもっていることは、「はあはあはあ」という脱力した様子の相槌から窺える。この相槌は、会話資料全編を通じ、ターンやトピックの操作権を一方的に行使しようとするKに対して、Tが譲り傍受する状況で生じている。この相槌には、TがKに譲るのは、健常者間のコミュニケーションであれば不適切ないし不本意なことではあるが、Kの行

動が認知障害に起因するものであるため仕方なく追随しているという言外の意味が表されている。ただしKがそのことに気付く様子は、初期には見られない。TがKの強引なターンの継続を不適切視していることは、11Kで笑いながら看護師の口ぶりを真似るKのフッティングの変化に対し、すぐにはユーモアをもって同調していないことからも窺える。

> RSTR
> （Tによる）：　補助的方略あるいは諦めとしての傍受（患者の認知機能低下が一時的に強まっている時は、会話を期待通り進めようとせず傍受する）。

⑦直接話法　照　SUR

入院初期には、Kが発言主（参与の枠組みでいうところのオーサー）を省略して直接話法を用いることが頻繁に見られる。この発言行動に照合障害と固着障害の影響が疑われることは後述する。11Kと13Kでもそれが見られるが、ここではKの笑いがフッティングの変化を伝えるという効果も加わって、「看護師の戯画化」へと一時的にフレイムが外れることにより、看護師とA氏の会話場面を生き生きと再現するという表現上の効果が生じている。ここでの直接話法とフレイムを外す行為は、内容に合う表現上の効果をもたらしているため、不適切性にはつながっていない。そのことは、14TでTが同調的に笑っていることからも窺える。

⑧割り込み　抑　CAP・ACP●

⑨強引なターンの継続　抑　CAP・ACP●●

Tは11Kの「看護師とA氏のやりとりの戯画化」というフレイムの転調に応えて、当初から予定していた質問はしばらく保留して、Kのトピックで会話を続けようとする態度に変わっている。看護師の横暴な態度を語った13Kを受けて、Tが14Tで笑いながら話し始めた直後に、Kが割り込み、ターンを奪取している。14Tの笑いはフッティングの変化を伝えるものであり、すなわちTがターンを必要としている度合いが高いことを意味する。それを汲み取らずにKが自らのターンを継続しようしたことは、Tの発言への意志表明を無視することになり、容認性に抵触する。

Tは割り込みにあたる15Kの主部を受けて16Tで述部を続けることで、Kの発言との連続性をもたせながらターンを取り返そうとするが、Kは譲らず17Kを続ける。16Tへの割り込みに関する補修作業がないことに加え、声量

を増大させていることが示威的であるため、容認性が顕著に低下する。これはターンをめぐるやりとりの範囲を超えて、威圧的な行動によってＴの個人的領域を侵犯するものとみなされ、回避儀礼違反ともなる。

⑩頻繁な重複　抑　CAP

　Ｔは 18T で、17K を言い換えることでＫの発言とつながりをもたせながらターンを取り返そうとする。この背景には、威圧的な割り込みに屈してターンを譲るのは、患者にコミュニケーションの範を示す必要上好ましくないとの判断があった可能性がある。Ｋもターンを譲らないため、19K、20T、21K と、間髪を入れずに短いターンが続くことになる。これらは内容的には相手の発言を補完するか、同意を示すものになっている。強引な割り込みで始まったやりとりが、重複するターンの活発な応酬を通じて、看護師の振る舞いに関して互いの見解を一致させる、好ましさのある展開となっている。

⑪割り込み、あるいは頻繁な重複の続き　抑　CAP

⑫先取り合意　抑照　CAP

⑬相手に過剰に合わせる　照抑　CAP・INF＋前言と矛盾する（補修作業もない）抑照　TEX●

　ここまでの流れとして、ＫはＡ氏が看護師の忙しさに配慮しないことに憤慨し続けながら、重複を伴うやりとりを通じて、Ｔとは看護師の態度に関する合意ができたことになる。この調和的な流れから外れてＴは、「Ａ氏は看護婦の忙しさをわかっていないかもしれない」（22T）と、Ｋへの反論や異論ともとれる発言を開始する。この 22T の内容がまだ明らかになっていない 23K の段階で、Ｋはおざなりな合意を表す。この発言行動には、「相手との合意を最大にする」という協調の原理（合意や共感の原則）が、相手の発言内容を十分に理解する以前から、いわば反射的に適用されている。この背景には、テンポよく進んできた同調的な会話に添っていた思考の流れを止められなかったという、抑制障害の影響があると思われる[38]。

　さらにＴが 22T の補足としてＡ氏をかばう内容の発言「わざとやっている

---

38) ここでＫが、相手の発言が終了するのを待つ間、内容を傍受しながらフィラーや相槌として同意を示している、との通常の解釈が成り立ち難いのは、Ｋが 22T にほぼ割り込んでいることと、続く 25K の先取り合意に強迫性が色濃く出ていることによる。

のではない」(24T) を始めると、Kはそれを聞き終わる前から「そうそうそうそうそう」(25K) と強意的な同意を表す。ここには、合意や共感の原則が適用されていることに加えて、人をかばうという積極的モラルにかなう発言に対しては、同調するのが自らの印象管理上得策という判断も働いていることが考えられる。ただし、22TはKによる一連のA氏批判への異議にあたるため、Kがそれに同意を示しつつ自らの前言との連続性を保つには、言い訳などの補修作業が必要となる。しかし、それがなされないため、自らの前言と辻褄が合っていない空疎な同意をしていることになり、テクスト間相互関係性が低下するとともに、過剰関与ともみなしうる。結果的にKの同調方略は奏功しておらず、相手に同意するという呈示儀礼の失敗となる[39]。このように自らの前言を安易に棄却することが繰り返されると、自らの発言内容に関するKの責任意識や能力が疑われることにつながる。

> RSTR：印象管理方略として、積極的モラルにかなう相手の発言にはとりあえず同調する（前言との照合、辻褄あわせがなされていないため、ここでは失敗に終わっている）。

⑭言い誤りあるいはトピックシフト　注　SUR・COH●

⑮間に合わせの発言をする　抑　INF

Tは「注意力低下などの影響で、A氏は時間がわからなくなっているかもしれない」(26T) と専門的な話を持ち出しながらも、その詳細は述べずに（そのためKは26Tを十分には理解できていないはずである）、A氏に関するトピックを切り上げるべく、まとめの発言をする。その際Tは、「ふーん」というフィラーを繰り返してまとめに入ることを予示し、「そういう方々ねー」と、A氏から同室患者へと対象を一般化するという手順を踏む。Tがトピックをまとめようとしていることをkが理解していることは、27Kで「やっぱ」という談話標識で切り出しつつ、Kもトピックをまとめに入っていることからわかる。その内容は、「双方でうまくやっていく必要がある」という極めて一般的なものである。このように一般論を通じて同調を示すとともに、会話の流れ

---

[39] 2.2.1 (3) で、協調の原理のなかでも、謙遜のような否定的内容を大きく呈示する原則に較べて、是認や合意といった肯定的内容を大きく呈示することのほうが、認知障害者にとって処理が容易であることを予測したが、この抜粋におけるKのコミュニケーションの理解は、後者を果たすにも足りていないことになる。

をまとめようとするのは、相手の発言内容を十分に理解できなかった場合に、それを問題化させないための代償方略として機能しうる。かつ、これは「合意を最大にする」という協調の原理にもかなうことになる。

⎡ RSTR：よくわからない時は一般論を持ち出す。　　　　　　　　　⎤

　Tにしてみれば、KがA氏についてのトピックをまとめてくれると、当初Tが予定していた質問に戻れる可能性が高くなり、セッション目的上好都合である。そのためTは、27Kの情報性が低いことや、Kが26Tを十分には理解していないことを問題視せず、28Tで「なるほどねえ」と表面的に受けとめてから、当初より予定していた質問と関係のあるトピック、〈Kと同室の患者〉へとシフトさせている。ここでTが受け流している「お客と協力してうまくやる必要がある」（27K）という発言は、「お客」がそれまでのトピックや病院という場面に合わないことから何を指すのかが曖昧であり、結束性に有標性が生じている。この時Kが行っている処理として考えられるのは、単に「患者」と「お客」を言い誤っているか、「お客」と関連するトピックへシフトさせようとしていることであるが、Tはいずれであるかを不問に付している。このように、初期のKとの関わりにおいてTは、Kの発言の結束性が低下しても、それがセッション目的に代表されるグローバルプランとは関連のない発言であれば、容易に受け流す傾向がある。このような対応の背景には、Kとの相互行為を充実させるより、職務を優先させようとする意図が窺えるほか、認知障害が重度である時期の患者の発言の多くは理解困難であるとの知識を適用していることもある。すなわちTは、重度の患者はコミュニケーション不可能な時があるとみなし、わかるところだけをピックアップしようとする態度をとっている。

⎡ RSTR　　　　その場面に関する目的（グローバルプラン）を優先するた ⎤
⎣ （Tによる）：　めに、それとは関連の低い結束性の低下は見過ごす。　　⎦

⑯談話標識「そやからー」を用いてのターンの継続と正当性の主張　*抑*　CAP・ACP
●

　A氏の批判が基調トピックとなっていたKの発言中、1K、3K、9K、21Kがパラ言語的強調を伴う「そやからー」で開始されている。発言開始時の「そやからー」や「だからー」は、話し手が自らの発言に正当性がある、ないし重要と捉えており、かつ聞き手がそれに同意することを当然視している態度

4.2 抑制障害の影響下で

を示す談話標識と考えられる。ただし他の談話標識と同様に、話者自身はその効果を意識化してないことも多いと思われる。蓮沼（1991）は、このような「だから」の機能は、自分の意見の方が正しいことを主張し、聞き手にそれを受理させようとする「論争型」ないしは「説得型」とでも呼べるものであり、その使用は、失礼で押し付けがましいニュアンスを帯びやすいとする。ボウグランド・ドレスラー（1981/1984: 97）は、このような等位接続表現の繰り返しは、相互依存関係が明白にそれとわかる場合よりは，むしろそれを強調する必要があるような場合により多く用いられる、としており、蓮沼（1991）の指摘と一致する。ここまでの会話でKが行った度重なる割り込みなどとの相乗効果もあり、集中的な「そやからー」の使用に関して、Tはそのような"押し付けがましさ"を感じていると思われる。

　Kがこのような発言行動をとっている原因について考察する。まず相手の領域を侵犯してでも話したいというKの欲求（ドライブ）があることは、参与者Tにとっても、分析上も明らかである。しかし、その欲求がA氏批判という特定の内容に由来するのか、内容との関連はなく抑制障害の一時的な増悪によるのかは、この抜粋だけでは判断しにくい。しかし、後日TがA氏をトピックにとり上げた際、KはA氏について他の患者と同様の扱いをし、A氏の行動批判を二度と熱心に語ることはなかったという傍証に基づけば、ここでのKの発話行動は抑制障害に起因する部分が大きいことになる。なぜならば、Kが特別な思い入れや継続的関心をもっていないと思われるトピックに関しても、語ることへの強い執心（ドライブ）が生じているからである。また補修作業の欠如や発言後の悪びれのない明るい態度から、抑制が効かなくなっていることに関するKの自覚が薄いことが窺え、そのことも障害が原因となって行動を誘発していることの手がかりとみなしうる。

　この会話抜粋では、抑制障害の影響が色濃い談話の有標性として、切迫した様子で感情過多気味に語る、相手の発言開始やフッティングの変化を無視して割り込んだり強引にターンを継続する、いったん生じた思考や会話の流れを止められず、その流れを変える相手の発言に対して空疎な合意をするのを抑えられない、相手が興味をもって聞いているかどうかを省みずに話す、ことなどが見られた。

　このなかでコンテクストの手がかりなどから不適切性が明らかであったの

は、質問に答えずにトピックを脱線させる場合（患者としての役割期待を把握していないとも受け取られる）、割り込みや強引なターンの継続が補修作業なしに繰り返され、相手の領域や発言権侵犯となって容認性が損なわれる場合（回避儀礼の違反）、相手のフッティングの変化を無視することなどにより容認性が損なわれる場合、相手の発言に対しておざなりに、あるいは過剰に同意することによって、自らの前言と辻褄が合わなくなり、その補修作業も行わない場合（呈示儀礼の誤りと過剰関与）、などであった。

4.3　注意障害の影響下で

　注意障害の影響が明らかな例として、会話抜粋を一つ挙げる。この時期のKの注意障害の程度は、時間による差（日内差）や日による差（日差）が大きく、浮動的である。この抜粋は増悪時（機能低下が一時的に顕著になっている時）にあたる。

4.3.1　相手に自らの咎めを負わせ、コミュニケーションを破綻させる

┌─会話状況─────────────────────────
│　抑制障害の会話抜粋3-1と同時期（入院から1ヵ月弱）の会話である。Kが食事をする場所について話すなかで、食堂や部屋と言ったり、車椅子やベッドの上と言って発言内容が混乱したため、Tは「どこで食べているか」と問いただす。Kは、まず「ベッドの上」と答えてから、「あ、違いますもう車椅子とベッドの上」と言い直し、その後意味不明な発言があった後が以下の抜粋である。Kの身体機能から考えて、寝たままで食事をとっていないはずと考えたTは、浮動するKの答を明確にさせようと再度質問する。
└──────────────────────────────

【会話3-2】

1T　ふんふん、そしたら朝御飯 - えーと朝の支度は、＜ま着替えたりなさって、(K：はい)ベッドから起きて｛早口｝＞きますよね、ほんで車椅子に乗って、＜からー｛大きく高い声｝＞、朝御飯食べるわけですか、それか、どっか椅子に［座って］-　①　　①割り込み　*抑*　CAP
　　そうしたら朝御飯は（言い止め）、まず朝の支度につい

4.3 注意障害の影響下で

て考えましょう。着替えなどしてベッドから起き出しますよね。その後は車椅子に乗ってから朝御飯を食べるんですか、それとも他の椅子に座って食べるんですか。

2K [も乗る] までに、(T：ふん) 乗ったらもう‥(T：ふん) ベッドの上での用事、ちゅか部屋の用事自分の - ② (T：ふん) ま、掃除とかは‥こうりょ - 足さえ (T：ふん)‥‥ちゃんと歩けたら (T：うん) もっと動くと思う - ま [[すけど]] ③④

車椅子に乗るまでに（言い止め）、乗ったらもうベッドの上での用事というか部屋の中での自分の用事がありますから。両足さえよくて、ちゃんと歩くことができたら、掃除とかをするためにもっと動くと思いますけど。

②言い止め *注* SUR

③流暢性低下 *注* SUR

④質問内容から答が外れていく *抑注* COH・ACP（ANS）●

3T [[そうで]] すよね˙、ふん。＜ほんじゃ朝御飯、は˙、｛特に高いピッチ｝＞‥どこで、＜食べてらっしゃる？↓＞。

4K ＜ベッドの上 [ですねー] ｛真剣そうに｝＞ ⑤⑥

5T ＜[ベッドの上で] ｛意外そうに｝＞、ほんでそれから起きて、車椅子へ乗っ [[て]] ー、(K：[[はい]]) でリハビリ行ったりなさいますよねえ˙ (K：はい)。で、その間ずーとまあ車椅子、に、座って動 [[[いたり]]] (K：[[[ＸＸで]]] す。そ [[[[うですねえ]]]]) テレ [[[[ビ見たりな]]]] さってて、ほいで、お昼御飯は、＜じゃあ、どこで食べます？↓ ｛かなり低いピッチ｝＞

ベッドの上で食べるんですか？では朝御飯の後ベッドから起きて、車椅子に乗って、リハビリに行ったりテレビを見たりして午前中の活動を車椅子でなさいますよね。ではその後の昼御飯はどこで食べますか？

⑤事実と違うことを言う（質問を理解していない疑いがある） *注* COH●●

⑥再質問に対して同じ答を繰り返す *抑注固照* INF・ACP（ANS）●●

6K も、…部屋です。(T：部屋) ベッドの上 [ですねえ]。

7T ＜[ベッド] の上、｛驚いて｝＞また車椅子か

151

ら、(K：帰ってき［ます］)［ベッドへ、］(K：はい) 一回、寝るわけですか。ふーんふんふん。＜ベッドで食べるのんてちょっとしんどくないですかねえ↓｛不満そうに疑義を呈する口調、非常に高いピッチから下がる｝＞

|8 K| しんどいのはしんどいです。⑦
|9 T| ね［え］。
|10K| ［ベッド］ってー（2.0）⑧ いやもうちょっとうまいことこう乗り降りができたらもっと［仕事も］- ⑨（T：［うーん］)‥んで、(T：うん) そのベッド-、⑩ あのテーブルの上で、(T：うん) いろいろ書きもんとかー（T：うーん）したいしー、⑪（T：うんうん）そやかーだいたい私、つく％％- ⑫ ‥仕事でもその、‥（T：ふん｛小声｝)＜机の上でのＸ仕事ってあんまり（3.5）⑬（T：うん）向いてないけども、｛小声の気息声でゆっくり｝＞（T：うん）ほっとんどもう、前も（T：うん）机の上に ⑭ 仕事してましたから ⑮（T：うん)、ま、メニュー書くにしても（T：うん)、全部机がいりますから（T：うんうん）

> もう少しうまくベッドから乗り降りができたら、もっと仕事も…。あのテーブルの上で書き物などもしたいし。だいたい私は机に向かう仕事はあまり・・・向いていないけれど、以前もほとんど机に向かって仕事をしていましたから。メニューを書くにしても机が必要ですから。

|11T| 書き物まとめたり［なさりたいて］おっしゃってました[[よねえ↑↓]]
|12K| ［そーうですねえ］・・・[[はーい]]
|13T| うん、＜あのー、テレビがのっかてる台のー｛トピックシフトを伝える明るい大き目の声｝＞、ちょとこう引き出したら、(K：［ああ])［小さい]、まあね、机と呼ぶーー呼べないほどの小さいもんです

⑦相手のフィードバックに気付かない 注照 ACP●●

⑧言い止め 注 SUR

⑨言い止め 注 SUR

⑩言い誤り 注 SUR

⑪トピック脱線（質問に答える前に）抑 COH・ACP(ANS)●●

⑫言い誤り 注 SUR

⑬発言の途絶 注 CAP・SUR●

⑭言い誤り 注 SUR

⑮事実と違うことを言う 注照 COH＋散漫（関連の低いことをまとまりなく話す）抑注 COH●●

4.3 注意障害の影響下で

けど、まああそこでー、‥なんとか、小さいもんだったら書い‐書かれ[[たことは↑]]‥あります？
> テレビが乗っている台に、机とは呼べないくらいの小さい引き出し式の棚が付いていますが、それを使ってちょっとした書き物をなさったことはありますか？

14K　[[ああまあで‐%]]、⑯　‥‥（T：ふん{小声}）あれももうちょっと頼んないから、
> ああ、でもあの棚もいまひとつ頼りないですから。

⑯言い止め　*注*　SUR

15T　えええ、‥ふーん。

16K　あそこで‥‥（T：ふん）‥あのー御飯を、（T：ふん）（2.5）置いて、（T：ふん）んでベッドへ座って、（T：ふんふん[ふん]{高く速い}）[御飯]を食べる。⑰⑱
> あの棚に御飯を置いて、それでベッドへ座って御飯を食べる。

⑰流暢性低下　*注* SUR●

⑱会話状況に合わない（離脱した）話し方　*注照*　SUR・SIT●

17T　あ［ベッドへ‥座ってね］。[[ふんふん]]、
18K　［そ゛したらね］、は[[ーい]]。
19T　‥うん、寝て食べるわけやないーんですーよね↑？=
> じゃあベッドへ寝て食べるわけではないんですよね。

20K　=あ、（T：うん）それは‥‥%H（T：うん）ちょと、‥危ないから、…〈@喉ひっかかるから@〉。⑲⑳

⑲誤った発言で相手を誤解させていることに気付かない　*注照*　COH・ACP（REM）●●

⑳自分の発言と相手の発言を混同する（結果的に相手に非を負わせる）　*注照*　COH・INF・ACP●●

21T　@んふふふふふ、へへ、うん@。＜座ってね゛、はあはあ{独り言様の小声}＞。Hそしたら、そうですねえ、‥あと机に関してはねあのー((中略))

この会話3-2では、注意障害が主因となって、相手の再質問やフィードバックを理解できなかったり、自らの発言内容をまとめられないこと、期せずして自らの非を相手に負わせることによって容認性が低下することが主な問題となる。

①割り込み　抑　CAP

②言い止め　注　SUR

③流暢性低下　注　SUR

④質問内容から答が外れていく　抑注　COH・ACP（ANS）●●

　KはTの質問途中で2Kを始めているが、1Tの内容は不足なく提示された後であり、質問に即反応している点で好ましいため、不適切な割り込みとはみなされない。しかしその2Kの内容「足が動けば部屋の用事ができる」は、Tの再質問と関連していない。1Tは、明確に伝わるようパラ言語的にも配慮された、重ねての質問である上、「朝御飯を車椅子で食べるのか、別の椅子に座って食べるのか」と限定的な答を要求するものであるため、Kがそれに答えず別の話を始めることによって、相手の期待を外し容認性が低下することは明らかである。Kが質問に答えられていない原因として、1）質問の命題内容を理解できていない、2）質問をいったん理解できても、答え終わる以前にその内容を忘れる、3）質問内容はワーキングメモリ内にとどめられるが、答の内容をまとめられない、4）記憶力に問題はないが、質問とは別のことに関心や思考が移ってしまう、ことなどが考えられ、1）、2）、3）は注意焦点化・維持の低下（以下、「注意力の低下」とする）が、4）は抑制障害が主因となって起こりうる。2Kでは発言内容が「部屋の用事」、「掃除」、「足が悪い」のように次々と変遷しているため、抑制障害の影響も加わっていると考えられる。注意の処理容量（ワーキングメモリ）が狭まっていることは、2Kにおける言い止めや流暢性の低下などの結束構造の不備からも窺える。ここでKが質問に答えないことに認知障害以外の心理的要因が介在しているとは、日常の事実を問う質問の内容上考え難い。

⑤事実と違うことを言う（質問を理解していない疑いがある）　注　COH●●

⑥再質問に対して同じ答を繰り返す　抑注固照　INF・ACP（ANS）●●

　Tは脱線していくKを質問へと引き戻す意図をもって、3Tでは単刀直入な表現に言い換えた上にパラ言語的強調も加えて理解しやすいように配慮し、再々度質問をする。しかしKは「ベッドの上で食べている」と、Tの知識に照らして事実とは考え難いことを再度答えており、Grice（1975）の質の公準に抵触し、かつ結束性が低下する。また、再々質問に対して情報を付加せず

4.3 注意障害の影響下で

前言の内容を繰り返すのみという態度は、自らの前言が答になっていないことを理解していないか、それをわかっているならミスコミュニケーションの解決に非協力的とみなされて、容認性が著しく低下する。さらに、同じ情報を繰り返すことで情報性（有効性）も低下する。この行動の原因として、1）注意力低下に伴う記憶の一時的低下があり前言を覚えていない、2）一度自らが出した答から転換できずに、それをその後も出してしまうのを抑制できない（神経心理学的用語でいうところの保続）、3）相手の質問と自分の前言や状況を照合できない、ことのいずれかの影響が疑われる。この会話に影響していることが疑われる転換障害と照合障害については各項で後述する。

⑦相手のフィードバックに気付かない　*注照*　ACP●●

Tは5Tと7Tで4Kの内容を詳しい状況描写に言い替え、Kが自分の発言の意味を理解できるよう補助した上で、それが事実ではないとの疑いをもっていることを、プロソディなどのパラ言語的手がかりを通じて伝えようとする。しかし注意力が低下しているKは、このフィードバックに気付かない。一般に、パラ言語的に強調されたフィードバックは（それを相手の意図に添って解釈できるかどうかは別として）、即座に会話相手の注意を引くものであるが、Kはそれに対して無反応である。このような反応は、Kには会話上の働きかけ全般が通じにくい、すなわちコミュニケーションが成立しにくいとの懸念を会話相手にもたせることにつながり、容認性が低下する。これは「精神的即応」を欠く態度であり、「関与義務」にも抵触する。Kはパラ言語的フィードバックに限らずコンテクスト化の手がかり全般に気付きにくいが、その主因は全般的な注意力低下にあることが、ここで共起している結束構造の低下からワーキングメモリの狭量化が疑われることからも推測される。TがKの理解能力の低下と同じ答を繰り返すことを強く不適切視していることは、7Tの驚き呆れたようなパラ言語的手がかりから窺える。

⑧言い止め　*注*　SUR
⑨言い止め　*注*　SUR
⑩言い誤り　*注*　SUR
⑪トピック脱線（質問に答える前に）　*抑*　COH・ACP（ANS）●●
⑫言い誤り　*注*　SUR

⑬発言の途絶　注　CAP・SUR●

⑭言い誤り　注　SUR

⑮事実と違うことを言う　注照　COH＋散漫（関連の低いことをまとまりなく話す）
抑注　COH●●

　10Kでは、注意力低下の影響による言い止めや言い誤り、沈黙など結束構造の低下が頻繁に生じている。これらのなかでは、発言途中の4秒弱の沈黙が、補修作業を伴わないこともあって特に不適切な印象を与える。これほどの長さになると、場面からの「離脱」あるいは「不可解な関与」とみなされて、「関与義務」の違反となる[40]。この沈黙に、Labov and Fanshel (1977: 284)が行っている「答えたくない」あるいは「どの答にするか迷っている」などの通常の意味解釈を適用できないことは、後続発言の内容に躊躇らしきものがないことからわかる。したがって、これらも注意処理容量の低下が原因と考えられる。また10Kのトピックは7Tの質問と関連のある〈ベッドから車椅子への乗り降り〉で始まっているものの、質問に答え切らないうちに〈仕事〉や〈テレビ台での書き物〉へと脱線しているため、質問に答えていない点では容認性が、内容的なまとまりに欠ける点では結束性が低下する。Kが10Kでの発言をまとめることができない主因は注意力の低下にあるが、そこで発言を控えずに話し続ける点には抑制障害が影響しているものと思われる。注意力の低下は、（例えば疲労時などに）一定時間持続する傾向があり、その間に10Kで見られるように抑制障害の影響が一時的に強まると、注意力低下の影響が増悪した形で、陽性症状として（1.1.1（2）参照）表れるため、不適切性がより高くなる。この会話抜粋では、質問内容から答が遠ざかっていくことや、10Kの散漫な発言がそれに該当する。

　10Kで沈黙も含めて長時間Kがターンを維持したという"実績"が曲がりなりにもできたことにより、Tの質問は一旦無効化されたと解釈できる。そう捉えると、この散漫な発言の後半は、容認性にはさほど抵触せず、むしろ結束性の低下が問題となるだろう。例えばKは、「机上の仕事はあまりやっていない」あるいは「向いていない」と言いかけた直後にそれとは反対のこと、

---

40) 患者Kは沈黙した後にその意味を状況のなかに位置付ける（すなわち言い訳する）ことはしないため、Goffmanの用語本来の意味に照らせば「離脱」よりも「不可解な関与」に近いが、邦訳が簡潔であることから以降は「離脱」と呼ぶことにする。

すなわち「ほとんど机の上で仕事をしていた」と述べている。これは、調理師に関する一般的事実とも相容れないため、結束性が顕著に低下する。

⑯言い止め　*注*　SUR

⑰流暢性低下　*注*　SUR●

⑱会話状況に合わない（離脱した）話し方　*注照*　SUR・SIT●

[RSTR（Tによる）：関連のあることを告げて、K自身が想起できるよう促す]

「机でメニューを書く」とした10Kと関連付けて、Tは13Tで車椅子の入院患者が食事台として使用しているテレビ台に言及し、実際はベッドの上ではなくテレビ台が食事場所であることをKが想起できるかどうかを試す。想起に集中している間の16Kの流暢性は低下し、視点は宙を漂い、会話口調であったのが独白調に変わっている。これはKが会話の場面から離脱しているという異常な印象を与える。しかし、直後の18Kで、軽妙なプロソディの「はーい」という相槌を発して会話場面に戻っていることが補修として機能しているため、16Kの場違いさは、その場かぎりのものとみなされる。16Kが生じた原因は、注意容量の大部分が想起に占められて、相手の存在や場面に注意が向けられなくなったためであろう。また、そのように場面から離脱している自身をモニターし修正できないこと、すなわち観察する自己、メタ自己（3.2.4（5）参照、照合の項でも詳述する）が欠けていることも要因としてある。

⑲誤った発言で相手を誤解させていることに気付かない　*注照*　COH・ACP（REM）●●

⑳自分の発言と相手の発言を混同する（結果的に相手に非を負わせる）　*注照*　COH・INF・ACP●●

Kは遂に事実と合致する答、「ご飯はテレビ台に乗せて、ベッドの端などに座って食べる」（16K）、の想起に成功する。しかしそれ以前の会話で、この事実とは異なる答を言い続けたことに関する補修作業はなく、前言はすべて忘れたかのように振る舞っている。Tが19Tで、Kが繰り返した前言「ベッドの上で（寝て）食べる」が事実とは異なっていたことをKに認めさせようとするが、KはそれをTが初めて言及したかのように扱い、「そんなことをすると喉にひっかかって危ない」（20K）と笑う。事実とは違っていた（あるいは

第4章 認知障害と談話の不適切性の分析

相手を誤解させていた）自らの前言の内容を相手が持ち出したものとして扱うと、自らの非を相手に転嫁することにもなるため、不適切性が極めて高い。Tが認知障害者は故意によらずそうしたことを行いがちという知識をもっているにもかかわらず、TのKに対する不満感が高まっていることは、21Tの苦笑と独白、およびTが気持ちを切り替えようとする時に頻発する文末の「うん」と吸気に表れている。独白は、Kとのコミュニケーションの不全感や容認性の低下を解消するための代償的装置としてTが時折採用するものとして、会話資料全般を通じて見られる。Tがこのような行動をとっている背景には、患者の注意力の低下が著しい時は、相手の独白にも気付かないとの知識があり、そのため何を言ってもKには伝わらないとの判断がある。患者の能力低下を利用し、Tがコミュニケーションから一時的に外れている、すなわちフレイムを外していることでもあり、Kからコミュニケーションの有資格者との認定を一時的に取り消していることでもある。したがって、この行動においてTは素朴心理学的モデルの排除の型でKを捉えていることになる。

［ RSTR（Tによる）：コミュニケーションの不全感を独白で代償させる ］

4.3.2 コミュニケーションを破綻させうる不適切性

　患者の注意機能が低下している時は記憶機能の一部にも低下が生じるため、自らの直前の発言内容を想起できないことが生じる。そうなると、前言と当該時点の会話内容を照合することは困難になる。Kがそのような状態にあるならば、Tを誤解させた咎めが自らにあることに気付くことはできない。しかし、注意力の低下がさほどではないとTに判断されれば、Kが自らの非に気付いていながら、気付かない振りをしているとの疑いももたれるであろう。この抜粋では、Kは前言の誤りに気付いていないとTはみなしていると思われ、そのコンテクスト化の手がかりとして、16Kで場面を離脱してまで想起に専念する態度や、20Kで悪びれなく自らの前言を相手の発言として否定する態度が挙げられる。2.3.1で想定したように、故意であるかどうかは不適切性の程度にかかわりうることであり、自らの非に気付いていながら気付かないふりでいるとTに解釈されれば、容認性が著しく低下する可能性がある。

　ただしこの抜粋では、Kは故意ではない、すなわち自らの誤りに気付いていないと解釈されたにもかかわらず、Tは独白などで不満を表し、コミュニ

ケーションのフレイムを一時的に外れるほど、極めて高い不適切性として受け止めていた。その要因として、Kが自らの言ったことすら覚えていないのであれば会話相手が言うことも記憶に残らないだろうとの類推が働くこと、すなわちKのコミュニケーション能力を少なくとも一時的に否定し、相互理解を目指すための動機が損なわれるということがあるだろう。障害のせいであるとしても、著しく能力を欠くとなれば、もはや故意であるかどうかは問題にならず、その人のホリスティックな属性として相互行為能力が欠如しているという烙印を押されるわけである。

ただし、TがKに対してこのようなホリスティックで範疇的な判断をするに至ったのは、Kが作った非をTがいわれなく負わされたという、2.3.1で述べた「被害がTの責任範囲に及んでいる」ことによる面が大きいと思われる。自らが攻撃されたことに対する制裁的意味を込めているという側面もある。このTの反応から示唆されることは、会話相手は、いわば沸点を超えるような極端な容認性の低下や相互行為義務違反があった時に、患者に対して持続的無能との判定を下し、コミュニケーションの継続中止を検討するということである。不適切の断片がボトムアップ的に集積されて患者とそのコミュニケーションについての全体的評価が構成される（例えば一連の会話を振り返って批判的になる時など）という側面もある一方で、一回かぎりの生起であっても、トップダウン的に相手との関係性に修復困難なダメージを与えうる種類の行動があるということになる。処理効率を勘案しても、会話相手が患者の不適切な行動を逐一秤にかけつつ、あるいは患者の意図と病気のどちらが"犯人"なのかを探りつつ、会話と関係性を継続させようとの判断を更新し続けているとするのは蓋然性が低い。以降の分析では、個々の不適切性の解釈に加えて、このような限度を超える発言行動にはどのようなものがあるかを見ていく。

この会話抜粋で見られた不適切性として、まず注意焦点化・維持の低下が著しい時に、相手の質問を理解できなかったり、自らの思考ないし発言内容がまとめられなくなって、会話の結束性が低下することがあった。結束性が低下している発言においては、言いよどみや沈黙を含む流暢性の低下や、言い止め、言い誤り等の結束構造上の不備が頻繁に生じていた。しかしこのような結束性や結束構造上の不備が問題となる以前に、相手の再質問やパラ言

第4章　認知障害と談話の不適切性の分析

語的手がかりによるフィードバックに気付かない、再質問に対して同じ答をしてしまう、相手を誤解させ自らの非を転嫁した上、それについて補修作業しないなどの、相手をないがしろにしているととられうる、関与義務や回避儀礼の違反にあたる行動による容認性の低下がより重大視されることが、コンテクスト化の手がかりから明らかとなった。容認性を低下させる行動のなかでも、相手に自らの咎めを負わせ、被害を相手の責任範囲に及ぼしてしまうと、それが一回限りであったとしても、Kの主体性に及ぶホリスティックな評価として、コミュニケーション能力を否定視されることにつながった。この抜粋で見られた別の不適切性である、同じ答が繰り返されることによる容認性と情報性（有効）の低下に関して注釈しておくと、Tは職務と習慣上、それに対しては標準以上の耐性を発揮しているはずである。一般の会話相手には、より不適切性が高いと判断されて、コミュニケーションの破綻につながる可能性がある。

4.4　固着障害の影響下で

本節では、固着障害（セット転換困難）に起因する特徴的な不適切性が現れている会話抜粋を三つとり上げる。

4.4.1　おきまりのトピックに回帰する

┌─会話状況──────────────
評価セッションの初期に、Tが転院など発症後の経過についてKに質問をしているところであり、Kは曖昧な記憶をたどりながら答えている。この抜粋以前の会話で、Kは何度も〈調理師の仕事〉へとトピックをシフトさせている。そのなかで、Kが調理師として病院に雇われているという誤った認識をもっていることが窺えるが、以下の抜粋までにTはKの誤認を確定するに至っていない。Tが発症時の事を覚えているかと問うと、Kは「調理場で転んで頭を打ったらしくて、額が割れていた（これは事実とは異なる）」と答える。Tは、Kが頭部外傷も負った事実がなかったかどうか再確認しようとカルテ内の情報を探しながら「脳梗塞はなかったですか」と尋ねた後の会話が以下である。抜粋のなかで、TはKからリハビリ上の目的や障害に関する自覚を聞き出そうとするが、Kは仕事の話をし続ける。Kの非言語的特徴は、ま

4.4 固着障害の影響下で

ばたきが少なく宙を見ながら無表情に話すことが多い。ただし自らの発言の終わりに近づいた時点でアイコンタクトをとって、ターンの終結をTに知らせることはできている。手や頭部のジェスチャーはほとんど生じない。全体に小声の気息声（息混じりのかすれ声）であり、これは覚醒レベルと注意力が低下していることの指標でもある。初対面の人には、Kが疲れているか、あるいは力なく鬱的という印象を与えうる。

【会話1-1】

[1K] 元気でしたからあ（T：はあはあ、ふーん{小声}）、ま、たまたま会社も同じやったから（T：[ええ]）、[ほな] そこへ、パーティー<も入ってたしー{気息声}> ①②（T：ふん）応援に、会社から%い‐、あのえ‐% ③ 依頼があったんでー＝元気でしたから（脳梗塞ではないです）。（倒れた時の調理場は、）私の調理場と同じ会社だったので、パーティーの仕事が入ったというので、応援に行ったんです。会社から依頼があったので。

| ①自己認識不足（病識低下） *固照* COH・SIT● |
| ②おきまりのトピック（調理師）にシフトさせる *固* INF・ACP（ANS）● |
| ③言い誤り *注* SUR |

[2T] ＝あ、[その出先で]、

[3K] [で応援<いうことで{小声}>]

[4T] <ふんふん。ふーん‥出先でねˆ、はーい‥、でˆ、ふーん・・・、で、そしてーそれから、{小声}>まあ、ご自分では今後このあたりを、ここでこ‐困ってるから、このあたりを良くしたい、ていうようなご希望は？↑

[5K] ・・・[そうですね]、（T：[はっきりX‐]）。まあもちろん、（T：うん）…そのー、（2.5）あの人がおらんかったらできない、（T：ふん）、この仕事ができないとかいうのは、結構、（T：ふん）ま料理でもありますし、‥（T：ふんうん）、そういうのをなくすための指導‥（T：ふーん）方法とか、（（Kは手を前で組む）） ④⑤

そうですね。調理師の世界では、あの人がいなかったら

| ④トピックの固定化 *固* INF・COH● |
| ⑤質問の内容をすりかえて答える、あるいは自己認識不足（病識低下） *固照* COH・ACP（ANS）● |

161

この仕事ができないというようなことが結構ありますから、そういうことをなくすための指導方法を考えたいです。

6T　はあはあはあ、なるほど、そういう名人［芸には頼ら］なくても、(K:[%%%] そーうですねえ) 他の人もできるようにと、[[うん]]。

はあはあなるほど、個人の名人技に頼らなくても、他の人もできるようにするということですか。

⑥相手との関係上ふさわしくない発話行動をとる（業界用語の使用）*照* SUR・COH・SIT ●

7K　[[ま]] セコンドー、(T:うん) もー、できる。(T:うん) ⑥ ‥(T:うん)(2.5) ま、例えば(2.5) どこそこで、店長が、%つぶれたー%(T:うん) ほなら応援%%い、行こかと ⑦ 、応援は (T:うんー)‥行くけども‥ (T:うん)、身近に‥(T:うん{小声})、そのセコンドー%(T:うん) みたいな、・・・人材を、‥(T:うん) つくるとかね。((Kはほとんど宙を見ており、最後にTを見る)) ⑧⑨⑩

⑦他人に成り代わって話す（直接話法）*照* SUR

セコンド（店長補佐？）もできる人（が必要です）。例えばどこかの店長が急に出勤できなくなったときに、別の店長が応援に行きますが、（応援を出す側に）セコンドができる人材を育てておくとか。

⑧行為の主体や描写の視点が定まらない *注照* + 状況呈示不備（発言主）*照* SUR・COH ●●

⑨流暢性低下 *注* SUR

8T　ふーん、ふ、

9K　まもちろん‥、%ずーと、…あのー‥ヘルパーで、(T:ふん)・・・おりましたからヘルパーが、もうどこで [もー]、(T:[はあ])…できるような、(T:ふーん) でパートさんの、ヘルパーですか。((この間Tはカルテを意味なく動かしており、待たされて手持ち無沙汰な様子、気のない相づちを打つ)) ⑪⑫

⑩ターンの交代をパラ言語的／非言語的手がかりで知らせる CAP

⑪枝葉末節を話す *照* INF・COH ●

まあもちろん、どこの調理場にもヘルパーはいましたから、どこでもできるような。パートのヘルパーです。

10T　ふーん。お仕事上はねˆ。

11K　はいおｰ%そうです [ねー]。

⑫質問内容から答えが外れていく（一時的な脱線から質問に戻らない）*抑注* COH・ACP ●●

4.4 固着障害の影響下で

12T [ふん、そう]いうことでー、なさってたんですよね。そしたらー＜そうですね{早口}＞、まあの今伺っときたいのが、その、入院中の˙（K：はい）リハビリの目標とかなんですけどもね（K：あはい）。ふんうん、それは、どう-どういう点を、どう良くしたい、ていう{咳払い}まあの％、こう、＜優先順位ていうかね、（K：はい）そういうのを私達{大きく明るい声}＞PT、OTでも私らで考えたりしますんで、（K：あ、なるほ[[どね]]）[[うん]]、Kさんご自身はー、うん、どこが一番とか次はどのあたりとか（K：Hx）、{Tの手振りが増える}

> そういう風に以前はなさっていたんですね。でも今お聞きしたいのは、入院中のリハビリの目標についてなんですが。つまりどういう点を改善したいかということです。PTやOTも含めて私達セラピストは優先順位を考える必要がありますので、Kさんご自身はどういったことを一番重視しているか、その次はどのあたりか、などを聞かせて頂きたいんです。

13K まず ⑬ （T：ふん）‥％％手足の、％（T：ふん）歩ける、‥（T：ふん）あれですね。 ⑭ （T：ふんふん）‥一応普通どおり歩けて、（T：ふん）(4) ⑮ しゃべれるのはまあまあ（T：ふん）…うちのは、まあそれ以上しゃべ‐@えへ（T：@えへ）＜@しゃべれんでもええへっへ（T：えへ）ええぐらい…{TはKの発言をカルテに書き付ける。Kはカルテを一瞥する。} ⑯⑰ （T：奥さんは）へいうて@＞、まあそれに越した、 ⑱ （T：ふん）色々のなまりとか、（T：ふん）(2.5)こういろいろなまあ発表とか、（T：ふん）、会社％％（T：うん）によっては（T：うん）ありますからね˙。（T：はいはい）そういうの。‥ま、とりあえず、‥％動けるように、（T：ふんうん）((Kは持参した時間割の紙を折った

⑬自らの誤りについてあるべき言い訳がない
照 CAP・SIT（REM）●

⑭内容不明の代用形
注 SUR

⑮発言途絶 *注* SUR・SIT●

⑯トピック脱線 *抑* COH

⑰おきまりのトピック（妻の見解）へシフトさせる *固* INF

⑱言い誤り SUR・COH＋流暢性低下
注 SUR●

163

り開いたりして無目的にいじる)) ⑲⑳

　まず手足のこと、歩けることを希望します。一応普通に歩くことができれば。話すことはだいたいできますから。妻はそれ以上しゃべらなくていいと言っているくらいですし。まあそれに越した（意味不明）なまりはありますが。それに会社によっては発表等をする必要もありますが。ま、とりあえず動けるようになりたいです。

　((この後、Kは当日行った理学療法に言及し、また仕事もできると言った後、再び〈調理師〉のトピックに戻る))

| ⑲質問内容から答えが外れていく　抑注照　COH・ACP●● |
| ⑳散漫(まとまりなく話す)　抑注照　COH・INF●● |

◆

以下が会話1-1の分析となる。

①自己認識不足（病識低下）　固照　COH・SIT●
②おきまりのトピック（調理師）にシフトさせる　固　INF・ACP（ANS）●
③言い誤り　注　SUR

　抜粋前のTの質問「事故ではなく脳梗塞になったのではなかったか」をKは「元気でしたから」(1K)と間接的に否定していることから、Kには自らの原因疾患についての自覚（病識の一部）がないことがわかる。病識を伴わない発言は、事実と齟齬が生じて結束性が低下する。Kはそれにすぐ続けて、頭を怪我した時の状況説明として仕事で応援に行った先の話をする。この〈調理師の仕事〉トピックは、会話資料全編においてKが最も頻繁に立ち返るトピックである。ここではこのトピックは状況説明としてK自らの発言とは関連付けられてはいるが、Tの元の質問〈病後の経過〉とは関連がない上、これ以前の会話で既に繰り返し語られていることから、Tはこのトピックが展開しないことを望んでいる。そのことは、4Tでまずフィラーを多用してターンを譲らないことを示してから、すぐ〈病後の経過〉に関連する別の質問を行っていることからわかる。Kの言い誤りと言い直しは見過ごされうる範囲にとどまっている。

④トピックの固定化　固　INF・COH●
⑤質問の内容をすりかえて答える、あるいは自己認識不足（病識低下）　固照　COH・ACP（ANS）●

　Tは1Kを聞いて以降、〈病後の経過〉に関するKの認識と併せて、Kの病

4.4 固着障害の影響下で

識についても聴取する必要性を感じている。4TではリハビリをするにあたってのKの目的意識を尋ねたにもかかわらず、Kは〈調理師の仕事〉トピックから転換することができず、調理師としての目標を語り続ける。この時のKは、抜粋以前の発言に表れていた「調理師として病院に雇われている」という誤った自己認識に基づいて、Tの質問には適切に答えているつもりでいる可能性がある。あるいは重度認知障害者の自己認識は分単位でも変動しうることから、そのような自己誤認はこの時点ではもはやもっておらず、Tの質問に答えるのが困難であるために、代償的におきまりのトピックについて語っている可能性もある。Tは判断を留保しているが、いずれにしても質問の内容はすりかえられたことになるので、容認性は低下する。TにはKの病識を聴取するというセッション目標があるため、Kが〈調理師の仕事〉トピックに固着することはなるべく避けたい。しかし、調理師としての目標を真剣に語り始めたKの面目に配慮してか、6TでKのトピックシフトに一時的に応じている。不本意ながらKにトピックを譲るという態度が、抑制障害の会話3-1でも見られた特徴的相槌「はあはあはあ」に表れている。

⑥相手との関係上ふさわしくない発話行動をとる（業界用語の使用）　照　SUR・COH・SIT●

⑦他人に成り代わって話す（直接話法）　照　SUR

⑧行為の主体や描写の視点が定まらない　注照　＋　状況呈示不備（発言主）　照　SUR・COH●●

⑨流暢性低下　注　SUR

⑩ターンの交代をパラ言語的／非言語的手がかりで知らせる　CAP

KはTが〈調理師の仕事〉トピックを受容したことを受けて、《セカンド（店長補佐）の養成》というサブトピックを 7Kで展開させる。7Kには種々の結束構造上の有標性が見られる。例えば、「店長がつぶれたー」という発言のオーサーは、ある事業所の従業員であり、続く「だったら応援行こうか」のオーサーは別の事業所の店長である。Kはこれら複数のオーサーのアニメーターとして語った直後に、「セカンドとして働く人材を作る」ことのプリンシパルとオーサーにもなっている。これらが直接話法で語られ、複数のオーサーが誰であるかが明示されないため、結束性が低下し、聞き手は推論を要求される。Kの視線が定まっていないという身体的な非言語的手がかりと併せ

て、このように行為や描写の視点が定まらないのは、Kの思考が混乱しているせいであるとの印象をも与え、不適切性が高まる。またKが説明なしに「セカンド」という業界用語を用いているのは、病院という場面性や相手がその意味を理解できないことへの配慮が足りないとみなされる。「セカンド」が店長補佐を意味するであろうことは、7Kの終盤でやっと推測可能になるため、7K全体の結束性も低下させている。7Kの最後にKはTとアイコンタクトをとることで、ターン交代の意図があることを示せている。しかしTは「ふーん」と曖昧な相槌を打つのみでターンを即座にはとろうとしない。Kによる詳述を待って傍受を続けているTの態度から、7Kが理解困難となっていることが窺える。7Kの混乱に影響をおよぼしている認知面の問題として、1）難度の高い質問に答えるにあたり、発言主体や登場人物への注意焦点化・維持が困難となり、描写が浮動すること、2）自らはアニメーターとして間接話法構文を組み立てて複数のオーサーやフィギュアを表すべきところを、後述する照合障害の影響のためにそれができず、複数のオーサーに成り代わって語ってしまうこと、が考えられる。

⑪枝葉末節を話す　*照*　INF・COH●

⑫質問内容から答えが外れていく（一時的な脱線から質問に戻らない）　*抑注*　COH・ACP●●

　9KでKはサブトピックにあたる《セカンドの養成》についてさらに詳しく語ろうとする。それ以前にTがいったんKの〈調理師の仕事〉トピックに応じていたとはいえ、Kは「パートのヘルパー」という情報性の低い枝葉末節を語り始め、Tの元の質問からは遠ざかる一方であるため、容認性が低下する。Kの発言の終了を待つTの苛立ちが、「はあ」、「ふーん」といった気のない相槌と、主要関与が満たせない間、無目的にカルテをいじるという副次的関与に従事していることから窺える。10Tでは、「それは仕事上の話ですね」とKの発言を短く要約することで、〈調理師の仕事〉トピックを切り上げようとしている。その後12Tでは、Kが質問を確実に理解できるよう質問の意図も述べつつ、〈リハビリの目標〉について詳しく尋ね直す。その際、「今伺っときたいのが」という前置きを付けることで、Kがこれ以上〈調理師の仕事〉トピックに固着して質問から脱線しないようにとの警告もしている。Tが12Tに施したこれらの装置を手がかりとして、Kは補助なしでは固執しているト

ピックや脱線から軌道修正できない上、入念な説明を必要とするほど理解力が低下している、とTが認識していることが窺える。9Kに至るまでKが質問に答えなかったために、12Tで入念な再質問という労力が必要とされたことから、容認性が顕著に低下する。

[RSTR（Tによる）：会話の流れを要約して望まないトピックを切り上げる。]
⑬自らの誤りについてあるべき言い訳がない　照　CAP・SIT（REM）●
⑭内容不明の代用形　注　SUR
⑮発言途絶　注　SUR・SIT●
⑯トピック脱線　抑　COH
⑰おきまりのトピック（妻の見解）へシフトさせる　固　INF
⑱言い誤り　注　SUR・COH＋流暢性低下　注　SUR●
⑲質問内容から答えが外れていく　抑注照　COH・ACP●●
⑳散漫（まとまりなく話す）　抑注照　COH・INF●●

相手の質問に対して熱心さをもって答えていたつもりが、それが全くの見当違いであったことがわかった場合、面目がつぶれるため、自らの誤解について謝罪したり羞恥心を表明するなどの補修作業が必要となるが、13Kではそれは行われず、いきなりリハビリ上の目標が語られている。これは場面上の要求を満たしておらず、不適切となる。ここで見られる前言と辻褄を合わせないことや羞恥心の欠如には、後述する照合障害の影響があると思われる。

13Kにおける結束構造上の有標性（例えば、指示内容が曖昧な代用形や言い誤り）は聞き手が容易に補えるか聞き流せるものであり、不適切とはみなされない。ただし4秒間の沈黙を含む流暢性の低下は、場面からの離脱として関与義務違反の一つと捉えられる。長い沈黙によって聞き手の注意焦点化が途切れると、その前後の関連性が把握しにくくなるため、以下で述べる散漫さと相まって結束性も低下する。

13Kで調理師の仕事への固着から脱して、ついにリハビリの目標について語り始めたKであるが、すぐに〈妻のKに対する軽口〉へと脱線する。自分の意見の代わりに妻の意見を呈示するのは、発言をまとめにくい時などにKがしばしばとる行動である。この行動にも、思考を広げるか転換する必要のある時に、それを果たせず、所与の状態やアクセスしやすい思考内容（ここ

では妻の発言）に立ち返るという、固着の影響が窺える。妻の発言を引用してもTの質問に答えることにはなっていないが、直後に元の質問にいったん戻ることはできているので、この脱線は見過ごされうる。

> RSTR（もしくは固着の影響）：自分の意見に代えて妻の意見を述べる
> （ここでは奏功していない）。

続いてKは認知言語療法に関連する目標を語ろうとするが、「なまり」や「会社での発表」など関連の低いことを羅列するのみで、内容が散漫で説明不足であることから意味不明となり、情報性と結束性が低下する。注意力低下と抑制障害の影響があることは、「それに越した」という意味不明の言い誤りや、支配的関与を果たせないために手元の紙を無意味にいじるという従属的関与へ退行していることにも表れている。これ以前のKの発言に関しては、Tの質問に対する理解不足や話したくないがためのすり替えを疑うこともできたが、13Kは質問に対していわば真っ向から出した答である。それが失敗したことで、〈リハビリの目標〉という比較的難度の高い発言内容をまとめる能力がこの時点のKには備わっていないことが明らかとなった。13Kによって、これ以前は暫定的に捉えられていた会話上の不適切性（例：散漫さ、脱線）と自己認識の低下が確定的となる。

> RSTR（Tによる）：質問に対して正面から出された患者の答から、認知
> コミュニケーション能力を評価する。

先に抑制障害の影響として挙げたことのなかに、Kが言うべきことをまとめられない時、黙りこんだり相手に助け舟を求めるのではなく、おざなりに話し続けるということがあった。13Kでも、抑制障害の影響により不要な情報が付加されることで、結束性や場面性がさらに低下し、不適切性を増すことにつながっている。

ここでのKの発言からKの自己認識についてわかる部分がある。すなわち、13Kのトピック選択においてTが認知言語療法士であることに配慮していることから、KはTの役割を含むリハビリの状況をある程度把握しているといえる。Tの期待に応えようと、Tと関連のある自身の問題を挙げようと試みていることから、自らに対する役割期待があることも認識している。ただしKが実際に挙げられたのは、「なまり」など一般的なことばの使用に関することのみであるため、自らにどのような認知障害があるかは自覚していないと

考えてよいだろう。

　この会話抜粋では、固着障害すなわちセットの転換が困難なことが原因となっている不適切性の例として、Tから度重なる質問を受けても、それに応じてトピックを転換することができないことと、難易度の高い発言をする必要のある時におきまりのテーマトピックである〈調理師の仕事〉と〈妻の見解〉に立ち返ってしまうことなどが見られた。それが持続するにつれて、容認性が顕著に低下することが見られた。様々な働きかけを試みても、Kが同じトピックに固着し続けることに対して、Tの苛立ちが生じていた。

4.4.2　無関連なトピックへの固執

---会話状況---
　先の抜粋に続く同セッションにおいて、Kは退院後の仕事の計画について語り、Tはそれが実現困難であることをわからせようとするやりとりがあった。Kは仕事について語り続けるなかで頻繁に妻の発言を引用していた。Kの意識が妻に向いていると感じたTは、妻がリハビリの目標や期間についてどう考えているかをKに質問する。Kはそれには答えず、「今後の収入が心配である」、「昔は自分も仕事を覚えるのに苦労した」、「リハビリの仕事はたいへんである」と次々とトピックをシフトさせながら語った後の会話が以下の抜粋である。

【会話 1-2】

1K　ま、えらい＜@仕事やなーて、[はじめて] @{泣きそうな笑い}＞、

2T　[はい、ねえ] まあえらいのはやっぱ患者さんの方なんですよ、私らはねえ、[もうほんとに何にも] まあ黒子みたいな [[もん]] なんですˆ。(K：[あいやーああ]…[[@へへ]])で、もう実際にとにかくもうたいっへんだし、動くのは、(K：[[[うーん]]])、[[[患者]]] さん＜ですからね {明るく}＞。うん、まあお助 - [ね、お手伝いがって] -

　しんどいのは患者さんの方ですよ。私たちは黒子みたい

第4章 認知障害と談話の不適切性の分析

なもんです。とにかくたいへんで実際に動くのは患者さんですから。セラピストはお手伝いができるだけで、

3K ［もう男も］①② まあ仕-、(T：うん) まあ仕事て、まあえらいけど。(T：うん) 初めてま病院の看- ③ 私の、‥妹…も、(T：うん) 看護婦なんですよ。(T：はあはあ) …まあ看護婦ー、さんが、④ まX病院はあまり知らないけど (T：ふん)、あのー、あれー、‥やけども、今看護師、さん％％％ですからね。⑤
　男でもたいへんな仕事です。仕事ってなんでもたいへんだけど。初めて病院の看護婦さんを、ま、私の妹も看護婦なんですが、私は病院のことはあまり知らないけど。ところで今（の呼び方）は看護師さんですよね。

4T はあ。((虚を突かれた表情)) あ、そうですね。

5K 看護婦ーを、‥(T：うん｛小声｝) やぱー、…ま学校行きましたけど。‥(T：うん) ま取って、‥V((Kの故郷の県名))の、(T：うん)、し-あのー赤十字病院、(T：ふうん) 勤めてますけども、(T：うん) まあえらいえらいとは聞いとうけど (T：うん) で、い-実際に入院して (T：ふん) ‥＜大阪でやったかな、｛小声、思い出すように｝＞‥ ⑥ もうほんーま、％‥看護師さんよXちっちゃな、％ (T：うん) 人が、‥(T：うん｛促すように強く｝) ‥私の部屋の男に、(T：ふん｛小声｝) ‥患者さんに、(T：ふん) ‥＜おもっきし、(T：ふん)、言われて、…｛涙声｝＞ ⑦⑧
　妹も看護婦をしていて、やっぱり学校行って資格取って、島根の赤十字病院に勤めてますけども、まあしんどいしんどいとは聞いてますけど。で、自分が実際に入院したら、大阪でだったと思いますけど、すごく小柄な看護師さんが私の部屋の男性患者に思いっきりひどいことを言われたことがあって。

①割り込み　抑　CAP
②自分の思考にとどまって相手への働きかけが生じない（発言を無視する）　固　SIT・ACP●●
③言い止め　注　SUR
④言い止め　注　SUR
⑤枝葉末節を話す　抑　照　SIT・INF●
⑥状況呈示不備（時、場所）　照　INF・COH
⑦無関連な連想を語る　照　COH・SIT●●
⑧おきまりのトピックにシフトさせる　固抑　COH・INF●●

4.4 固着障害の影響下で

6T　はあ、きついことをー、です[かˆ]。

7K　[うーん]…

8T　うん。‥うん。

9K　<で、…あのーベッドから、‥車椅子に移すの、‥ものすごい力が、{泣きそう}>（T：うーん）うーんそれが、…<@ほんーま…@、はっあっ（2.5）私らは、‥身近に、‥（T：ふん）ま妹とか、（3）{泣きながら}>　⑨　<姪っ子が、‥看護婦してるから{泣いていたのが落ち着く}>、⑩

> ベッドから車椅子に患者を移す時、ものすごい力がいるでしょう。そのことで言われて。私なんかは身近に（看護師がいるから）妹や姪が看護婦してるから、

10T　あ姪御さんも？↓（K：ああ）え、妹さんの娘さん？↑

11K　そうです＝

12T　＝ああ、じゃあ親子で、

13K　そうです＝

14T　＝ふん。へえ‥、<はあはあ{小声}>、‥

15K　<そういう、とこで、‥もうかーっとき‐きたりね{再び泣き出しそうになる}>。

> （身内に看護婦がいることもあって）、もう（ひどいことを言った患者に）かっときて、

16T　ふんうん（2）ふーん、なるほどね、そうい う大変なことご存知なんです<@ねえˆへへ@>。（K：@あは、）ふうん、‥でも娘さん（（言い誤り））もう、もうほんとにずっと勤め上げられてるわけですねˆ

17K　そうです。

18T　ふーん、（K：@あは）ねえ、まあ値打ちですね、もうぜひ定年まで、（K：@あはあはあは、あはあは）<@お体は大事にしながら、Hやって頂けたららね、@>‥ふーん、

⑨感情失禁　抑　SIT　●●

⑩トピック脱線　COH
＋パラ言語（感情）的に強調やムラが生じる
SUR・SIT　抑　●●

第4章　認知障害と談話の不適切性の分析

19K　ほんまですわ。
20T　うん。
21K　＜んでーもう、(2)（T：ふううん{小声}）ああいう人がおるからね{小声、泣きそう}＞。⑪
22T　ああそう‐そういう、患者さんでー、(K：うーん）きついような人がいるんですねˆ。
23K　その看護婦さんも、(T：ふん）よーう、(3)＜その言葉に対して返して行って‐行ってますから、えらい‐えらいなあ思て{小声、泣きそう}＞。
　　　きついこと言われた看護婦さんも、患者の言葉によく返して行ってましたから、えらいなあと思って。
24T　ふんふん。‥
25K　ま夜やったから。
26T　ふーん、(3.5)そうですねえ、‥まあ妹さんもね、じゃあお元気でー{咳払い}(K：＠はは）どんどんねえ、＠うふふ［働いてらっしゃるんですねえ］。
27K　［もう妹もええ年］ですから。
28T　ふーん((カルテめくり始める))、(3)ね、はい、じゃあそのリハビリのー、いままでの感［じとか］ねˆ(K：[ううん{元気よく}])、え、それもわかりましたのでー、ええ↓、でそうですね、じゃ、それをね、補助するようなー、ことをねˆ、今検査をやって頂いてるんで＜すよお{高く明るい声で}＞。そ[[のー]](K：[[＠あは]])うん、運動をーするにしても、こういろんな組み立てとか、うん、もありますし、でまたあとー、神経内科ー、の先生にもねˆ(K：はい)かかられてるんですけども、うん、でその先生ー、とかがこういう検査いろんなことをね、(K：あ[[[あー]]])[[[脳]]]の中の働きのことーーの検査の長ーいのがありますんで、でそれ

⑪トピックの固定化
固　INF・SIT●●

4.4 固着障害の影響下で

を参考に、いろいろお薬決めたりとか、(K:ああ[[[[ーなるほどねえ]]]]、うーん) ⑫ [[[[うん、なさる]]]] わけですねˆ、うーん。でなのでー、ええ、こういう細かーいところからやっていきますのでˆ、うん、[まあちょっとずつ、@ちょっとずつ@]。

	⑫相手の発言が理解できず、その場しのぎの相槌を打つ 照 CAP

　ふーん。では(今日のお話で)リハビリについての考えや、発症からの経過がわかりましたので、それを補助するようなことをやって頂きましょう。今はKさんに検査をやって頂いているんです。運動をするにしても、いろんな組み立てが必要ですし、かかられている神経内科の先生もこういった検査、脳の中の働きを調べるような長い検査を参考に色々な薬を決めたりするわけです。そのために、こういう細かいことからやっていきます。まあ少しずつやりましょう。

[29K]　[@XX大変ですわね、あははは@] ⑬⑭

[30T]　<@いや大変なのはH、Kさんの方なんですって{大声}@>(K:[@ははは])<@私らは、‥聞いてるだけですからねえ@>

　大変なのはKさんのほうですよ。ははは。私達は質問するだけですから。

	⑬相手の発言が理解できず、その場しのぎの相槌を打つ 照 CAP・SIT●●
	⑭自己認識不足 固照 COH・SIT●●

[31K]　<@私らのあれとちゃうもんね@{小声}> ⑮⑯

[32T]　ふーん、[…ね]。

[33K]　[いやそやけど]、(T:うーん)病院で、…入院して、(T:うん)<あの勉強も{涙声}>(T:うーん)、…<@さしてもらいましたわHx@{泣き笑い}>。⑰⑱⑲

[34T]　はあはあ、(K:@えへ{泣き笑い})ねˆ。…そうですねえ。じゃあそれをちょっとこうやりましょうか、続きを、あと[残り](K:[うーん])お昼までなんですけどもˆ。(K:えらい{小声、Tには聞き取れない}…Hはいー((検査用紙の準備をす

	⑮内容不明代用形 注 COH・SUR●
	⑯相手から受けた修正を理解できず、元の思考にとどまる 固照 ACP●
	⑰感情失禁 抑 SIT●●
	⑱無関連な連想を語る 固照 COH・SIT●●
	⑲相手の期待を理解できない 照 ACP●●

173

第4章　認知障害と談話の不適切性の分析

る))。ではね、
　　はあ、そうですね。ではお昼までの残り時間でその検査を少しだけやりましょうか。では、始めましょう。

[35K]　＜あの女の子えらかったわー｛震える小声の泣き声、Tには聞き取れない｝＞。 ⑳㉑㉒
　　あの女の子は立派でしたわ。

[36T]　はい？↑((驚きと緊張とともに))

[37K]　‥あの女の子もう、うっ((泣き出す))

[38T]　うん、どの‐、＜@どんなこう、‥て@＞、その［記憶に］(K:[XX])残ってる方？
　　うん。それはどんな人の話、Kさんの記憶に残ってる方の話ですか？

[39K]　＜うん｛小声｝＞…((この後固着している看護師のトピックについてひとしきり話す))　㉓

⑳割り込み　抑　CAP・ACP●●

㉑おきまりのテーマトピックにシフトさせる　固抑　COH・INF・SIT●●

㉒相手のまとめの発言の後で質問やトピックを続ける　固照　SIT・ACP●

㉓自己修正しない（自らの不適切さに気付かない）+あるべき言い訳が無い　抑照　COH・SIT・ACP (REM)●●

◆

以下が会話1-2の分析となる。

①割り込み　抑　CAP

②自分の思考にとどまって相手への対応や働きかけが生じない（発言を無視する）　固　SIT・ACP●●

③言い止め　注　SUR

④言い止め　注　SUR

⑤枝葉末節を話す　抑照　SIT・INF●

「リハビリの仕事はたいへんですね」というKの発言を、療法士らへのねぎらいと受け取ったTは、2Tで謙遜をまじえつつ患者をねぎらい、リハビリの仕事についてひとしきり説明するが、Kはそれに割り込む形で〈看護師のたいへんさ〉へとトピックをシフトさせる。Kは呈示儀礼として2Tに対する同意や興味を示すべきところであるが、シフトさせたトピックとの関連付けすらなされず2Tは無視される形となり、Tの面目は損なわれる。テクスト性に関しては、関連付けなしにトピックを変えることで場面性が低下し、患者としての役割期待と呈示儀礼を満たさないことで容認性に抵触する。3Kの不適切性が顕著であることは、4TでのTの虚を突かれたような表情から窺

える。

　Kは1K、3Kで感情的になり始めており、この時点で既に5K以降固着することになるエピソード〈いじめられる看護師〉が念頭に浮かんでいる可能性もある。感情の抑制が効かなくなるとともに注意力が低下傾向にあることが、言い止めなどの結束構造の乱れに表れている。また、会話の流れに照らすと枝葉末節にあたる「看護師への名称変更」という連想を、抑えがたく口にしていることも不適切とみなされる。

| ⑥状況呈示不備（時、場所）　*照*　INF・COH |
| ⑦無関連な連想を語る　*照*　COH・SIT●● |
| ⑧おきまりのトピックにシフトさせる　*固抑*　COH・INF●● |

　5KでKは、〈看護師の妹〉トピックとの関連付けは不十分なまま、唐突におきまりのエピソードの一つである〈患者にいじめられる前院の看護師〉について語り始める。Tは別の日にこのエピソードをKから聞いており、内容の欠落の仕方などの特徴から作話との疑いをもっている。Kがこれに強く固着することも把握している。このエピソードはTの質問や訓練室という場面とは全く関連がなく、不適切性が高い。Kはこのエピソードを語るにあたり、通常はなされるべき時や場所などの基本的な状況説明をしていない。しかしTはそれら欠落している情報を問いただしてはいない。Tにしてみれば展開を望まないトピックであるため、状況呈示不備による情報性や結束性の低下を問題視していないのだろう。Tがこのエピソードに興味を示していないことは、トピック内容が判明した時点、すなわち5Kの「私の部屋の男に」の後で、相槌の打ち方が変化していることからもわかる。

| RSTR（Tによる）：脱線内の結束性や情報性の低下は不問に付す。 |

| ⑨感情失禁　*抑*　SIT●● |
| ⑩トピック脱線　COH＋パラ言語（感情）的に強調やムラが生じる　SUR・SIT　*抑*●● |

　5Kから9Kで、会話の流れとは関連のない〈いじめられる看護師〉について泣きながら話すという、品行上明らかに不適切で場面にそぐわない行動が出現する。そのなかで、自らのトピックから脱線して「姪が看護師をしている」（9K）と言う時には、急に感情がおさまる。このように突然激しく泣いたり怒ったかと思うと、次の瞬間には穏やかに談笑するといった短時間内の

急激な変化があることが、神経症状としての感情失禁の特徴である。Kがシフトさせたトピック〈看護師の姪〉は、内容的には〈いじめられる看護師〉と関連付けうるため、結束性の面では不適切視されない。しかし、それまで泣いていたのに突然冷静になるという感情の変化が与える異常性の印象は強い。TはこのようなKの逸脱とエピソードへの固着に面して、10Tから18Tで〈看護師の姪や妹〉へトピックをシフトさせるよう何度か試みている。

⑪トピックの固定化　固　INF・SIT●●

　会話の流れを変えて評価セッションを立て直そうとするTの試みは功を奏さず、21Kでも〈いじめられる看護師〉への固着が続く。Kは妹を積極的に評価する18Tに同意して笑った直後に、21Kで〈いじめられる看護師〉トピックに戻り、再び泣き出しそうになる。感情の落差が与える異常性の印象が、ここでも際立っている。

⑫相手の発言が理解できず、その場しのぎの相槌を打つ　照　CAP

⑬相手の発言が理解できず、その場しのぎの相槌を打つ　照　CAP・SIT●●

⑭自己認識不足　固照　COH・SIT●●

　22TまでにTは、Kの〈いじめられる看護師〉トピックへの固着が一時的に強まっているため、会話による聴取はできないと判断しつつある。26Tでカルテに視線を落として4秒ほど沈黙する間、その後の対策を思案していることが窺える。その間Kが話を続けなかったため、Tは「妹さんは元気で働いて結構ですね」と、相手の身内の健在ぶりを喜ぶという常套句を用いてそれまでの会話をまとめ、28Tで検査を開始しようとする。そうするにあたり、Kが再び〈いじめられる看護師〉トピックに固着して検査が滞ることのないよう、検査を行う必要性を複数挙げて、その重要性を強調する。その中で、医者の指示という"権威"が自らの目的の背後にあることも述べ、Kにコンプライアンスを要求している。Labov and Fanshel（1977: 157）が指摘するように、権利義務に言及するのは鋭い挑戦的な要求となる。このようにTが、Kを検査フレイムと明確に関係付ける説明をし、それによってターンを長く保持したことによる効果も手伝って、通常のコミュニケーションであれば、Tは会話の主導権を取り戻すとともに、会話から検査へのフレイム転換に成功しているはずである。Kがその間に「ああ、なるほどねえ」と、感心したような音調で言っていることも、Kのコンプライアンスが得られたとの期待

をTにもたせている。「ああ、なるほどねえ」は、Tの専門的な説明などを理解できない時にKがよく発するその場しのぎの相槌であり、実際にはKはTの説明を理解できていなかったことが29K以降で判明するが、Tはこの時点ではそのことに気付いていない。

Kの固着を職権で抑え込んで検査を開始しようとする強引さを軽減する意図で、「ちょっとずつ」（28T）と愛想笑いをするTにつられたのか、Kも「大変ですわね」（29K）と、働く人をねぎらう常套句を述べつつ、他人事のように気楽な高笑いをする。TはKが検査状況を理解できていないことに気付き大声で驚くとともに、障害の程度を検査されるという通常は深刻になりがちな局面と、Kの気楽な態度とのギャップに失笑する。Kが自らの置かれた状況を理解できないことの背景にある問題として、1）認知障害の検査が必要であるという自己認識（病識）がないことと、2）相手の発言や状況が理解できなくても、聞き返さずに（照合せずに）その場しのぎの対応をすること、が考えられる。Kの態度は場面にそぐわず、無責任との印象も与えうるため、不適切性が高い。

> RSTR：相手の発言が理解できない時は、その場しのぎの相槌を打つ（ここでは一旦奏功したかに見えて失敗に終わる）。

⑮内容不明代用形　*注*　COH・SUR●
⑯相手から受けた修正を理解できず、元の思考にとどまる　*固照*　ACP●

「たいへんなのはK自身である」（30T）と訂正されても、Kはこれを自分の置かれた状況に照らして理解することができない。自分が状況を理解できていないことを相手に笑われ面目をつぶされた場合に取りうる補修作業として、照れ笑いなどで羞恥心を示し免罪を求めることや、理解できていないことを認めて説明を求めることなどがある。KはTにつられて笑ってはいるが、そこに補修作業や羞恥心は見られない。31Kは内容不明な代用形によって意味不明となっており、TはKが状況を理解していなかったことを自覚したのかどうか判断しかねて傍受している。感情失禁の強さなどから考えて、Kは状況を取り違えたことや面目が潰れたことにも、気付いていない可能性がある[41]。その原因として、セット転換の困難さに加え、後述する照合障害の影響

---

41) 面目が潰れていることが明らかでありながら羞恥心が欠如していたエピソードを

もあって、大きな相互行為上の変化に気付けないか、あるいは気付いたとしても、前後を踏まえた対応ができないことがあると考えられる。

⑰感情失禁　抑　SIT●●
⑱無関連な連想を語る　固照　COH・SIT●●
⑲相手の期待を理解できない　照　ACP●●

　Tが検査を開始しようとしていたにもかかわらず、Kは33Kでそれとは関連のない話を泣きながら始める。それによって、Tが28Tで検査をするためにKに対して行った長い説明が完全に無効にされたことから、容認性が顕著に低下する。Tは28Tで、それ以前の聴取ないし会話フレイムから、役割上主導権が賦与されている検査フレイムへと転換できたつもりでいた。Kがこれに従わないことは、場面性に抵触し、関与義務の違反であり、患者としての役割や公共的自己への期待に反することでもある。

⑳割り込み　抑　CAP・ACP●●
㉑おきまりのトピックにシフトさせる　固抑　COH・INF・SIT●●
㉒相手のまとめの発言の後で質問やトピックを続ける　固照　SIT・ACP●

　認知障害の患者が感情失禁状態に陥ったときは、その感情に注意を向けているとは感じさせずに別の活動を試すという、療法士が通常とる対応策にならい、Tは33Kが何に関する話なのかを理解しないまま検査を開始しようとする。しかし35Kで感極まったKが強引に割り込み、何を言っているのか聞き取れないほど切迫した感情露出を見せたために、Tは自らに対する非難や攻撃の可能性を感じてたじろぐ。続く37Kで泣き出すKを前にして、TはKの感情失禁と固着はしばらくおさまりそうにないと判断し、聴取や検査を行うというセッション目的をあきらめて、〈いじめられる看護師〉についてKが語ることを再び受け入れる。38Tの笑いは、Kの品行の極端な低下、すなわち"大の大人が人目もはばからず泣きじゃくる姿"を目の当たりにしておかしさを感じているか、Kの切迫した感情がTにではなく依然として看護師に

外挿すると、Kは訓練室で自習中に便を漏らしたことがあった。Tが採点のために再入室した時、Kは漏便のことは気に留めずに、課題に取り組み続けていた。Tが事態に驚くと、Kは「ああ、床にも付いてる。すみません。」と軽く笑い、羞恥心や取り繕いを見せなかった。この場合は、本書が照合障害に含めるソマティック・マーカーの機能不全により、社会的感情が喚起されていないことが主因と考えられる。

向けられていたことに安心したためと思われる。ここでKは、相手がまとめの発言をした後にそれ以前のトピックを続けるのは不適切という、ことばの意味と行為をつなぐルール（Labov and Fanshel 1977: 178）にも違反している。

自己修正しない（自らの不適切さに気付かない）照＋あるべき言い訳が無い　*抑照* COH・SIT・ACP（REM）●●

人前で泣き出すなどして感情を抑制できなかった場合は、それについて謝罪や言い訳を述べなければ、相手や場面への配慮も怠っているとみなされて不適切性を重ねることになるが、それもなされない。Kは感情を抑制できないことによる高い不適切性を自覚していないことが窺える。

この会話抜粋では、相手の期待や会話の流れとは全く関連のない記憶エピソードに固着することや、笑った直後に泣くといった抑制の欠如が、多くの相互行為義務に違反し、不適切性が極めて高いことをみた。固着の影響が強い時は、精神的即応は実現されず、会話相手の働きかけがほとんど無効になるため、相手は苛立つと同時に、その人物に対して相互行為が成り立たないという包括的評価を下す可能性が高い。強度の固着は、非合理性や、強い志向性ないし攻撃性を印象付けることもある。その場合、突然何をしでかすかわからない人物とみなされ、近づくまいという警戒心や恐怖心を抱かせる可能性もある。抑制障害に伴う感情の逸脱が加わると、さらに危険視されうる。この抜粋では、固着が「いじめられる看護師への同情」という"人間味がある"とみなされうる事柄に対して生じていたため、危険視されることはなかったが、前の抜粋で見られたA氏への非難は、固着が攻撃的と解釈される可能性もあった。このように固着が起こしうる問題は、コミュニケーションが成立するかどうかにとどまらず、非理性的ないし相互交換性のなさとして、対象者の主体性をおとしめることにもつながる。

主に抑制障害に起因する感情の病的な変動は、自制心の喪失とみなされ、関与義務や品行に顕著に違反するものとなる。健常者の場合は一過性のハプニング的な感情のあふれ出しとみなされうるが、認知障害者の場合はそうとはみなせない点で問題となる。感情失禁状態にある間の患者は、相互行為義務に違反しているとの自覚がないようであり、補修作業などによる印象管理を通常は行わない。悲しみや怒りなどの強い感情が、コンテクストとは無関連の、予想もつかないような内容に対して喚起される。そのため、会話相手

は患者の感情の逸脱を無限定的なものと感じて、警戒する可能性が高い。加藤（2004）が述べるように、ヘルペス脳炎後遺症のような側頭葉内側部を病巣とする場合は、患者が暴力性を帯びることがあるが、前頭葉性の抑制障害による「攻撃性」の亢進は、そのような身体的な暴力性にはつながりにくい。しかし、そのような医学的知識を参照し得ない一般の人には前頭葉性認知障害をもつ人も周囲に対して暴力的になるおそれがあるとみなされて、危険視され排除されることもあるだろう。そうなると、相互行為は極めて限定的とならざるを得ない。

　この会話抜粋のまとめとして、Kを固着や感情失禁状態から脱却させて会話と相互行為をとり行うべくTが繰り返し働きかけても、Kが自らの状態を制御できない時があることがわかった。Tは会話や聴取は継続不可能と判断し、検査へ移行しようとしたことから、コミュニケーションは事実上破綻したともいえる。Kの認知機能の発現は、時間や日単位で増悪するとの知識がTにはあるため、この抜粋で見られた能力低下が常にあるとは考えていない。しかし、増悪分を差し引いても、この時期のKが果たしうるコミュニケーションと相互行為はかなり限定的であるとの包括的判断を下すに足る、極端な不適切性が認められた。

4.4.3　ステレオタイプ的発言

> **会話状況**
>
> 　Kが入院してから1ヵ月が経過した。言語療法の実習生S（大学4年生、女性）とKは短い訓練課題を終えた後であり、Sが「じゃあ後はお話でもしましょうか」と切り出して会話を始めてから数分が経つ。このセッションではKの抑制障害の影響は強くなく、全体にのんびりとした様子で話している。以下の抜粋では、Kのリハビリの種類と、それらが毎日あるかどうかを尋ねたSの質問に対して、Kが答え始めたところである。実習生はこの日Kと初めて対面し、Kの障害の内容については知らされていない。

【会話4-2】

1K　なかなか（S：うん）きちっと、‥まあ、時間は毎日、組んでいただければ来てますけども。（S：

4.4 固着障害の影響下で

はいはい)(2.5)でーやっぱ年いくと、‥(S：は
い)＜しーんどいですねえ｛実感こめて｝＞。①
　　きちんとリハビリをするのは、なかなか大変です。時間
　　割を組んで頂いたら毎日行くには行ってますが。でも年
　　をとったせいでしんどいです。

①ステレオタイプ的発
言　固　INF●

2S　そうですねえ。‥PTとかも、結構大きな運
動され、るんですかねえ。=

3K　=はいー。

4S　ほー。

5K　まできるだけやった方がいいのは［いいです
けどー］。

6S　［そうですよねえ＾］。

7K　‥年いってからやから＜やっぱし、‥しんど
いんしょうねえ｛気息声、実感こめて｝＞。②
　　年をとってからやってるせいで、やはりしんどいんでし
　　ょうね。

②ステレオタイプ的発
言　固　INF・SIT●

8S　ほーん。＜若いときは何かスポーツとかさ
れてたんです｛トピックシフトを知らせる明るい調子
で｝＞？↑

9K　いや、なんにもー‥、やってないけど［ま］
(S：[はい])ほとんどのスポーツって‥(S：はい)
やってまー、まスポーツ好きやったからー　③　(S：
はー｛高い｝)‥もーう(2.5)下手の横好きっちゅ
うか=　④
　　いえスポーツは（特には）何もやっていませんでしたが、
　　まあほとんどのスポーツを‥やったことがあります。
　　まあスポーツは好きでしたから。下手の横好きという感
　　じでしたが。

③（真偽の程度を判断
できず）極端に言い切
る　照　INF＋（前言
と違うことを言いつつ）
自らの誤りについてあ
るべき言い訳がない
照　CAP・SIT・COH
●

④ステレオタイプ的発
言　固　INF

10S　=@ははは‥何されてたんですか野球［です
か？↑］

11K　[野球]ー(S：ふん)そうですねえ、(S：は
あはあ)‥バレーもやったし、(S：へーええ)ボー
リングも‥とかまあ遊びねえ。(S：うん)ああいう

181

第4章　認知障害と談話の不適切性の分析

系統も好きでしたし。(S:へーええ)…卓球（S:ほうほう）＜地味な…スポーツ｛低い真面目な声｝＞ ⑤⑥

12S　＜＠地味なスポーツ＠｛おかしがってふき出す｝＞

13K　走りーがあんまりう‐上手くなかったから、[そっちの方へ]、[[どっちかね]]、　⑦
　　　走るのはあまり上手ではなかったので、そっちの方へ、どちらかというと。((意味不明))

14S　[あー、][[球技の方が]] (K:はーい) お得意だったんですか↓

15K　あのー、行きましたねえ。　⑧
　　　行きましたね。((前言「そっちの方へ」の続き))

16S　‥卓球とかしにですか？↑

17K　あ、そーうX。　⑨

18S　ふううん。

19K　卓球、まあこっち大阪出てからは‥（S：うん）できなかったから。(S:はあはあ)…あのー(2.5)まあ遊びやけどビリヤードとかね。(S:へえ[ええ])[ああいう]感じとか、でも音楽好きやったから。(S:はいはい)　⑩

20K　…あのー、‥音楽、Hx。

21T　へえー、そら歌ーですか？↑

22K　歌もー、…好っきなだけで下手くそ[やけど](S:[＠うふふ＠])
((この後、トランペット、クラリネット、ドラム、ギターをやっていたなどと語るが、音楽についても詳述がない。))

⑤ステレオタイプ的発言　固抑　INF・SIT ●

⑥散漫　抑注　INF

⑦場面の手がかり、プロソディなどによる相手のフィードバックに気付かない　照　ACP

⑧自分の思考にとどまって相手の発言を展開させない　固　COH・ACP●●

⑨相手を誤解させていることについてあるべき言い訳がない　照 CAP・ACP●

⑩相手の期待する情報の内容／量を充足させられない　照　INF●

以下が会話4-2の分析となる。

①ステレオタイプ的発言　固　INF

②ステレオタイプ的発言　固　INF・SIT●

　Kの入院初期のセッション全体を通じて、会話の流れに合う発言や適切な状況判断を伴う発言をする代わりに、世間の典型的見方にならう紋切り型（ステレオタイプ）の発言や常套句を用いることが散見される。この会話の1Kでは、リハビリがしんどいと感じる理由を、「年だから」としている。しかし、障害を負ったという状況に照らしてより妥当な発言は、「受けた障害が重いから」や「リハビリとは本来そういうものである」などであり、Kが病院の患者の中では若年にあたることからも、「年だからしんどい」との発言は的外れである。このようなステレオタイプ的発言は、気軽な雰囲気の場面で発されれば、聞き手の処理の能率性を高め（すなわち理解に労力をかけず）、会話の潤滑油的に働くことも期待できる。しかし7Kの「年だからしんどい」はパラ言語的に強意を込めて反復されているため、状況との不適合性が聞き手に意識される。繰り返されることで情報性（有効性）も低下する。7Kが不適切であることは、Sが8Sでそれへの同意やコメントはせずにトピックシフトをはかっていることを手がかりとしていえる。その際Sは、パラ言語的に明るい調子を出しており、情報性に乏しく否定的な内容のKの発言を盛り立てようとする意図が窺える。

　このようなステレオタイプ的発言が増える認知的メカニズムは、新規で複雑な思考を展開させる必要があるときにそれがなされず、思考処理上容易にアクセスできる既存のセット（ここでは世間的ステレオタイプ、紋切り型の発想）にとどまるためと考えられる。すなわち、セット転換ができないことは、認知的柔軟さが必要とされる複雑で新規な処理を開始できないことを意味する。ただしステレオタイプ的発言が常に不適切になるかというとそうではなく、前述したように、状況によってはテクスト制御原理のなかの能率性にかなうこともある。会話のシークエンス維持という観点からすると、状況に適した発言ができないときに、おざなりにでもターンを埋めるという代償的機能も果たしうる。つまり固着から生じるステレオタイプ的発言が不適切とみなされるか否かは、コンテクストに依るところが大きい。不適切性が高まるのは、聞き手が実質的内容を伴う発言を求めている場合などであろう。そのような場合、聞き手は、話し手がその場しのぎの安易な態度をとっているか、独自性のある思考ができていないとみなすだろう。そして患者は聞き手の推測の

通りに、認知的柔軟性が低下し、独自性のある思考処理を開始できない状態に陥っているのである。

③（真偽の程度を判断できず）極端に言い切る　照　INF＋（前言と違うことを言いつつ）自らの誤りについてあるべき言い訳がない　照　CAP・SIT・COH●

④ステレオタイプ的発言　固　INF

　照合障害（後述）があるために、Kはものごとの程度を比較ないし相対化することが困難である。程度の副詞を使うことが少なく、9Kのように全否定か全肯定する発言が多いのは、そのことが影響していると思われる。全否定か全肯定した後で、それを曖昧にする発言（いわゆる"まぜ返し"）が続く場合も多く、これは自らの判断に確信をもっていないことの手がかりともなる。そのまぜ返しの一つ、9Kの「（スポーツは）何にもやってないけど」と、それに続く「ほとんどのスポーツをやってます」は、文字通りには矛盾している。が、ここに「特に打ち込んだわけではないですが」や、「広く浅くですが」のような注釈を付ければ二つの発言の間の矛盾は解消され、なんら問題はなくなる。しかし入院初期のKが、自らの発言に関して注釈などの補修作業を行うことは、ほとんどない。それがなされないために、極端に言い切る発言によって唐突な印象が生じて場面性が低下するとともに、発言の表面的な矛盾によって結束性が低下することになる。

　トピックがスポーツに変わった後も、Kは思考上アクセスしやすい常套句である「下手の横好き」を述べている。しかし、トピックが変わったことで紋切り型の印象が軽減されることから、この発言は不適切とはみなされない。そのことは、Sが9Kのステレオタイプ的発言を軽い自己卑下と捉えて笑っていることから窺える。ここではステレオタイプ的発言は、それが本来もつ潤滑油的な働きをしている。以上のことから、セット転換障害の影響が強まっている患者とのコミュニケーションにおいてとりうる補助的方略について、示唆が得られる。それは、患者の発言がステレオタイプで占められたり情報性が低下した場合に、関連するトピックへ試みにシフトさせる、あるいは患者のトピックシフトに添う、というものである。固着の会話1-1でも見られたが、セット転換が困難な患者は、一つのトピックを深めながら発言することに比べて、関連のあるトピックシフトに対応するほうがまだ容易なようである。一つのトピックを深めて難度の高い発言をするには、思考上複数の関

連領域を転換しながらの並行処理が必要とされるため、これを固着障害の影響下で行うのはより困難であることが推測される。ただし、患者が発言困難に陥った時点ですぐにトピックシフトを促すという方略を会話相手が採った場合、会話が深まりのない表面的な内容で推移するという弊害は生じうる。

> RSTR：患者の発言にステレオタイプなど固着を疑わせる症状が見られる場合、関連するトピックへ試みにシフトさせる、あるいは患者のトピックシフトに添う。

⑤ステレオタイプ的発言　*固抑*　INF・SIT●

⑥散漫　*抑注*　INF

⑦場面の手がかり、プロソディなどによる相手のフィードバックに気付かない　*照* ACP

　9Kは"まぜ返し"とステレオタイプからなるもので、情報性の焦点がないため、Sは10Sでトピックを野球に絞って展開をはかるが、Kは11Kでやったことのあるスポーツを羅列するのみで、散漫さが増してくる。

　11Kで卓球を「地味なスポーツ」としているのも、紋切り型の発言と捉えられる。この抜粋の後に続く会話で、自分が演奏できるクラシックギターをエレキギターと比べて「地味やけど」と二回言っていることからも、このステレオタイプへの固着が窺える。通常この種の発言が謙遜を意図してなされる場合は、軽い調子で言われるが、Kは真剣な様子で言っている。そのため、ステレオタイプ的な内容と重々しいパラ言語的特徴との間にギャップが生じており、それをSは面白いと感じたようで、12Sで笑いながらオウム返しにしている。このように会話相手に取り沙汰されてしまっているため、Kの「地味なスポーツ」発言は、会話の潤滑油として働くというステレオタイプ的発言本来の機能は、果たしていないことになる。

　Sは「地味なスポーツ」発言をおかしがって噴き出してしまったため、フレイムのほころびが生じているが、Kはその明らかなパラ言語的フィードバックに気付かない。Kが12Sの笑いに反応せず13Kを続けているのは、Sにしてみればユーモアを解さないか対人上非同調的な態度ともとれる。しかし、Kの反応を、初対面で話し始めたばかりの状況にあって、まだ冗談が言える関係ではないとの態度表明と解釈すれば、不適切とはみなされない。Sは冗談のフレイムからすぐ撤収してほころびが生じなかったかのように振舞い、

14Sで13Kを展開させようとしている。これはSがKの意に添うようにフレイム操作をしているものとして、患者の意向を優先させる補助的ないし支援的態度の表れとみなしうる。

⑧自分の思考にとどまって相手の発言を展開させない　固　COH・ACP●●
⑨相手を誤解させていることについてあるべき言い訳がない　照　CAP・ACP●

　Kのターンが終わったと思ったSが、13Kの「そっちの方へ」とのそれ以前のKの発言を受けて「球技が得意だったんですね」（14S）と言うが、Kはそれを無視し、自分の前言「そっちの方へ」に続けて「行きましたねえ」（15K）と言う。Sはターンが自分に移ったとの認識をもっているため、15Kを13Kの続きとは捉えられず、新しいトピックが導入されたと誤解する。その上で15Kの情報不足を補おうと、推測した内容、「卓球などをしに行ったという意味ですか」（16S）と確認を要求する。上昇イントネーションを伴う16Sは、明白に確認を要求するものであり、それに対してKがとるべき行動は、それを否定して、13Kで言おうとしたこと、すなわち「走りがうまくなかったので、球技を選んだ」と説明し直すことである。しかし、「あ、そーう」（17K）とだけ言って、Sの誤解を肯定してしまう。

　上記13Kから18Sの間で、KとSの互いの発言に関する理解は成立しておらず、かつどこで誤解が生じているのかも互いにとって明らかになっていない。Sは、話が噛み合わないが、なんとなくやりとりは続いているといった感覚でいると思われる。Sが原因の所在は不明ながら15Kと17Kの応答を不適切視していることは、18Sの「ふううん」という不満を含み表す相槌から窺える。このミスコミュニケーションが生じたK側の落ち度として、1）Kが自らの思考に固着して14Sや16Sを聞き飛ばし、理解できていないにもかかわらずそれを解決しようとしない、2）14SでターンがSに移ったとの認識がない、3）相手に対しておざなりに肯定的な返事をするため、相手が誤解させられたことに気付けない、ことがある。ミスコミュニケーションのS側のないし共同的原因として、ターンがどちらにあるかについての認識が一致しないため、発言内容が完了したかどうかについて誤解が生じるということがある。この問題を避けるべく、ターン交代の認識を患者側に合わせるには、1）潜在的完了点とみなす沈黙の長さを、通常より長く捉える、2）患者の発言内容が散漫になった場合、確認要求を出すタイミングを通常より遅らせて、

患者の発言が自力で最大限まとまる時点まで待つ、などの補助的方略が有効である可能性が、ここでのやりとりから示唆される。

> RSTR(T)：ターン交代の認識を患者に合わせるよう、潜在的完了点とみなす長さや確認要求を出すタイミングを通常より延長する。

⑩相手の期待する情報の内容／量を充足させられない　照　INF●

19KでKはスポーツ名を追加するのみで、〈スポーツ〉に関して内容的な焦点が生じないまま、〈音楽〉へとトピックをシフトさせているため、情報の有効性が低下して不適切とみなされる。

この会話抜粋のまとめとして、固着すなわちセット転換の困難さによって、思考の深まりや新規な発想、相手の発言の理解が阻まれ、紋切り型の発想やいったん抱いた想念に縛られることが見られた。ステレオタイプ的発想や既存の思考にとどまっている間は、相手への働きかけや相手の理解状況への配慮が生じにくいことが窺えた。

4.5　照合障害の影響下で

照合障害が原因であることが疑われる会話の不適切性は多種多様であるため、比較的短い会話抜粋を多く示すこととする。

4.5.1　フレイムの変化に合わせられない

> 会話状況
>
> Kが入院して1ヵ月ほど経過した頃であり、前出の実習生SとKが訓練課題を一つ行った後に会話を始めたところである。固着障害の会話4-2に先行する会話である。

【会話4-1】
1S　今日はこ - こんな感じで、後は、お話［でもしま］しょうか。
2K　［あ、そうですか］‥はい。
3S　(2)（（カルテめくる））えっと…Kさんはどこのか - どこにお住まいなんですか？↑=
4K　＝私はねえ、P区なんですよ。

第4章　認知障害と談話の不適切性の分析

5S　Q市、[P区]。

6K　[はい]、まあ病院の、あれで、(S：ほおほお{「なんでしょう」と興味を示す感じで})住んでますけど‥一応はまだ%こう%、近く‥、またてんき-あのー(3)引越し‥(S：はい)(2.5)で(S：ふん)まあ%病院が-%病院さんの都合で、です[か]ら]私らは。(S：[はい]はい)　①

    はい。まあ病院のあれで(都合で／近所で)住んでますけど、一応はまだ近くですけど、また転勤じゃなしに引越しがあるかもしれません。まあ私らは病院さんの都合で動きますから。

①流暢性低下（言い止め、言い誤り、沈黙）　*注照*　SUR・COH●

7S　ほうほうほう、あー‥退院‥したら＾[引越しされるんです]？↑

8K　[たいー]‥そーうですねえ＝

9S　＝へ[ー]

10K　[そや]からもう…このにさ-%3ヵ月くらいで、(S：うん)5回ぐらい転-転勤やなしに引越し、②③④

    だからもう、この3ヵ月くらいで、5回ほど引越ししてますから。

②言い誤り　*注照*　SUR

③作話（事実と違うことを言う）　照　COH●

11S　え、そうなんですか？↑

12K　…です[か]↓

④自己認識不足　照　COH●●

13S　[ほー]ん。

14K　もう大変なんですよ。

16S　そうですね。

17K　半身-阪神がちょっと弱‥から。　⑤

18S　‥はい…<[阪神弱いですか？]{大声}>

⑤トピック脱線　抑　COH・SIT●

19K　[ひだ-]左が＝　⑥

20S　＝ああ<@[そう]@>

21K　[ひ-左]がね＝

⑥相手のフィードバックに気付かない＋言外の意味を察せない　照　SIT●

22S　＝@あは、そういう意味@。

    ああ、そういう意味でしたか（笑う）。

188

4.5 照合障害の影響下で

[23K] さから［もーう］（S：［ふーん］）…きちっと歩けないからね。⑦⑧⑨
　　　だからもう、きちんと歩けないんです。

[24S] はーん。

| ⑦（冗談の）フレイムの変化についていけない　*固照*　SIT●● |
| ⑧相手を誤解させたことに気付かず、あるべき言い訳がない　*照*　CAP・ACP●● |
| ⑨相手の期待を理解できない　*照*　ACP●● |

◆

以下が会話 4-1 の分析となる。

| ①流暢性低下（言い止め、言い誤り、沈黙）　*注照*　SUR・COH● |

6Kでは結束構造の乱れと併せて喉詰声と沈黙が頻繁に生じており、これらは認知言語処理の滞りから発言をまとめるにあたっての困難さが生じている時に、認知障害者一般によく見られる手がかりである。10Kで、Kが転院を引越しや転勤と混同していることが明らかになるが、6Kの時点で既にその混同が始まっているようである。このようにKが6Kをまとめられない主因は、過去と現在も含めた自らの居住状況を照合できないことにあると思われる。妻からの傍証として、Kは会社から社宅を退去するようにと催促されており、また病院には入院後数ヵ月で退院を迫られるとの患者どうしの噂を気にしていることがある。このように二つの組織と自らの間に類似した関係があることも影響して、会社と病院、転勤と入退院を照合し、区別することができなくなっていると考えられる。Sが7Sで、6Kの内容確認を、上昇イントネーションを通じて明確に要求していることを手がかりとして、6Kの結束性は低下しているとみなしうる。

| ②言い誤り　*注照*　SUR |
| ③作話（事実と違うことを言う）　*照*　COH● |
| ④自己認識不足　*照*　COH●● |

10Kで結束構造の乱れは継続しており、加えて「2、3ヵ月で5回引っ越した」との現実にはありそうにない発言をすることで、結束性が低下している。この発言によって、SはKが居住の経過を誤って告げているのではないかとの疑念をもち、11Sで10Kの真偽を問う。しかし12Kで肯定されると、それ

第4章　認知障害と談話の不適切性の分析

以上SはKの非現実的な発言に疑問をはさまず、Kのトピックシフトに添っていく。一般的に、会話を始めたばかりの相手の発言に二度以上疑念を差し挟むことは、その時点で明らかにする必要性がよほど高い場合を除いて、控えられる。知り合って間もない会話相手とは、細かい内容の真偽を問題にするよりも、調和的な関係、リハビリテーション用語で言うところのラポールを作ることを優先させるほうが得策である。先に良好な関係を作っておけば、その後内容確認のために踏み込んだ質問をするにしても、相手を不快にさせることを回避しやすくなる。

このような対人上の一般的ルールがあるために、患者が作話を語っても、聞き手は後に真相が明らかになるのを待って留保するか、聞き間違いや自らの"勘違い"として、作話と同定せずに聞き流すことが多い。傍証として別の頭部外傷患者と会話をした別の実習生の述懐を挙げると、「これから家に帰るつもりです」との患者の発言に対して、「病院はわりと自由に出入りできるんだなと思った」とのことであり、「今日PT（理学療法）で何もやっていない」との患者の発言も、「『訓練に拒否的な患者は病棟から降りてきてもらうだけでもいい』とPT（理学療法士）から聞いていたので疑わなかった」とのことで、いずれも患者の作話であることには気付いていなかった。傍証中の実習生のように、相手の話を疑うより先に、相手の話と辻褄が合うように自らの知識や推測に暫定的変化を加えるか、あるいは判断を保留するといった柔軟性を、多くの健常者は備えている。SがKの作話を聞き流しているのも、前述したラポールを優先させるという初対面時の原則に従うとともに、このような思考上の柔軟性を働かせてのことである。

> RSTR（会話相手による）：話し始めたばかりの相手の発言の真偽を問うより、ラポール（調和的関係）を取り付けることを優先させる。

6Kから10Kを通じて言い誤りや長い沈黙が頻出し、結束性の低下につながっている。注意力の低下により結束構造が乱れることを注意障害の会話3-2で示したが、この会話抜粋はKが短い課題を首尾よく行えた直後のものであり、注意力の低下は顕著ではないはずである。ここでの結束構造ないし流暢性が低下しているのは、Kが居住状況に関する事実関係を把握できていないために正確な発言内容を生成できないことによるもので、その原因は照合障害の影響による自己認識低下にある。

4.5 照合障害の影響下で

> ⑤トピック脱線　抑　COH・SIT●

Kは17Kで「半身」と言ってから、それによって連想されたと思われるプロ野球チームの「阪神」のアクセントで言い直している。「阪神」は、会話の流れと全く関連がないため、結束性が低下する。Kが、音から連想された場面とは関連のない言葉を思わず口にしてしまったことには、抑制障害の影響が窺える。

> ⑥相手のフィードバックに気付かない＋言外の意味を察せない　照　SIT●

会話当時は阪神の優勝争いがテレビなどでもよく取り沙汰されており、地域の人々の共有知識とみなしうることであった。Kが17Kで唐突に言った「阪神が弱い」を、Sは大声でオウム返しにして、それが事実とは異なっている上、会話の流れから外れる、意表を突く発言であることを伝えようとしている。しかしKはSの明らかなフッティングの変化に気付かない様子で、態度を変化させずに18Sを「半身」と捉えたまま「左が…」(19K)と続けている。18Sのパラ言語的フィードバックに気付かず、それが表す言外の意味も理解できていないことになる。

> ⑦（冗談の）フレイムの変化についていけない　固照　SIT●●
> ⑧相手を誤解させたことに気付かず、あるべき言い訳がない　照　CAP・ACP●●
> ⑨相手の期待を理解できない　照　ACP●●

Sは17Kの言い誤り（アクセント誤り）を、「阪神が弱い」として理解したおかしさを共有しようと、22Sでは軽い笑いを含んで再びフッティングの変化を表しつつ、冗談のフレイムへの転調をはかる。しかしKは23Kで〈半身麻痺〉トピックにとどまったままSの変化には応じない。Kは、自らが「半身」を「阪神」のアクセントで言い間違ったために誤解が生じたことを理解していないため、そのことに関する補修作業は行わない。また、その言い誤りがSをおかしがらせたことも知らないままなので、面白さを共有しようとするSの期待を満たせていない上、会話の場面を共有できていない。Sはそれ以上冗談のフレイムを共有しようとは試みず、「はーん」(24S)と相手（のコミュニケーション能力の低下）をわかったと言いたげな相槌を打っている。ここでのやりとりから、SはKに対して、少なくとも冗談が通じにくい相手との否定的印象をもったと思われる。

このようにKが、プロソディなどのフィードバックに表されている相手のフッティングの変化を察知できず、相手が仕掛けるフレイムの変化について

いくことができない認知的原因として以下が考えられる。1）注意障害の影響により相互行為上の焦点を捉えることができず、着目すべき変化が生じていることに気付かない、2）相手や状況に変化があることには気付いたとしても、固着の影響により既にある心的あるいは行動のセットを変更できず、新しい状況を理解できない、3）相手や状況に変化があることには気付いたとしても、照合障害により、その変化が相手にとって、かつ会話の流れに照らしてどのような意味をもつのかを理解できない。3）は、先のトラブルを回避するために相手とのミスコミュニケーションを解消しておこうとしないことを意味し、照合障害のなかでもソマティック・マーカーが関与している可能性もある。どの認知機能形式障害がどの程度関わっているのかはここでは特定できず、後の改善にも照らして検討する必要があるが、この会話抜粋からわかるのは、K自らがトピックを展開させていることから、固着や注意障害の影響は強くはないということである。このため、相手の発言を自分の前言やそれまでの会話の流れと照合できない、あるいはしようとしないことが[42]、Sの期待やフレイムの変化を理解できないことの主因であることが疑われる。

4.5.2　間違った答で相手を誤解させたことに気付かない

┌─会話状況─────────────────
│　Sは上記抜粋に続いてKの趣味について話をする間に、明らかに作話とわかる発言とKが数秒間だけ泣く場面に遭遇したことから、Kの障害をおおまかに把握しつつある。そのため、Kの発言を鵜呑みにしない態度が生じ、内容確認の質問をすることが増えている。以下は、Kが故郷を出て大阪に来たと語った後の会話である。
└───────────────────────

42）照合する動機が生じないことと、照合処理を試みはするがそれができないこととは、観念的には別の障害形態と捉えうるが、重度障害においてはこの違いは見えにくい。この時期のKにおいてもそうである。しかし、改善が進んだ段階になると、これらの過程が分離して見えてくることがある。例えば、療法士の指示に従って患者が照合処理を試みはするが、できない状況も生じてくる。初期の会話抜粋の分析においては、照合しようとする動機の欠如と照合処理能力の欠如を分けずにおく。また、照合する動機が生じない原因は、既述のソマティック・マーカー仮説で説明さ

4.5 照合障害の影響下で

【会話4-3】

1S で、なんか大阪出て来られたのはいつですか？↑=

2K =大阪へ出てきたのは‥%昭和さ- ① 昭和やな。(S：うん)昭和さんじゅう(S：お)六年ぐらいですか。

①言い止め　注　SUR

3S ＜さんじゅう{気息声、独白}＞結構前ですね=

4K =だいぶ前ですよ。もう(S：うん)、40年になりますからね。

5S へー、それはー、何でですか↓就職されてー、

6K そうです。

7S はーˆ、じゃあ高校卒業してすぐ出られたん[ですか]？↑

8K [すぐです]ねー。②

9S ふーーん。

10K もう高校入って‥(S：はい)もうほとんど、行かないで、(S：はい)‥＜もう、お金儲けで{気息声}＞、
　　高校へ入ってから、もうほとんど高校へは行かないで、お金儲けのために。

②相手を理解できているかどうかを気にせず、間に合わせの答をする(結果的に事実と違うことを言う)　抑照
COH・INF・ACP●●

11S ＜＠ふふ、高校[に、行かないでですか＠？]＞

12K [＠うはっはっは]もう＠…(S：＠うふふふ)(3.5)まあ、何日、いうことなかったと思います。最初…4、5日行ったくらいっす。
　　ははは、まあ高校は数日も行かなかったと思います。最

れている。繰り返すと、行動選択が必要となった際、過去の選択に伴った感情や身体感覚を賦活することで将来の不利益を回避する動機付けとなり、行動のトリガーとなるものが、ソマティック・マーカーということになる。言い換えると、「いまここ」に安住させず、それを超えるための行動を起こさせる動機付けとして働く。

第4章　認知障害と談話の不適切性の分析

初の4、5日行ったくらいです。

13S　＜ええ、@そうなんですか@｛ぎょっとして大声を出した後、笑う｝＞。(K：@あは)＜@あと[何してた]んです@？↑＞

14K　[いや]…で大阪へもう出てきたん[[です]]。

15S　＜[[あー]]、そう｛非常に高い大声｝＞なんですか↓、へえええ、(3)＜じゃあ、16歳とかですか？↑｛声量増大、おかしいじゃないですかと責めるように｝＞

16K　＜16ですね｛気息声｝＞。③④

17S　＜へえええ｛相手から引くような感じ｝＞、…で、@へ…

18K　もう年上に、(S：ふん)囲まれて、((これ以降、鉄鋼会社での最初の仕事について語る))

③相手を誤解させたことに気付かず、あるべき言い訳がない　照　CAP・ACP●●

④相手のフィードバックに気付かない＋言外の意味を察せない　照　SIT・ACP●●

以下が会話4-3の分析となる。

①言い止め　注　SUR

Kは2Kで故郷から大阪に出てきた年を正確に言っていることから、長期記憶貯蔵庫はある程度保たれていることが窺える。その際言い止めが生じているが、過去の年を想起するにあたり時間がかかったり結束構造が乱れるのは一般によくあることなので、不適切とはみなされない。

②相手を理解できているかどうかを気にせず、間に合わせの答をする（結果的に事実と違うことを言う）　抑照　COH・INF・ACP●●

Kの実際の履歴は、高校入学後すぐ故郷を出て就職しており、卒業はしていない。にもかかわらず「卒業してからすぐ故郷を出たのか」(7S)との問いを8Kでおざなりに肯定しているため、事実とは異なる情報をSに与えてしまっている。これが後に結束性の大幅な低下を引き起こすきっかけとなる。7Sは簡単な事実を問う質問であり、これを理解できないほどにはこの時点のKの注意力は低下していない。8Kのおざなりな答が生じている主な認知的原因は、自らが相手の質問を正確に理解した上で、それに合う答を出せているか

どうかを省みない（自己モニター欠如）ことにあり、それには照合障害が影響している。それに加えて、おざなりにでも答えてしまうのを抑制できないことがある。この時期のKに頻繁に見られる行動であるが、これは相手とのやりとりを続けるという関与義務を優先させて、自らの発言内容の真偽や有効性を犠牲にしているか、配慮していないことの表れである。

③相手を誤解させたことに気付かず、あるべき言い訳がない　照　CAP・ACP●●
④相手のフィードバックに気付かない＋言外の意味を察せない　照　　SIT・ACP●●

　Sはこれまでの会話から、Kが高校卒業後大阪に来たと思っているため、10Kを「高校時代はあまり学校へ行かずにアルバイトをしていた」という意味に誤解している。そのため、Kが在学しつつも「高校へは4、5日しか行かなかった」（12K）と聞いて13Sで非常に驚く。14Kで、故郷の高校はすぐ中退したという事実が判明し、Kが8Kで事実とは違うことを言ったためにSが誤解させられていたことがわかる。Kの発言に基づいていた前提的知識ならびに13Sの驚きを無効にされたことによるSの驚きとKに対する非難が、「あーそうなんですか」（15S）における極端なプロソディに表れている。続いてSは、「へえええ」という「それは初耳です」を意味するフィラーを発し、3秒の間を置いてKの釈明を待つが、反応は得られない。さらにSは、Kが8Kで間違って答えていたことをわからせようと、特徴的なプロソディで「あなたはそうは言わなかったじゃないですか」を言外に意味する修辞疑問「16歳で大阪に来たんですか」（15S）を発する。Kはこのパラ言語的フィードバックも利用できず、修辞疑問を文字通りに受け取って、「16歳です」（16K）と肯定する。

　Sによる一連のパラ言語的表現は際立っていてわかりやすく、Kの注意力は比較的保たれているため、Sの発言に何らかの変化が生じていることに、Kは気付いているはずである。しかし自らの発言を省みて、相手の変化の原因が自分側にはないかと照合しようとはしていない。そのため、相手のパラ言語的フィードバックが表す言外の意味を理解できない。自らの発言を省みないという態度（自己モニター欠如）がある限り、間違った答で相手を誤解させたことには気付かないことになる。当然ながら、自らの誤りについての謝罪もなされないため、容認性が著しく低下する。

4.5.3 言外の意味を察せない

―会話状況―
先の抜粋に後続する実習生SとKによる会話からの抜粋が以下である。Kの両親が早く亡くなって苦労をした後、故郷を出たという話をした後である。

【会話4-4】

1S はあ、もう働くところ ˆ もあんまりなかったんですか？↑
　　故郷では働くところもあまりなかったんですか。

2K そうですそうです。

3S ＜はあああ{小声}＞

4K もV((Kの故郷の県名))では、ないですわね。①

5S ＜そうですかねえ{同調する調子で}＞。そー大阪とかに行ったら［ねえ］、

6K ［＜そうそうそうそう{共感こめて}＞］。②

7S ふんお店もいっぱい［あるし］。

8K ［もう］違反してでも‥（S：うーん）仕事しますからねえ↑ ③

9S はあー（3）兄弟の一番うえーでらっしゃるんですか？↑

10K も、3人％（S：はい）で‥（S：はい）‥一番上は、ねえさ-％姉がおります。

11S あー、そうですか。

12K …私はち％-男は一人やから（S：あー）で、［長男で］、

13S あ［じゃあご長男で］。‥ふーん。

14K でも長男が家におることはできないから‥（S：あ［ー］）［昔］はねえ。 ④
　　昔は長男が家に残ることはできなかったから。

①真偽の程度を判断できず言い切る *照*
SUR・INF

②先取り合意 *照抑*
CAP・ACP●●

③相手の発言を無視し発言を続ける *照*
COH・ACP●●

④作話（事実と違うことを言う）*照* COH
●●

| 15S | ん、あ、＜そうですか？↑｛疑うように｝＞ |
| 16K | で（3）＜出たわけですわ｛気息声｝＞Hx |

⑤ | ⑤相手のフィードバックに気付かない　照 SIT・ACP●●

| 17S | ふうううん。・・・大阪に行かれてどんなお仕事されましたん？↑ |

以下が会話 4-4 の分析となる。

①真偽の程度を判断できず言い切る　照　SUR・INF

　4K の「（故郷では仕事は）ないですわね」のように、K が程度表現を用いず極端に言い切る傾向は、固着の会話 4-2 などでも示した。この原因として、照合障害の影響により、なんらかの基準に照らして物事を比較したり相対化することが困難なことが挙げられる。きっぱりと言い切ること自体は、内容が強調されたり、当人に判断力があるように聞こえるという積極的効果をも生じうる。しかし、発言内容と事実に乖離があることが聞き手の知るところとなると、結束性が低下する上、無責任な発言とみなされる。4K での言い切りは、K が仕事の少なさを強調しているものと S に解釈され、不適切視されていないことが、5S の同調から窺える。

②先取り合意　抑照　CAP・ACP●●
③相手の発言を無視し発言を続ける　照　COH・ACP●●

　K の先取り合意の空疎さが露呈している会話抜粋を既に示したが（例：抑制障害の会話 3-1）、その原因として、照合障害により相手の発言と自分の考えを十分に照合しないことと、抑制障害により根拠がなくても衝動的に同調してしまうことを挙げた。先取り合意は、結果的に相手の発言との間に齟齬が生じなければ、協調的な態度として映り、印象管理上好ましいこともある。しかし、先に合意しておきながら、その相手の発言内容とは異なることを述べた場合は、当てにさせた合意を取り下げて、期待を裏切ることになるため容認性が低下し、空疎な合意を述べたことにより場面性と情報性が低下する。この抜粋では、K は 2K で 1S に強意的な同意をしており、それが抑制障害の影響と併せて 6K の先取り合意を誘発していると見られる。その先取り合意は、S が「大阪に行ったら」（5S）と言ったところで割り込みつつ共感を込めてなされている。しかし、大袈裟に合意したにもかかわらず、S の後続発言

第4章　認知障害と談話の不適切性の分析

「店もたくさんあるし（仕事がある）」（7S）の直後に、「違反してでも仕事をする」（8K）と無関連なことを言っているため、結束性が低下し、Sに当てにさせた合意を成立させなかったことで容認性が低下する。ゴッフマン（1967/2002: 35）は、相互承認という前提をこわしてはならないため、「思慮分別や方便の嘘でもって、表面だけでも相手との合意を維持すべきである」、としている。相手の発言内容が確定していない時点で先取り合意をしていること自体が不適切性をはらんでいるとはいえ、Sの発言が自分の考えとは異なっていることがわかった時点で、合意をした手前、ゴッフマンが指摘するように、Sの発言に自らの発言を合わせるようにすれば、先取り合意の不適切性は回避できる。しかしKはセット転換が困難であるために、そのように臨機応変な修整を行うこともできない。

9Sでフィラー「はあー」に続いて3秒間の長い沈黙があるのは、一旦は合意が保証された発言が無視されたことにSが戸惑っており、また8Kの意味が理解できないためであろう。しかしその後Sは8Kの内容を問いただしはせず、〈Kの兄弟構成〉へとトピックをシフトさせている。Sがこのトピックを選んだのは、会話が混乱する以前に共有されていた〈故郷〉トピックと関連があり、かつ患者の基本情報として会話が成り立ちやすいとの判断があるためであろう。こうしたSの行動から窺えるのは、Sがここでのミスコミュニケーションを簡単には修復しえないと考え、さらなる混乱を避けるためには、修復を模索するより問題含みのトピックを棄却するのが得策と判断していることである。言い換えると、SはKと協力し合って問題解決をすることは困難と判断しており、表面的なやりとりに留まることになってもよいから、扱いやすいトピックを選んでいることになる。これは会話の継続を第一の目的とするなら、補助的・支援的態度となるが、より深い相互理解を目的とするなら、消極的選択となる。

④作話（事実と違うことを言う）　照　COH●●

⑤相手のフィードバックに気付かない　照　SIT・ACP●●

Kは中学卒業後すぐ故郷を出た理由として、「昔は長男が家にいることはできなかった」（14K）と述べる[43]。これは「昔は長男以下が家に残ることはでき

43）Kのことわざや定型句の理解と表出は照合障害の影響により低下していることが

なかった」という一般常識と合致しないことから、15Sでは14Kに対する疑念がパラ言語的に表されているが、Kはこのフィードバックにも反応しない。ここまでの一連のやりとりに関するSの不全感は、「ふうううん」(17S)という、相手の発言に不満はありながらも、それ以上は追求しないことを含意する、(固着の会話4-2の18Sで既出の)特徴的プロソディを伴う相槌に表れている。この後SはKに内容の真偽を問いただすことはせず、Kが答えやすいと思われる質問〈大阪での仕事〉へとトピックをシフトさせている。

　Sはこの抜粋以前の会話を通じて、Kが種々の不適切性を呈することを把握しつつある。そのためかこの抜粋では、会話開始当初のように激しく驚いたり、パラ言語的フィードバック等を通じてKの不適切性をわからせようとする回数が減っている。それに代えて、あらかじめ混乱を回避できそうなトピックを選んだり、結束性が低下している発言や作話は聞き流すなどして、Kの不適切性を不問に付すようになりつつある。すなわちKの不適切性の概要を知るにつれ、Kとのコミュニケーションにおいて採用する方策と態度が、トラブル回避型の消極的なものに変わりつつある。

4.5.4　相手の知識の想定を誤る

> **会話状況**
> 　実習生SとKによる会話の後半部からの抜粋を挙げる。中学を出て大阪に集団就職した際、お金がなくなっても大丈夫なようにとの姉の勧めに従って、まかない付きの寮のある会社を選んだとKが語った後である。

【会話 4-5】

1S　＜ああ＾ーーーー↓ ｛姉の名案に感心する表情で｝＞。そうですね。(K:うん) 住むところが (K:…そうそうそう)　① 寝るところが確保できてたらね、(K:うーん)‥まあお金がなくても。

2K　あのー (2.5) それがね、(S:はい)‥そ‐行

①先取り合意　抑照
CAP

検査等からわかっており、3章でその例を挙げた。14Kは、定型句の誤った理解が会話に表れている例とも捉えられる。

第4章　認知障害と談話の不適切性の分析

ったとこが、(3)漫才 - もうまん% - もう…%若いから - まだわか - わかれへんかな(S:うん)あのー(2)西川きし - きよしとー、(S:はあはあはあ)やっさん(S:ほーー)の漫才。②③④

[3S]　横山やすしさん、(K:うーん)ですか?↑=
[4K]　=うーん、の漫才。(S:ほうほう)あれー、おりましたね。⑤⑥
[5S]　<へっ?↑{驚いて}>‥[どこ - どこに]、
[6K]　[や、やっ]さんの、(S:はあはあ)‥奥さん今もケイコいうてね。(S:ほうほう)あれのあ - にいさんが(S:はあ)やってる、‥会社あるんすよ。
[7S]　<ええ、そうなん{大声、驚いて}><@え>、そのー[新幹]線[[の?↑]]
[8K]　[私がいた会社の]。[[そうそう]]そう
[9S]　<ええそうなんですか。{大声、驚いて}>‥<へえええ{トーンダウン}>
((この後Kは、その地域にはそういう小さい会社が多いという話に脱線してから、その漫才師が高校生と"できちゃった婚"をしたというトピックについて語る。))⑦

②無関連な連想を語る　*抑照*　COH・SIT●
③会話の流れの中にトピックを位置付けない　*照*　SIT●
④流暢性低下（言い止め、言い誤り、沈黙）　*注*　SUR・SIT●
⑤状況呈示欠落　*照*　SUR・COH・INF●
⑥新情報を共有知識として扱う（結果的に相手に非を追わせる）　*照*　INF・ACP・TEX●●
⑦相手との関係や場面に相応しくないトピックを選択する　*抑照*　SIT・ACP●●

以下が会話4-5の分析となる。

①先取り合意　*抑照*　CAP
②無関連な連想を語る　*抑照*　COH・SIT●
③会話の流れのなかにトピックを位置付けない　*照*　SIT●
④流暢性低下（言い止め、言い誤り、沈黙）　*注*　SUR・SIT●

　先の抜粋で、先取り合意は相手の発言と齟齬が生じないかぎり不適切とはみなされないと述べたが、1S中のKの相槌「そうそうそう」はその例である（ただしKが2Kで急にトピックをシフトさせた時点で、空疎な合意だったとの印象がSに生じている可能性はある）。

Sは1Sで、この抜粋以前のトピック〈集団就職した会社〉を継続して、寮生活の長所について話していた。Kは2Kで〈やすしきよしの漫才〉について語り始めるが、1Sとの関連は不明である。トピックシフトないしサブトピック導入にあたり求められる会話のルールは、導入するトピックを先行トピックと関連付けるか、あるいは関連がないのであれば、脱線であることをコメントするなどして、導入したトピックフレイムを括弧で括ることである。

　2Kでは、「あのーそれがね」という前置き (displacement marker) を付けることで、トピックシフトの唐突さを軽減することはできている。しかし2Kのそれに続く発言では、〈やすしきよしの漫才〉を先のトピック〈集団就職した会社〉と関連付けられていない。Sは3Sで「横山やすしさんですか？」と部分的な内容確認をしていることから、2Kの結束性は低下していることになる。ただし導入されたトピックが脱線にあたるため、結束性が多少低下したとしても、不適切とはみなされにくいことは既述した。あるいは脱線の内容の有効性（情報価値）が高ければ、結束性低下に伴う不適切性は相殺され（trade-off）、打ち消されるか、許容される。3Sの時点でSは、そのような可能性を考慮に入れて、Kの新しいトピックの成り行きを傍受していると思われる。

⑤状況呈示不備　　照　SUR・COH・INF●

⑥新情報を共有知識として扱う（結果的に相手に非を負わせる）　照　INF・ACP・TEX●●

　Kが自ら導入したトピック〈やすしきよし〉について「あれー・・おりましたね」（4K）と尋ねるのは、質問内容が不明（状況呈示不備）であることに加えて、まだ共有知識として成立しておらずSが推測できるはずのない情報を、知っているものとみなすことになる。これに対してSは強く驚き、「へっ、どこ、どこに（あなたが言っていないのに私が知るわけないでしょう）」という乱暴な言い回しの修辞疑問で、Kに落ち度があることを伝えている。ここでのKのように、相手にとって新情報であることを旧情報として呈示すると、情報提供義務を果たしていない上、相手が知る由もない情報を忘れているとの不当な咎めを負わせることから、容認性が著しく低下する。ここにも、Kが発言に際して自らの前言や相手との共有知識を照合しないことの弊害が現れている。

⑦相手との関係や場面に相応しくないトピックを選択する　　抑照　SIT・ACP●●

第4章　認知障害と談話の不適切性の分析

　Kが2Kで〈やすしきよし〉について話し始めたのは、Kが突然思い出したエピソード〈やすしの"できちゃった婚"〉について話したいがためであったことが、この会話抜粋の後にわかる。このようなトピックは、リハビリ中という場面や、それ以前の会話の流れ（病気や生い立ちに関わるもの）に照らして不適切であるとともに、初対面の女子実習生に語る内容としては品行上不適切であることから、場面性と容認性が低下する。また会話中にナラティブを導入する場合は、そこから得られる教訓やポイントが、相手が求めている情報になるようにするという、ことばの意味と行為をつなぐルール（Labov and Fanshel 1977: 107, 257）をも充たしていない。この時期のKがナラティブを語る場合、抑制障害の影響で念頭に浮かんだ無関連な連想を語ってしまうことがほとんどである。固着の会話1-2で繰り返し語られた〈いじめられる看護師〉のエピソードも、この会話での〈できちゃった婚〉と同様に、会話の流れとは無関連であった。

　この抜粋で、Sの反応の直截さを手がかりに、特に不適切性が高いと思われるのが、相手が知る由もない新情報を相手が知っているものとみなして、結果的に不当な咎めを負わせることである。これは照合障害が原因で生じているKの事実誤認の被害が、相手の責任領域に及んでいるためで、その点において、注意障害の会話3-2で、自分の発言と相手の発言を混同するという事実誤認が結果的に相手に非を負わせた時と同様である。

　これらがコミュニケーションの破綻につながりうる理由は、4.3.2で述べたように、自身が言ったか言わなかったかすら覚えていないのであれば、会話の内容全般も覚えていないのではないかとの、Kのコミュニケーション能力に関する疑念を相手にもたせ、会話を継続する動機を損なうことにある。また、Kの非を転嫁されることによる相手の抵抗感、ないし関係性の悪化は、故意ではないとの理解があっても避けにくいということを、注意障害の会話3-2で確認した。咎めを負わされることに加えて、Kが自らその誤りと責任を最後まで自覚しないこと（補修作業の欠如を手がかりとして）に対する心理的抵抗感や距離感も強いと思われる。この抜粋でも、SはKの勤めていた会社に有名人の関係者がいたという話に対して直後は大きく反応するものの、9Sのトーンからその興味は急速に失せたことが窺え、その後の会話では受身的な態度に変わっている。

4.5.5 重大な自己誤認

―会話状況―
Kが入院して間もない頃の評価セッションで、療法士TはKから様々な情報を聞き取ろうとしている。以下は、入院目的としてリハビリに期待することを問われてのKの答である。

【会話1-3】

1K　まだ仕事が‐（T：ふん｛小声｝）もうできるだけもう％動けるように、完璧には、無理やろけど，（T：ふん｛咳払い｝）…ある程度動けるよ‐まあちゃんとして歩けてー、（T：うん）左手もちょと使えてー、（T：うん）包丁もまだ使えてーちゅ（T：うんうん）‥で，％まあ％料理て、＜準備がものすごい｛声量増大｝＞たいへんですから、［ま，なんでもそうでしょうけど］、（T：［ですねー］）

2T　ま特にね［ーかぎら］（K［ああ］）れた時間内で，（Kそうです）やってしまわないといけないと＜いけませんもんね｛早口小声｝＞

3K　そやからまあ（T：うん）つこうてもらえたら、‥（T：ふん）‥いうことで、①（T：ふ［ん］）［ここ］もしょ‐ま紹介みたいな感じで（T：ふんうん）あのL（（病院名））‐‥（T：ふんふん）（4.5）の前にはあれどこいったかな、…（T：ふん）（2.5）一番最初は大阪の、（9.5）②
　　だからまあ調理師として使ってもらえたらということで、この病院に紹介されたような感じです。L病院から。その前はどこの病院に行ったかな。一番最初は大阪の…

4T　＜大阪のどこでしょうねえ｛小声｝＞。（（カルテをめくって探す））

5K　＜なんやったかなあ…｛気息声｝＞

①自己認識不足（病院で調理師をしていると誤認） *固照* COH・SIT

②発言の途絶 *注照* CAP・SUR・SIT・ACP ●●

第4章 認知障害と談話の不適切性の分析

6T　ふーん（（カルテめくる））。
7K　（9）M（（病院名））　③
8T　は、は（2.5）
9K　に［XXXX］（T：［うん、{咳払い}］）…も救急車で。
10T　ふんふん。
11K　（2）［で］（T：［ふーん］）そこでその紹介、あの、あれしてもろて（T：うん）、‥今度は％…Lに（T：ふん）、‥（T：ふん）まあ同系の、のあれですかね‥（T：ふーん）＜行きなさい言うことで{気息声}＞（T：ふん）、④　で、すぐそっから、（3.5）また大阪のそのM‥（T：ふん）病院に＜帰りまして{気息声}＞、　⑤
　B病院で紹介、あれ（意味不明）してもらって、L病院に行きました。同系列の病院へ行くようにとのことで。それからすぐまた大阪のM病院に帰りまして、
12T　はは、はあ、それは手術かなんかのためですか？

③無関連な連想を語る（脱線して本題に戻らない）*抑照* COH・SIT・ACP●●

④内容不明の代用形　*注* SUR

⑤流暢性低下＋パラ言語的異常性　*注* SUR・SIT●

以下が会話1-3の分析となる。

①自己認識不足（病院で調理師をしていると誤認）　*固照* COH・SIT

　抜粋以前の会話で、Kは今後も調理師の仕事するつもりであると語っているが、復職できるほど身体機能が改善する見込みはないという説明を前院で受けていることをTは聞き知っている。にもかかわらずこの抜粋でKは、「ちゃんと歩けて…包丁も使えて…」（1K）と自信のある態度で語っていることから、Kは自らの今後の改善について正しい認識をもっていないとTは捉える。3Kの「つこうてもらえたらということで紹介された」というのは、「病院に調理師として雇われている」というKの自己誤認の表れである。この誤認はKの初期の会話において繰り返し語られることになるが、この時点ではまだTはそのことを把握しておらず、3Kを聞き流している。3Kは、この時点のTの想定の範囲を超える、Kの自己同一性の根幹に関わる自己誤認（作

話）であるため、ありえないとの思い込みも影響して、TはKの説明不足か、あるいは自らの聞き間違いとして、傍受するか不問に付していることになる。この態度は、照合障害の会話 4-1 などで、実習生たちが患者の作話の真偽を問題にする以前に、それを聞き流したり、自らの理解の方を修正していたのと同様である。

> RSTR：現実とかけ離れた発言は、聞き流されるか、まず傍受される傾向がある。

②発言の途絶　*注照*　CAP・SUR・SIT・ACP●●

Kは3Kで転院経過を想起することが困難になり、10秒弱の沈黙に入る。これほど長いと会話場面からの明らかな離脱となって場面性が低下し、相手を放置するという配慮のなさから容認性も低下する。その間補修作業も行わないKに対して、Tは4Tでなんらかの行動をとるよう促す。それに応えてKは5Kで、自らが思い出せないことに言及するという補修作業は行えている。しかしその後再び10秒弱の沈黙に入る。それによって最終的に、ターゲットである病院名を想起できてはいる。しかし会話において重視されるのは、脱線したトピック内の固有名を想起することより、むしろ会話を滞りなく進めることである。Kのように数十秒も相手を待たせて会話を宙吊りにするのは、不適切性が高い。会話中に固有名を想起しにくくなった場合の適切な行動は、「今はちょっと思い出せませんが」などとコメントして想起を諦め、固有名を説明に置き代える（circumlocution: Yule and Tarone 1997）ことである。Kがこのようなコミュニケーション方略を採る必要性に気付かない認知障害面の原因として、1）照合障害によるメタメモリーの障害がある、すなわち想起にあたっての困難さの度合いを推し量れないため、想起を切り上げられないことと、2）自己を監視、制御するメタ自己が機能していないため、数十秒間も想起に没頭している自身に気付かないこと、が考えられる。

③無関連な連想を語る（脱線して本題に戻らない）　*抑照*　COH・SIT・ACP●●

3KでTの質問〈入院目的〉から外れて〈転院経過〉について語り始めたKは、この抜粋の最後まで質問に戻る気配はない。これまでの抜粋（例：固着の会話 1-1 と 4-2）でも見られたように、この認知障害面の原因として、1）抑制障害の影響によりトピックから脱線することと、2）照合障害の影響により自分の発言がTの求めに合っているかどうか省みないこと、がある。内容

的に関連がないという点で結束性が、相手の求めを無視しているという点で容認性が、一時的な脱線で終わらず、会話の流れと状況を変えてしまっている点で場面性が低下する。先の想起にあたっての沈黙と同様に、相手の許容範囲を超える長い時間を脱線に費やしているとの自覚は、Kにはないものと思われる。

|④内容不明の代用形　　注　SUR|

|⑤流暢性低下＋パラ言語的異常性　注　SUR・SIT●|

〈転院経過〉を想起するにあたり、注意の処理容量に負荷がかかっているため、結束構造に不備が生じるとともに、気息性の発声となっている。ここでは、Kが〈転院経過〉を想起しようとしていることが発言の前後から明らかであり、結束構造上の不備は聞き手が推測で補えるため、結束性を低下させることはない。しかし気息性の震える声質は、かなり苦しそうで異常な印象を与える。

　上記抜粋で見られた相手の質問や会話の本題とは無関連なことを語るという行動は、それが会話を展開させることにつながったり、相手にとって有効性（情報価値や面白さ）が高ければ、後方視的に不適切性を免れうることは既述した通りである。Tは、当初聴取するつもりでいた〈入院目的に関するKの自覚〉が聞き出せずに終わったことによる不全感はもっているものの、その代わりに、Kが〈転院経過〉をどの程度想起できるかという予期しなかった情報が得られたため、会話は結果的に有益であったと感じている。そのことは12TでKが脱線させたトピックに関する質問をしていることに表れている。このように個々の発言における結束性や容認性の低下は、会話全体としての有効性、ここでは情報の充実度によって補われうることがわかる。

　その一方で、そのような全体としての埋め合わせが及ばない不適切性があることも、この会話抜粋から窺える。それは病院に調理師として雇われているというKの自己誤認である。このような会話状況の核をなす内容（ここではリハビリをするために入院していること）を踏まえていない自己認識に基づいているかぎり、その状況における相手とのコミュニケーションや共在は成り立たなくなる。なぜなら、Kの認識においては、会話相手との役割関係も現実から乖離したものになっているはずであり、相手はKにとっての何として振る舞えばよいのかわからなくなるからである。相手は、状況認識の核を共有

できないのであれば、会話の成立は期待できないと判断するだろう。患者に関しては、素朴心理学的モデルの排除ないし理解不可能型を適用すると思われる。この抜粋におけるKの自己誤認に対するTの反応は、予想だにしない内容であるため推測が及ばず、聞き流しているというものである。しかし、この抜粋の後には、聞き流した分の混乱を伴いつつ、Tが上述の判断を経ることが見られる。

4.5.6　自己についての時間的記憶の誤り

> **会話状況**
> 病院に調理師として雇われているという明らかな自己誤認と、時間の前後関係の誤認が見られる会話を挙げる。入院から3週間ほどたったこのセッションまでに、Kは何度かその誤認をTに語っているので、Tは把握済みである。抜粋以前は故郷を出た時のことがトピックとなっていたが、以下でKは、大阪に来た理由を述べると、すぐにトピックを〈仕事〉へとシフトさせている。この時期のKは、会話の流れと関係なく仕事の話を始めることが多い。

【会話2】

1K　で、も大阪は…修学旅行の時に、(T：うん)一番印象に残ったんで、(T：ふーん)で、就職で大阪に来たんですよ。(T：うん)このR((大阪府内の市))に　①②
　　それで大阪は修学旅行の時に一番印象に残ったので、就職でも来ることにしたんです。このRに。

2T　うんうん。Rに。ふーん。

3K　んでずーとおって、(T：ふん)でこういう仕事に入って、(T：うん)(3)うーんと‥それまでは、鉄鋼関係の、(T：うん)…とかにおりまして、(T：うん)‥で、リハビリセンター、L((前院の固有名))リハビリセンターさんに、(T：うんうん)‥一応…仕事　③④⑤
　　＜ま私＾が直接きいてないからそこんとこがまだ

①状況呈示不備（または言い誤り）　照　COH・INF●

②他者開始修復に応じない　照　CAP・ACP●

③おきまりのトピック（調理師）にシフトさせる　固　INF

④流暢性低下　注照　SUR

⑤時間の前後関係や継続性を誤って呈示する　照　COH・INF●●

第4章　認知障害と談話の不適切性の分析

ちょっとわからへんし、{急に早口で不服そうになる}＞（T：うん）‥あの‥働いてみますかーとか、（T：うん）契約しましょうかいう、（T：うん）しょ-しょ-そういう書類も書いてないし、⑥
　その後ずっとRにいて、それからこういう調理の仕事を始めました。それまでは鉄鋼関係の会社におりまして、それからLリハビリセンターさんで一応仕事を（することになりました）。でも私が直接交渉していないので、そのあたりがまだちょっとわからなくて。働いてみますかとは言われなかったし、正式な契約書類も書いていませんし。

⑥自己認識不足（病院で調理師をしていると誤認）　固照　COH・SIT●●

4T　ふんふん、Lリハビリ［センターとは、］（K：［はーい］）　⑦　［［ですかね↑］］

⑦先取り合意　抑照　CAP

◆

以下が会話2の分析となる。

①状況呈示不備（または言い誤り）　照　COH・INF●
②他者開始修復に応じない　照　CAP・ACP●

　1Kの「このRに」を文字通りに捉えると、会話時点でTと一緒にいる場所を指すことから、自己に関する場所情報の照合誤りであることが疑われるが、単に「この」という指示詞の言い誤りである可能性もある。Kが所在を認識しているかどうかは認知機能評価上重要な情報であるため、Tは「Rに」（2T）と1Kを一部反復してKが訂正するかどうかを試すが、反応は得られない。相手の誤りを反復して訂正を促すという方略は、相手からのフィードバックに気付き難くなっているKに対しては有効ではないことがわかる。

［RSTR：相手の誤りを反復して補修作業を促す（照合・注意機能が低下している時は無効）。］

③おきまりのトピック（調理師）にシフトさせる　固　INF
④流暢性低下　注照　SUR
⑤時間の前後関係や継続性を誤って呈示する　照　COH・INF●●

　3Kでは、R市に「ずーっとおった」としているが、実際には数年しかいなかったことから、時間の継続性に関する誤りとなる。その後「こういう仕事に入って」と調理師の仕事に言及した後、十代で大阪に来た当初の鉄鋼関係

4.5 照合障害の影響下で

の仕事の話に戻ってから、次いで30年以上後のことになるリハビリセンターに言及している。ここでは、呈示する出来事の時間関係が前後し、かつ飛躍しているために事実通りに伝えられておらず、結束性と情報性が低下する。このような発言が生じる原因として、出来事を時系列にそって照合する（タイムタグを付ける）ことの障害が挙げられる。また、Kが時間に関する照合処理を試みるにあたり、ワーキングメモリ（注意容量）に負荷がかかっていることが、流暢性の低下に表れている。

⑥自己認識不足（病院で調理師をしていると誤認）　固照　COH・SIT●●
⑦先取り合意　抑照　CAP

3Kでは、「調理師として病院で働いている」という自己誤認も見られる。若い頃との時間的飛躍がありながら前院のリハビリセンターの話を始めたのは、そこでの"仕事上の"不満が連想され、それについて語るのを抑制できなかったためであろう。3K以降は、「正式な手続きこそしていないが、仕事をすることになっているのに、まだしていないことに納得がいかない」と語る。これが現在形になっていることから、Kは前院での状況と現在の状況を混同し始めているとTは考える。そこで4Tでは、「それは前院でのことですね」と上昇イントネーションで確認要求し、Kが現在と過去を混同しないよう導こうとする。

［RSTR（Tによる）：患者が混乱しつつある場合、確認要求を通じて正しい内容を呈示し、混乱を回避する方向へ導く。］

ここでのように、Kが過去について語っているうちに現在の状況と混同し始めることは、入院初期に何度か観察された。この原因は、照合障害の影響により、自己に関する記憶を時間軸に沿って正しく割り当てられないことにある。現在と過去を混同すると、自己同一性（連続性）がないとの印象を会話相手に与える。健常者には備わっていると当然視される自己同一性の要件として、時系列に沿った自己に関する記憶が事実と一致していることがあると、ここでのKの不適切性から窺える。

この抜粋でTは、Kの時間の前後関係に関する誤認については修正を試みている一方で、「調理師として働いている」という自己誤認のほうは訂正せずに受け流している。この背景には、この種の重大な自己誤認は、時間をかけて状況認識全体が改善するまでは解消されにくいとの専門知識に基づく判断

がある。

> RSTR（Tによる）：その時点の患者の能力で修正が期待できないことに
> ついては、修正を試みず、求めない。

4.5.7 病識の低下

――会話状況――
　Kが入院してから3ヵ月以上経過した。親しく話をするような入院患者がいるかというTの質問に対して、Kはあまりそういう機会もないと答える。以下はその後の会話である。

【会話5】

1K　まああっちこっち私も動くからー‥（T：うんうんうん）事務所からは、… ①　まどこ行っても、‥注意人物やでー@とか言うて@。
　　まあ私も病院内のあちこちをよく動き回るので、看護師の詰め所やどこでも、要注意人物扱いされています。

①言い誤り　注　SUR・COH●

2T　[@うははははは]（K：@くっく）…H事務所て［ー］詰め所のこと[[ですか]]。
3K　[なー][[ああ]]そうですねえ。
4T　うん、‥ふーん。‥
5K　何が、要注意、じ‐人物や@っへ。②
6T　@んはははははH、<うーん{小声}>…まあここーの病院エレベーターとかややこしいですんでね。

②自己認識不足（病識低下）　固照　SIT●

7K　そーうですよ［ねえ］。
8T　［うん］、うん、こう階がねえ、‥3つ建物があって。
　　この病院は階がややこしいので。3つ建物があるから。
9K　<あーあー{けだるい感じ}>。
10T　うん‥{咳払い}うん（2）で、地下とかに取り残されないようにていうような、配慮でしょうね。

210

4.5 照合障害の影響下で

それでKさんが一人でエレベーターに乗って地下等に取り残されないようにと看護師らは配慮しているんでしょうね。

11K ああなるほどね。(T：うーん、‥＜ねえ｛小声｝＞)・・・ほんま、‥やっぱこういう風％、な、‥敷地やと％・・(T：うん)、…なかなか、‥％たいへんですわね。

12T うんうん建て方がね＾＝

13K ＝うーん、(T：ああ)そやか中で働く人も－…③ (T：うん)(4) まだいまだにはっきりわからへんから。(T：う［ーん］)、［そやか］一番下の階の、一番4階と、(T：うん)、‥次の階の、(T：うん)次の、建物の1階と、おな‐同じ、‥(T：そーう［なんですよね＾］)［なりますからね］。④こういう建物だから中で働いている人も大変でしょうね。私も未だにはっきりわかりませんから。ある建物の一番上の4階が次の建物の1階になってるんですから。

14T OTの棟［と］…(K：［あーあ］)の4階が、ここの1階、(K：あ、はーい)、ていう風になってるんで、うん、でもそれはもう把握なさってるしねえ＾、今おっ［しゃったから］＝
OT（作業療法）のある棟の4階が、この棟の1階にあたりますからね。でも、それは今ご自分でおっしゃったように既に把握なさってますから（大丈夫です）ね。

15K ＝［もうやっと］、(T：ふん)…ですけどねえ。(T：ふーん)そやか行く行く一言うて＜＠なかなか帰ってけえへんから＠＞ ⑤
やっとわかったんですけどね。今でも私がどこかに出てしまうとなかなか帰って来ないので、（皆が心配するんでしょう）。

16T ＠うーん＠うふうふ

17K OTの、あのMさん、(T：うーん)もー…どこへ‥迷われたらあかんから、わ‐％ (T：うん)

③自己基準に引き付けて他者を判断する（自他同一視） *固照*
COH・SIT●●

④流暢性低下（言い止め、発言途絶、言い誤り） *注* SUR

⑤行為や描写の視点が定まらない *照*
SUR・COH●

第4章　認知障害と談話の不適切性の分析

あの子らやっぱ若いから、(T：ふん) はや‐早く覚えられる。⑥　(T：ふんふん)。
作業療法のMさんも、私にどこかへ迷われてはいけないと (心配してる)。あの子なんかはやっぱり若いから、建物の造りも早く覚えられるんでしょう。

⑥自己認識不足（病識低下）＋事実誤認（自己都合の誤った理由付け）＋ステレオタイプ的発言　*固照*　COH・INF ●●

◆

以下が会話5の分析となる。

①言い誤り　*注*　SUR・COH●

Kが1Kで「看護師の詰め所」を「事務所」と言っているため、Tは2Tで「事務所ではなく詰め所ですね」と単語の言い誤りとして扱った上で、確認を要求している。これには、Kが「事務所」との連想で、病院を自らの職場とする自己誤認をもつことを防ぐ意図がある。入院して3ヵ月が経つこの時期に、〈調理師として病院で働いている〉というKの自己誤認は解消されつつあるが、まだ時折はそう思い込むことがある。

［RSTR（Tによる）：患者が混乱しつつある場合、確認要求を通じて正しい内容を呈示し、混乱を回避するよう導く。］

②自己認識不足（病識低下）　*固照*　SIT●

Kは5Kで、自分が病院スタッフから要注意人物視されていることに関して、冗談混じりで不満を述べる。この背景には、Kが病院内で迷い何度か危険な事態が生じたため、スタッフが"見守り"と呼ぶ監視レベルを適用することになったことがあるが、Kの発言からは危険があるとの自覚は窺えない。照合障害の影響により、自身に問題がないかどうかを省みることがないためであろう。また、健常であった頃の自己イメージに固着して、自己の能力についての評価を転換できないことも一因と思われる。この他に5Kから窺えるKの認識として、病院スタッフに付与されている公共的自己像が、K自らがもつ私的自己像より貶められたものであることを不満と捉えていることがある。その表れとして、「何が要注意人物や」と、スタッフを責めるとともに自らを揶揄することで公共的自己の無効化がはかられており、役割距離がとられている。

③自己基準に引き付けて他者を判断する（自他同一視）　*固照*　COH・SIT ●●

④流暢性低下（言い止め、発言途絶、言い誤り）　注　SUR

　構成障害（空間の認識障害を含む）により、この時点でもまだKは病院の構造が把握できていない。しかし病識の低下により、それが自分の障害に起因するとは捉えておらず、職員も自分と同様の困難さを感じるとみなしていることが13Kからわかる。固着障害の影響により、自己を基準にすべきでないことに対しても自己基準を適用してしまうことと、障害をもつ自身の能力と健常者の能力を照合できないことから、自己と他者を同一視する傾向が生じると思われる。13KにはKに障害があるという事実が反映されていないため結束性が低下し、状況判断不足とみなされるため場面性が低下する。

⑤行為の主体や描写の視点が定まらない　照　SUR・COH●

　照合障害と時によっては注意障害の影響もあって、Kが複数のオーサーに成り代わって直接話法で話し、結束性が低下することが、これまでにも見られた（例：抑制の会話3-1、固着の会話1-2）。15Kでも行為の主体と描写の視点が浮動している。15Kの「行く行く－」はKがプリンシパル、フィギュア、オーサー、アニメーターであり、続く「言うてなかなか帰ってけえへんから」のフィギュアはK、オーサーとプリンシパルは看護師で、看護師に代わってKが直接話法でのアニメーターとなっている。17Kの「どこへ迷われたらあかんから」のフィギュアはKで、オーサーとプリンシパルはOT（作業療法）実習生Mであるが、フィギュアであるKが直接話法でアニメーターとなっている。このようにオーサーやプリンシパルが目まぐるしく入れ替わる上、Kがフィギュア兼アニメーターとして内容を直接話法で語ると、誰が何をして何を言ったかが同定しにくくなり、結束性が低下する。この原因として、行為主と文法的デバイスを照合して間接話法の結束構造を構成するには、ワーキングメモリ（注意処理容量）に負荷がかかるため、それを回避しているか、あるいは実現できないのだと考えられる。別の要因として、パースペクティブの問題がある。すなわち、他者の心情や行為をそれに成り代わって直接的に語ることはできても、その視点をメタ的に捉えて伝える別の視点をもつことができないため、アニメーターとして間接的になれないのである。前頭葉症候群の症状として他者のパースペクティブをとれないことがよく指摘されるが、その内容を精緻化することとして、患者は他者の単純な意見や基本的感情については理解や代弁が可能であるが、その際メタ的なパースペクティ

ブをとれないために、その表現形式が直接的になってしまうことで伝達上の混乱が生じる場合があることが、この抜粋から明らかとなった。内容が複雑になると、自己と他者の分離がより困難になるようであり、自己基準に引き付けて他者を同一視する傾向は、以下でも観察される。

⑥自己認識不足（病識低下）＋事実誤認（自己都合の誤った理由付け）＋ステレオタイプ的発言　固照　COH・INF●●

17Kでは、建物内部の把握が困難であるという自らの状態を作業療法の実習生にも適用しつつ、しかし実習生は若いため自分より覚えるのが早いとの理由付けをして、実際には実習生は困っていないという現実との矛盾が生じないようにしている。「若いから」、「年だから」という常套句を持ち出すことで、個人の能力差を顕在化させないようにし、それによって自らの障害のために日常生活に支障があることを認めずに済ませている。しかしそれが事実に則していない誤った理由付けであることは、聞き手には知られている。

17Kで見られるように、Kが病識をもたずにいるためには、事実を参照しないことに加えて、事実を歪曲するような解釈を行う必要性もしばしば生じる。この発言における病識低下や自己誤認の主因も、これまでにみたのと同様に、自らの健常像に固着することや、自らの能力と健常者の能力の照合をできないことにあると思われる。そのような認知障害が、処理の狭量化や失念といった陰性症状だけでなく、17Kでは自らに都合のよいように事実を解釈するという陽性症状も作り出していることになる。一般の人の理解の傾向として、陰性症状は障害による低下と捉えられても、この種の陽性症状には、話し手の自覚や意図が介在していると類推することがあり、そこからさらに進んで、患者の行動の背後にはある種の心理的な動機が働いているとの解釈がなされることもある。例えば、患者には障害を受容するにあたっての葛藤を回避するための心理的な調整（例えば健常者との同一化願望など）が働いているといった解釈である。これまでの本対象者の分析で、例えば抑制障害により感情の一部の側面が常軌を逸して増強されることをみた。また、注意障害による不活発な状態は、聞き手には鬱的とも捉えられることをみた。すなわち、認知障害の症状には、"心理的"とされる徴候と表面的には類似しているものがあった。しかし、それらは果たして分析上区別可能だっただろうか。この時期のKの認知障害の程度は重く、Kが試みても自らの陽性症状を制御

できなかったことからも、意志の力や心理的な意図をもってしても認知障害の影響を逃れえないことは明らかである。その影響下、支配下にある意志や心理的な意図を、認知障害とは別に取り出しうる方法論を示唆するようなコンテクスト化の手がかりは得られなかった。もし患者が相互行為上問題にすべき程度の自覚と意図をもって心理的操作ができる状態にあるなら、偽であることが容易に露見して自らにとって不利になるような発言や行動を控えるだろう、あるいは少なくとも補修作業を行うだろう、との類推も成り立つ。以上のことから、Kの初期の会話の分析において、心理に関する解釈を分析者の立場で行うのは、その根拠が得られないために、妥当ではないことが確認された。

4.6 限定的相互行為のまとめ

本章では、Kの入院初期の会話において見られた種々の不適切性のあり方とその原因、会話相手の対応、コミュニケーション全体や関係性に与える影響などを分析してきた。本節で、認知機能障害との関連で、また分析概念ごとに、分析内容をまとめる。

4.6.1 認知機能形式障害と対応する不適切性

Kの認知障害を代表する四つの機能形式障害が原因と思われた不適切性にはどのようなものがあったかを順に挙げる。

抑制障害を原因とする不適切性

抑制障害により活動の亢進が起こり、考える前に行動したり、必要性がないにもかかわらず強迫的に行動や思考を行ってしまうことが、神経心理学で一般的に認められている。Kの会話における不適切性が高かったのは、1) 質問に答えずにトピックを脱線させる（患者としての役割期待を理解していないことにもなる）、2) 割り込みや強引なターンの継続が補修作業なしに繰り返され、相手の領域や発言権の侵犯となって容認性が損なわれる（回避儀礼の違反）、3) 相手のフッティングの変化を無視することなどにより、容認性が損なわれる、4) 自らの前言と辻褄の合わない相手の発言に、補修作業なしに同調する（呈示儀礼の誤りによる過剰関与）、などの場合であった。不適切性が

極めて高かったのは、5)「感情失禁」と呼ばれる感情を抑制できなくなる状態で、場面性の違反に加えて、相手からの働きかけが無効になる点で容認性も低下した。一方、多弁や重複はコンテクストにもよるが、不適切とはみなされないことが多々あった。

注意障害を原因とする不適切性

注意障害の影響としては、必要な刺激や情報を意識に留め、選択し、それに必要な間だけの注意を維持することが困難になる。行動面では、開始遅延や思考や動作緩慢、思考や行為の中断が生じる。作動記憶（ワーキングメモリ）と近時記憶も低下する。Kの会話においては、結束構造の乱れとして現れることが頻繁にあったが、結束性が維持されていれば、それは不問に付された。不適切性とみなされたのは、1) 長い沈黙や、2) 相手の質問を理解できずに、あるいは自らの思考ないし発言内容がまとめられずに、結束性が低下する場合（散漫）であった。不適切性が高まったのは、3) 事実と違うことを言う、4) 相手のパラ言語的手がかりなどによるフィードバックに気付かず、再質問に対して同じ答を繰り返す、5) 相手を誤解させ、自らの非を転嫁したことに気付かないなど、照合障害も含めた複合的原因からなる症状であった。これらによって容認性が顕著に低下する場合は、コミュニケーションの破綻につながる可能性もあると考えられた。

固着を原因とする不適切性

固着ないしセット転換障害により、外部環境やコンテクストに合わせて思考や態度において新規な構え（セット、フレイム）をとることや、いったん生じたセットを転換することが困難となる。その結果、視点の転換ができず思考の柔軟性が損なわれ、行動面では開始困難や発動性減退（無為）を呈する。Kの会話において不適切性とみなされたのは、1) 独自の思考の深まりや新規な発想が生じず、紋切り型の発想や一旦抱いた想念やトピックに縛られる、2) 相手が導入したトピックやフッティングの変化に対応できない、ことである。不適切性が高かったのは、3) 質問など度重なる働きかけを受けても、それに応じて相手の期待するトピックへと転換ができない、4) 会話の流れとは関係のないおきまりのトピック（多くの場合は〈調理師の仕事〉）から離れ

られないことなどで、いずれも結果的に相手を無視することになる場合であった。相手からの働きかけが通じない状態が持続するにつれて容認性が顕著に低下し、Kとのコミュニケーションは継続不可能と判断されることにつながった。

固着が会話と相互行為に及ぼす影響は、直接的か間接的なものかに分けると捉えやすい。会話への直接的な影響としては、トピックシフトや質問など相手の起こす変化に対応できないということがある。間接的な影響とは、固着が患者の状況や自己についての認識を狭め、誤ったものにしていることによるもので、そうした誤認が思考の基盤にあるため、現実とは異なる、あるいは現実の要求にそぐわない発言が生じる。固着障害の影響が強い時には、自己認識を含む思考全般がアクセスしやすい少数の事項に限定される傾向があり、それが会話では"おきまりの"トピックとして表れることがある。固着が原因となる症状のうち不適切性が極めて高かったのは、健常だった頃の自身のイメージから転換できないために、病識に欠け、自己と状況に関する多くの誤認を語っていたことである。それによって会話相手は、Kの主体性に関して、相互理解不可能というホリスティックな判断を下すこともあった。

照合障害を原因とする不適切性

四つ目の機能形式障害として挙げた、ある情報と関わりのある別の情報や知識を、探索・写像・照合する機能が障害されると、並行処理や組織化、相対化、抽象化など種々の高度な思考処理が影響を受けることから、抑制障害による感情失禁などとは違って、コミュニケーション上、より微妙で変化に富む症状を呈することが、Kの会話から見てとれた。

談話の表層構造に表れる照合障害の症状を挙げると、先取り合意や過剰な合意、状況呈示不備、その場しのぎの相槌を打ったりおざなりな答をする、程度を測れないために極端に言い切る、相手に通じない業界用語などを用いる、枝葉末節を語る、行為主体や描写の視点が浮動する、ことなどが見られた。

次に、状況判断に主に関わる症状としては、パラ言語的なものも含めた相手のフィードバックや場面の手がかりを理解できない、相手の期待や言外の意味が理解できない、相手のフッティングないしフレイムの変化を理解ある

いは対応できない、会話の流れと無関連なことを語る、理解できていないのにその場しのぎの相槌や答を出す、先取り合意や過剰な合意を呈示する、相手にふさわしくないトピックを持ち出す、時間の前後関係や持続性が混乱する、会話場面から離脱する、新情報であるのに相手が知っていることとして呈示する、再質問に対して同じ答を返す、ことなどが不適切とみなされた。

　自己認識に主に関わる照合障害の症状としては、自らが誤っているとの認識がないため補修作業を行わず自己修正もできない、病識（障害と能力低下の自覚）がない、作話を語る、入院中であるのに調理師として働いていると誤認する時がある、ことが不適切とみなされた。他者との関係に関することとしては、自らを基準にして他者を同一視する傾向や、ミスコミュニケーションなど先のトラブルを避けようとしないことが問題となった。

4.6.2　会話の規則、テクスト性に関して

　Kの有標あるいは不適切な発言や行動は、会話の規則やテクスト性に照らしてどう捉えられただろうか。

　会話の規則・対人関係上の形式に関しては、複雑な状況判断を必要としないものについては保たれていることがあった。例えば、隣接対や会話の始め方・終わり方の構造（例：切り出しの談話標識や最低限のアイコンタクト）を充たすこと、敬意表現、習慣的間接表現、合意や共感の原則などである。Kの認知障害の影響が強くない時には、状況との部分的ないし簡易なパターンマッチングにより用いうるこれらのルールや装置は充足されたが、その一方で、状況の動的側面の理解が要求される「軽減」や、処理の間接性が高くなる謙遜などは、Kによって示されないか、示されても適切ではなかった。不適切とみなされた振る舞いの例を挙げると、状況判断の低下が原因となって、合意に至らない先取り合意や割り込みを行うこと、長く沈黙して会話場面から離脱することなどがあった。また、謝罪や補修作業の欠如は、不適切性が高いとみなされた。ただし、これら会話の規則・対人関係上の形式が会話相手によって実質的に問題視されるのは、容認性に抵触する場合のみであった。

　表層テクストおよび結束構造に関しては、言い誤りや言い止め、沈黙、遅延、情報呈示欠落、直接話法による参与の枠組みの表現などの有標性は、それが結束性を低下させる場合や、問いただしなどの労力を相手にかける場合

4.6 限定的相互行為のまとめ

には不適切性とみなされたが、そうでなければ見過ごしの対象となった。

　結束性の低下については、会話相手が療法士や実習生であったため、一般の会話者に比べて寛容性が働くことで不問に付されたり、傍受と推測によって補われていたはずである。しかしそのような補助をもってしても理解が困難なKの発言は多く見られ、極端な場合には、一時的にコミュニケーションが成り立たないと会話相手に判断されることもあった。そのような判断につながったのは、自己誤認も含めて事実と違うことを言う場合、散漫さが亢進して会話としてのまとまりが生じない場合などである。

　情報性に関する不適切性は、真偽の程度を判断できず極端な形で言い切ってしまうために情報としての信頼性が疑われることや、枝葉末節を語るために会話の流れに照らして不必要な情報が増えること、ステレオタイプ的発言が繰り返されて既知情報の比率が高くなり有効性が低下することなどが見られた。なかでも不適切性が高かったのは、同じ事を繰り返し語るためにトピックが固定化する場合と、共有知識が何であるかを把握できないために、自分が言ってもいないことを相手が忘れているとして、結果的に相手に非を転嫁した場合であった。

　場面性については、少し後で相互行為概念として詳しく述べるが、感情失禁や会話場面からの長い離脱など、即座にコミュニケーションが破綻しかねないものから、相手がまとめの発言をしたにもかかわらず、それまでと同じトピックで話し続けるといった比較的不適切性の低いものまで、種々の共在秩序違反と状況判断力の低下が見られた。

　テクスト間相互関係性については、当該の発言内容と自らの前言や相手の発言とを照合しないことにより生じた矛盾などが、不適切性とみなされることが主であった。

　テクスト性の概念全体を通じて特に重大視されたことを二点にまとめると、結束性の極端な低下は一時的なコミュニケーションの破綻につながる一方で、容認性の極端な低下は、関係性の破綻につながることがあった。容認性の違反に対しては、より厳しい持続的な制裁が準備されているといえる。容認性を低下させた行動のなかで頻度が高かったのは、補修作業を行わないことと、質問に答えないことである。不適切性の度合いが高かったのは、自らの非を相手に転嫁すること、補修作業の欠如、気付かないことも含めて結果的に相

手を無視する行動などであった。

　以上の会話相手に不適切視された主な事柄を、その程度と、テクスト性および会話の規則のいずれに関わるかを座標にとって示す（表4）。不適切性の程度に関わりうるとして、2.3.1で予測した要因、すなわち反復、持続、補修の有無、故意、属性に帰される、責任転嫁、などは、下線を付し、後に4.6.5でこの研究設問を点検する際に参照する。

表4　不適切性と関わる会話の規則・テクスト性とその程度

	見過ごし（レベル1）	不適切（レベル2）	顕著に不適切（レベル3）	コミュニケーションや関係の破綻
会話の規則	謙遜の誤り 重複 先取り合意 割り込み	強引なターン継続 他者開始修復に応じない 発言途絶	左記＋補修作業の欠如 【＋容認性↓】	
結束構造	遅延 言い誤り 情報欠落 流暢性低下	左記【＋結束性↓】 左記 【＋パラ言語的異常性】		
結束性	短い脱線	内容不明の代用形 描写の視点が浮動する	無関連な連想、作話 事実誤認＋散漫 時間の前後関係の誤り 自他同一視 質問内容から答えが外れていく【＋容認性↓】	重要な自己認識の誤り
情報性・場面性	多弁 散漫 極端に言い切る ステレオタイプ発言 その場しのぎの応答	左記の反復 枝葉末節を話す 離脱した話し方 トピックの固定化 相手のまとめを無視する 言外の意味を察せない	再質問に同じ答を繰り返す トピック脱線＋感情の激化 新情報を共有知識とみなす 相手や場面に相応しくない トピックの選択 【＋容認性↓】	感情失禁の持続 沈黙持続による離脱 【＋容認性↓】
容認性		相手の修正を理解できず元の思考に留まる 自己修正しない 相手を誤解させたことに気付かない	左記＋補修作業の欠如 重要なフィードバックに気付かない 質問に答えない 相手の発言を無視する	自らの非を相手に転嫁する 自分と相手の発言を混同する

4.6　限定的相互行為のまとめ

　以上のように、本章で重症時の対象者Kの談話の不適切性を分析するにあたっては、1.2.1で検討したように脳損傷者の談話に関する先行研究で中心をなす（Patry and Nespoulous 1990）テクスト言語学（de Beaugrande and Dressler 1984）のテクスト性の概念を、中心的概念として選んだ。本章の分析においても、テクスト性の概念は、多種多様な不適切性を描出しうる点や、成因などにおいて質的に異なる問題、例えば結束構造や結束性といった認知言語的処理の問題と対人的・相互行為的問題、を連動的に捉えうる点で、有効であることが確認された。

　ただし、テクスト性の概念のなかでも相互行為に関すること（容認性のほか場面性や情報性の一部）については、分析者が患者の会話相手の視点を固定的にとったうえでの解釈でしかないことを踏まえておく必要がある。その意味で、健常者側からの期待や論理の一方向的な押し付け、ないし静的な解釈になっているのだが、4章の分析が、会話の参与者にそのようなノーマライゼーション志向があることを前提としていることは既に述べた通りである。実際に患者の会話相手は、理解困難な患者の発言や行動を不適切として括り出すにとどまっていたため、その意味付けには、テクスト性の概念を適用できた。ただし、後に6章でみるような、話し手の意図とは異なる形で発言の意味が聞き手に解釈される場合や、参与者達の想定や意図的操作を外れるような相互行為が展開する場合には、テクスト性の概念でくくり出すことに依っていては、そのダイナミズムを捉えられない。その際の相互行為の焦点はもはや、発言や行為が不適切であるかどうかにはなくなるからである。6章では、対象者の変化に応じて展開する相互行為の質に合わせて、分析概念や手法を変えることになる。

4.6.3　相互行為概念、主体性の認定に関して

　Goffmanの相互行為概念のなかで、入院初期から志向性が見られたものや、常にではないにせよ充足される機会があったものを、本項で挙げる。反対に初期には充足されないことが多かったものは、5章でそれらの改善のあり方と併せて述べる。

　Kが集まりに対し帰属意識をもっていることは、関与義務を始めとする共在秩序への志向性を示すことから明らかであった。具体的には、丁寧さに関

するルールや会話の基本構造は守ろうとすること、相手への合意や協力的な態度を呈示儀礼として示すこと、役割期待に添おうとする態度を示すことなどである。認知障害の増悪時などに、これらを充たせないことはあったが、基本的には充たすべきとの認識をもっていることが窺えた。

言い換えると初期のKは、相手の発言内容を十分理解した上で自らの意見を表すといった実質的な相互行為の遂行は困難であるが、前述した会話の規則・対人関係上の形式によって表されるような一部の相互行為儀礼は、表面的には遂行可能ということになる。この要因として、相互行為儀礼のなかでも、頻繁に生じ、パターン化している度合いが高いものについては、統合的な状況判断を駆使する必要はなく、デフォールト・モードに近い刺激拘束的な反応を当てはめるだけで遂行しうるということがある。

このように、表面的な相互行為儀礼は一部保たれながら実質的な相互理解は欠如しているというコミュニケーションの状態は、会話相手には表層的でいびつな印象を与えることにもなる。このような状態にある対象者を会話相手がどのように捉えうるかを、主体性のモデルに照らして考えてみる。まず、素朴心理学的モデルは、理解処理の簡略化や省力化と共起するものと考えられ、患者が相互行為儀礼と実質的相互理解のいずれもが可能か、または不可能かの二者択一的判断が選好される。いずれも不可能と判断されれば、排除や庇護の対象としてカテゴリー化されてモデルは安定するが、一部の相互行為儀礼にかぎって可能という認知障害者に特有の条件は、理解処理の簡略化を前提とする素朴心理学的モデルには合わない。しかし、第二の相互主体性モデルを認知障害者にあてはめることも難しい。このモデルが前提としている認識や経験の共有部分の多くが失われていることは、Kとの会話を通じてすぐに実感されるからである。その時点で言語ゲーム的モデルが適用されるかどうかを考えると、少なくともそれを維持することは難しいであろう。なぜなら、初期のKにおいて、言語ゲーム的モデルが依拠する言語ゲームの蓄積としての社会文化的知識やKの個人史的な知識が備わっている、言い換えると記憶の貯蔵庫から取り出せる時と、そうではない時の変動が大きすぎるため、コミュニケーションを通じた主体性の発見的構築は困難であると、多くの会話相手は感じるだろうからである。Kとの相互行為を通じて何らかの示唆が得られるとすれば、散発的、ハプニング的な性質のもので、相互理解

を構築するに足りる定性がKの認識にはないと判断するだろう。本来の言語ゲーム的モデルの意味に添う会話者の態度とは、相手が"よくわからない"としてもコミュニケーションを継続していくというものであるが、それが困難さを伴うにもかかわらずそのような態度を維持させるための会話相手の動機や相互行為上の契機は、本章の会話においては見られなかった。本章の会話相手であった療法士達のノーマライゼーション志向が強いことも、その一因をなしたと思われる。以上のことから、会話相手がKと長期的関係にあり、Kの重い認知障害がリハビリ後に改善しうるとの認識や期待をもっているようであれば、その時が来るまでKの主体性についての判断を保留する、という選択肢が残る。そのような認識をもたない会話相手には、Kは"よくわからない人"との留保付きで、素朴心理学的モデルの排除や庇護対象の型を通じて把えられる可能性が高い。

4.6.4 方略と対応策

本章で、認知障害者と健常者のコミュニケーションにおいて特徴的と思われる方略や対応策が確認された。そのすべてが問題解決を志向する積極的な意図のもとに用いられていたわけではなく、やむを得ず場当たり的にとられていた対応策も多かった。そのなかで、結果的になんらかの効果が得られたものを、対象者によるものと療法士らによるものに分けて挙げる。例えば、ほぼ常に不適切視されたKの対応として、「おきまりのトピックへシフトさせる」ことがあるが、このようなものは除外して、状況によっては積極的効果が生じうるもののみを挙げる。

Kがとっていた対応策は以下である。それが見られた会話抜粋の例を括弧に示す。

1) 積極的モラルを伴う発言にはとりあえず同調する。(抑制、会話 3-1)
2) 相手への同意を強調する。(抑制、会話 3-1)
3) 相手の話がよくわからない時は一般論を持ち出す。(抑制、会話 3-1)
4) 質問の内容をすりかえて答える。(固着、会話 1-1)
5) 自分の意見に代えて妻の意見を述べる。(固着、会話 1-1)
6) 相手の発言が理解できない時に、その場しのぎの相槌を打つ。(固着、会話 1-2)

7) ステレオタイプ的発言で代用する。（固着、会話4-2）
8) 真偽の程度を判断できない時は、言い切る。（照合、会話4-4）
9) 自己基準に引き付けて他者を判断する（自他同一視）。（照合、会話5）

以上のKによる対応策を大別すると、（1）相手への同意や同調的態度を積極的に呈示すること、（2）発言や理解が困難となった時に、一般論、ステレオタイプ、妻の意見など思考上アクセスしやすいことを述べて、その場しのぎの対応をすること、（3）相手を理解できなくても、自己を基準とする判断や答にとどまって会話を続けること、となる。いずれも、認知能力の低下がもとで会話上の困難が生じた際に、会話を継続させるためにとられた、その場しのぎ的な対応である。（1）は、先に述べた表面的な相互行為儀礼を遂行するものでもある。

コミュニケーション上の困難が生じたときに療法士と実習生らがとった方略や対応策は3種に大別される。すなわち、（1）傍受するか不問に付す、（2）補助的対応をする、（3）療法士としての技術的な操作や対応をする、ことである。以下にそれぞれと、該当する会話抜粋を挙げる。

（1）傍受するか不問に付す。
1) 患者の認知機能低下が一時的に強まっている時は、傍受する。（抑制、会話3-1）。
2) 話し始めたばかりの相手の発言の真偽を問うより、ラポール（調和的関係）を作ることを優先させる。（照合、会話4-1）
3) 現実とかけ離れた発言は、聞き流すか、とりあえず傍受する。（照合、会話1-3）
4) その時点の患者の能力で修正が期待できないことについては、修正を試みず求めない。（照合、会話1-3）
5) その場面に関する目的（グローバル・プラン）を優先するために、それとは関連の低い（脱線内などの）結束性の低下は見過ごす。（抑制、会話3-1・固着、会話1-2）

療法士らは、Kの単一の発言や行動を不適切と拙速に判断することを控え、Kが何らかの情報を付け加えることや、情状酌量すべき余地が出てくること

により、その発言が不適切性を免れるよう期待するという職業的傾向をもつ。それがKの発言や行動を傍受したり不問に付す動機ともなっている。この場合、療法士らは職業的な寛容性を発揮しており、患者に対する補助的・支援的機能を果たしていることになる。これとは別に、Kの発言行動を不問に付す動機として、療法士がもっているグローバル・プランの遂行や、コミュニケーションの能率性を優先するということがある。例えば療法士らは、リハビリ・セッションの決められた時間内に、予定していた検査などを終えたいがために、患者が情報性の低い発言や結束性の修復が困難と思われる発言した場合に、それらをなかったものとして済ますことがある。当該実習生は、会話を開始した当初は、Kの誤りを指摘することで不適切性を補修しようとを試みていたが、Kの不適切な発言が続いた後は、対応策を変更して、Kの発言を傍受するか、トピックを扱いやすいものへと変更していた。このような対応策は、理解を深めることよりは、混乱を回避し、会話の継続を優先させるものとして機能していた。

(2) 補助的対応をする。
6) 関連のあることを告げて、患者自身が想起できるよう促す。(注意、会話3-2)
7) 患者が混乱しつつある場合、確認要求を通じて正しい内容を呈示し、混乱を回避するよう導く。(照合、会話2と5)
8) 相手の誤りを反復して、補修作業を促す(照合・注意機能が低下している時は無効)。(照合、会話2)
9) 患者の発言にステレオタイプなど固着を疑わせる症状が見られる場合、関連するトピックへ試みにシフトさせる、あるいは患者のトピックシフトに添う。(固着、会話4-2)
10) ターン交代の認識を患者に合わせるよう、潜在的完了点とみなす長さや、確認要求を出すタイミングを延長する。(固着、会話4-2)

これらの対応は、コミュニケーション上の困難に陥ったKを補助する目的でとられていた。ただし、療法士らは、Kがよほどの混乱に陥らないかぎり、発言の誤りを直接修正することはなく、しかるべき行動をとってほしいと直接に要求することもなかった。上に挙げた方略はいずれも、婉曲で間接的な

第4章　認知障害と談話の不適切性の分析

働きかけである。療法士らは、訓練フレイムにおいては直接的あるいは命令的指示を頻繁に出すのに対して、会話ではできるだけ面目の維持や回避儀礼に配慮した行動をとっていたことになる。また療法士らは、その会話時に認められたKの認知機能形式の障害の性質に合わせて、個々の補助策を採用していた。

（3）　療法士としての技術的な操作や対応をする。
11）　要約をして望まないトピックを切り上げる。（固着、会話1-1）
12）　質問に対してすり替えなしに出した答から、患者の認知コミュニケーション能力を評定する。（固着、会話1-1）
13）　コミュニケーションの不全感を独白で代償させる。（注意、会話3-2）

　上記11）と12）は、療法士Tが会話は二の次とみなして、リハビリ・セッションの目的を遂行するためにとっていた操作である。13）の独白は、注意障害が増悪している時の患者は相手の行動に気付いておらず、問題を指摘しても効果がないとの判断のもとに、TがKの容認しがたい行為に面した際に不満を解消するためにとっていた代償行動である。この行動を手がかりに、Tは修復困難なミスコミュニケーションに陥った際、Kに対して素朴心理学的モデルにおける排除対象としての主体像を、一時的に適用していることが明らかとなった。

4.6.5　不適切とされる要因

　ここまでで、認知機能形式障害やテクスト性、相互行為概念と不適切性の対応を確認し、参与者らが用いていた方略と対応策をまとめた。以下では、本章のまとめともなる、初期のKに見られる不適切性と相互行為の性質について述べる。

　不適切性の操作的定義の項（2.3.1）で、不適切性の程度認定に関わる要因を暫定的に予測しておいた（表2）。それらは実際にはどのように関わっていただろうか。

4.6 限定的相互行為のまとめ

表2 不適切性の程度とその認定に関わる要因 （再掲）

<程度>
レベル1	有標、状況によっては見過ごされうる
レベル2	不適切
レベル3	顕著に不適切
程度を超えて破壊的	コミュニケーションや関係の破綻につながる

<要因>
1. 低頻度である　　　　　　　　　　　⇔　　反復する
2. 一時的、または一回性のものである　⇔　　持続する
3. 補修を必要としないか、当人が行う　⇔　　相手の補修を必要とする
4. 不注意や失念とみなしうる　　　　　⇔　　故意である
5. 行為や振る舞いのレベルにある　　　⇔　　個人の属性に帰される
6. 被害が当人の責任範囲に留まる　　　⇔　　被害が相手の領域や責任範囲に及ぶ

　実際の会話の分析では、初回発現時には有標レベルにとどまり、とりたてて不適切視されなかった発言・行動であっても、反復したり（要因1）、持続（要因2）することによって、不適切性とみなされることが確認された。ただし、顕著に不適切として問題視されるにあたっては、反復や持続以外の要因（例えば期待を裏切って容認性を低下させること）を伴っていた。当該の会話相手であった療法士と実習生は、反復を旨とするリハビリの職業柄、一般の会話相手に比べて反復や持続という量的な不適切性を容認する傾向が高かったとも考えられる。

　＜要因3＞として挙げたように、会話相手が患者の発言の補修を行って労力がかかった場合に、不適切とみなされることはあった。その際注目に値したのは、会話相手が確認要求や補充などの具体的な補修行動を行った場合と、傍受するのみであった場合を比べて、不適切とされる程度はさほど違わなかったことである。傍受という行動は一見消極的にもとれるが、そこには結束性の低下を解消しようと推測したり、対応策を検討するといった知的処理が働いており、補修作業と同程度の処理負担がかかりうる。顕在化している補修作業だけが相手に特別な負担をかけるものと捉えるべきではないことが、本分析から窺えた。一方、患者自身が補修作業を行った場合と行わなかった場合の不適切さの度合いの比較は、本分析ではできなかった。Kは、簡単な言い誤りを訂正することを除いて、補修作業をほとんど行わなかったためである。Kが補修作業を行わないことは、結束性が低下するからというより、

第4章 認知障害と談話の不適切性の分析

むしろ場面や相手への配慮を欠いているという理由で、会話相手に不適切視された。

＜要因4＞として挙げた患者が故意であるかどうかは、「持続的無能力」として不適切性が患者の属性に帰される場合には、もはや問題とならないようであった。したがって、＜要因5＞は＜要因4＞に優先することになる。また、Kが自らの非を相手に負わせるなどして、不適切性の被害が相手の領域を侵犯するに及んだ時にも、Kが故意であるかどうかは不問に付されて、会話相手は常に強い抵抗感を示した。会話相手らは、対象者を一時的に素朴主体性モデルの排除の型に貶めた上で、自らの不満を解消するための代償行動（例えば、憤然とした相槌や独白）までとることがあった。＜要因6＞はそれまで支援的であった会話相手との関係性を途絶えさせることにもつながる、本分析に現れたなかでは最も破壊的な不適切性であるといえる。

分析から浮き彫りになった相互行為上の不適切性のなかで、極めて重大とされたものを以下の3種に大別する。これらに含めなかったものには、例えば結束性の低下がある。その理由として、ボウグランド・ドレスラー（1981/1984: 95, 174-175）でも分析されているように、結束性の低下はまずは会話相手の推測によって補われ、それが可能でないとなれば、その発言がなかったものとして済まされることで会話の継続が優先される傾向があることが、本分析でも確認されたことがある。このような寛容性や"いい加減さ"の適用範囲を逸脱したもの、補修が効かず看過できない要因があったものが以下となる。

1）　共同で作り上げつつあったコミュニケーションの基本構造を、強引さをもって壊しうること。
　　　例：長い発言途絶。質問をすりかえて答える。トピックの占有。強引なターンの継続。

これらは、基本的な共在秩序やコミュニケーションの原則に違反している上、会話相手の介入を許さない強引さを伴っている。相手はそれを非協力的態度とみなし、コミュニケーションの場を壊す行為とみなしていた。

2）　相手の攻撃や侵犯、無視となることによる関係の悪化。

例：自らの非を補修しない。自らの非を相手への咎めに転嫁する。相手の働きかけが通じない。自己と他者の発言を混同する（相手の情報のなわばりを犯す）。相手の求めを無視する。これらについての自覚がない。

これらは、1) のような一時的なコミュニケーションの破綻にとどまらず、会話相手との関係性の断絶も検討されうる行動である。共通しているのは、K側に不適切との自覚がないため相手の働きかけも通じず、相手による補修が効かない点、もしくは相手の領域や権利を侵犯する点である。

3) 虚実を混同すること。現実と自己についての認識の誤り。
例：認知障害や身体障害についての病識欠如。病院で調理師をしているとの自己誤認。時間認識と関連する自己連続性の欠如。作話。自分の発言を覚えていない。

Kが自身と現実世界に関する知識のなかでも、核となることを誤認していることが会話相手の知るところとなると、通常のコミュニケーションは成り立たない存在とみなされる。そのような時のKとあえてコミュニケーションを行うならば、会話の内容は虚実の入り混じった通常とは異なる位相のものになることを想定しなければならない。Goffmanは、人が相互行為から外される条件として以下を述べている。

> 認識が鈍すぎる、機転が効かなすぎる、自尊心、思いやりが少なすぎるなどの場合、その人はもう、その人自身についてのヒントをくれたり、他人たちの困惑を取り除くヒントをくれる人とはまわりから見なされず、信用をなくしてしまう。そうなるとその人は社会をおびやかす存在になる。
> ゴッフマン（1967/2002: 39）

Goffmanが述べる相互行為義務違反は、Kに関して挙げた不適切性の重大性が増す三種の行動に比べて、ずっと軽微なものである。健常者間の通常のコミュニケーションにおいては、それほどの軽微な不適切性によっても、社会を脅かす存在とみなされてしまうことは想像に難くない。Kに関しても、こうした軽微な相互行為義務違反を抽出することは可能であり、例えば会話

の規則・対人関係上の形式について、あるいはノンバーバルの側面だけをとり上げても、健常者にもあてはまる不適切性の性質に関して種々の示唆が得られそうである。しかし本章では、重度で多彩なＫの障害とそれに合わせた会話相手による要求レベルを基に分析したために、より重大な不適切性にのみ注目することになった。Ｋの不適切性が重大すぎるあまり、軽微なことは相手の関心から外れがちであったためである。また、会話相手はＫに認知障害者というレイベリング（ラベル付け）をしていることから、健常者に対するほどの厳しさをもって相互行為義務の遵守を期待してはいないとの想定も、本章では含んでいる。

　入院当初のＫの不適切性と相互行為の性質に関してまとめると、以下となる。

1) 刺激拘束的な反応として相互行為秩序を維持する志向性はあるが、多くの場合は状況に適合しておらず、おざなりなものとみなされる。

2) 思考と行動の過剰さや固定化を制御できず、状況と自己および他者の認識が不足しているため、相手の発言や期待を理解しようとしないなどの自己中心的と解釈されうる行動をとる。その結果、相手との関係を損ねうる。

3) 結束性や結束構造など言語テクストに問題があっても、会話相手は許容し補う傾向がある。しかし対象者のコミュニケーション能力および自己と状況の認識能力が大きく制限されていることがわかると、会話相手は代償策として表層的ないし庇護的なコミュニケーションを志向するため、相互行為は実質的には貧困化する。

第5章

認知リハビリテーション後の変化

4章では転院後初期のKの会話と相互行為を不適切性を中心に分析した。その後Kは集中的な認知リハビリテーションを行い、認知機能および会話と相互行為の両側面において、部分的ではあるが顕著な改善を示すようになる。その改善の概要と残存する障害を本章で示す。本章の内容は、認知機能の改善に支えられて、入院初期とは異なる本来的な意味での相互行為が対象者と療法士の間に生じることを6章で分析するための前提知識として、読まれることを意図している。4章と6章の相互行為におけるKのパフォーマンスの差が大きすぎて、読者が同一人物としての像を結びにくいことが予測されるため、そのギャップを埋める助けとして本章がある。本章5.3で談話資料を利用した認知機能評価を試みてはいるが、包括的な談話分析であろうとはしていないという意味でも、4章と6章を中心とする本論に対しては補足的な内容となる。同様に、Kの改善前後の変化を理解しやすくすることを目的として訓練と検査結果の概要も示すが、それによって認知訓練の内容と改善を因果付けたり、訓練の妥当性を主張するものでもない。

5.1 認知機能の変化

5.1.1 認知リハビリテーションの概要と検査結果

（1）認知リハビリテーションの代表的アプローチ

Kと認知療法士Tが行った認知リハビリテーションの概要を述べる前に、認知リハビリテーション一般の基本方針、代表的アプローチと、その中でKが採用したものについて簡単に説明しておく。

認知リハビリテーションの基本的目標は、脳損傷に直接的に起因する機能形態障害（impairments）を訓練によって改善に導くことと、その効果を日常生活レベルでの障害である能力障害（disabilities）の軽減に広げることである。そのアプローチや具体的内容を決める要因として、自然回復を考慮に入れる必要がある。自然回復とは1章で述べたように、大脳の一部が損傷を受けても、元々大脳内で冗長性のあった機能が次第に賦括されたり、損傷を受けていない脳領域にある別の回路で機能が再編成されることにより、リハビリテーションによらずとも機能がある程度回復することを指す。自然回復が顕著な時期は受傷（発症）後3～6ヵ月以内である。発症後6ヵ月から1年で認

知機能は非常に速やかに改善し、その後徐々にゆるやかになってプラトー（回復の上限）に達し、それ以上はほぼ横ばい、という経過をたどるのが大部分とされる。ただし、個人差があるとする報告は多い（レザック 1995/2005: 156-160）。このような回復の経時的変化を考慮しつつ、時期に応じて効果的なリハビリテーションのアプローチを設定することになる。

　アプローチの代表的なものには、1）反復練習による認知訓練、2）神経心理学・行動心理学・学習理論などに依拠した理論と訓練による認知リハビリテーション、3）全体論的（holistic）アプローチを使った認知リハビリテーションがある。1）は、目的とする処理や行動を明確に絞り込んで、その達成に向けた反復練習を行うものである。特に注意障害に対しては、日常生活レベルの改善については、反復訓練が有効であるとする報告がアメリカを中心に見られる（Wood and Fussey 1987）。2）においては、1）のような取り組みに先立って、認知心理学や神経心理学などの特定の理論モデルに添っての症状の把握が試みられる。それに基づいて、障害を受けたコンポーネントに対し、反復訓練を中心とする治療が行われる。目標とする行動を具体的に示し、それへの意識付けに基づく修正を促す、行動療法的な治療が重視される場合もある。3）では認知機能障害に加えて、情動や動機付けなどの非認知側面が特に注目される。障害の自覚・受容・理解の促進、個別の認知訓練、代償的技術の開発、就労のためのカウンセリングなどが行われ、集団療法や精神療法などもプログラムに取り入れられている（鹿島 1999）。ただし、日本においては、1）から3）のいずれのサービスも、極めて限られた施設において部分的にしか提供できないのが現状である。

　治療効果の研究に関していえば、近年の医療研究において推進されている「エビデンス（根拠）に基づく医療・臨床（evidence-based medicine/practice）」が求める盲検治療の割り付けや対照実験、メタアナリシスなどは、認知リハビリテーションの対象特定性が高いためと研究の蓄積不足のために、現時点では実現できていない。現にある治療に関する報告のほとんどは単一症例に基づく予備的なものであり、高い科学的根拠を伴って治療効果を示したものはない。高次認知機能障害の病態（神経心理学的メカニズム）すら十分には解明されていないのであるから、認知訓練の手法も未だ開発途上にあることは当然ともいえる（豊倉 2004）。そのように途上にある取り組みとして、良質な

5.1 認知機能の変化

単一症例研究を基に、治療効果が生じる蓋然性が高い認知リハビリテーションの訓練・介入法が、クラス分類されつつある（Cicerone et al. 2000）。本患Kに対しても、そのような臨床的確実性が高いとされている訓練法が主に採用された。

本患Kの認知リハビリテーションにおいて実施された障害の評価、それに対する訓練計画、訓練の経過と修整、検査上ならびに日常生活上の改善の経過を詳細に述べ、訓練・介入法の妥当性を論じることは、前述したように認知訓練法全般の根拠が確立していないこともあり、本書一つではなしえない。訓練の効果を示すことは、本書の枠を超えることで、目指すところではないことをことわっておく。ただし本書の目的の一つとして、神経心理学的検査には現れない障害の一部実態を、談話と相互行為分析を通じて明らかにすることがある。訓練後の対象者の変化を理解する上で、訓練内容についてある程度のイメージを伝えることは、その役に立つと考える。この目的にそう範囲で、一部訓練の概略を以下で紹介し、後に図9としてまとめる。

（2）対象者Kが行った認知リハビリテーションの例

本書の対象者Kは、Sohlberg and Mateer（1989, 2001）が提唱する神経心理学的モデルに基づく全体論的認知リハビリテーションプログラムのうち、注意・記憶・遂行機能障害に重点を置いた認知訓練に、認知言語療法士である筆者とともに取り組んだ。

主に注意とワーキングメモリの改善に働きかける訓練として行われたものには、1）注意処理トレーニング（Attention Process Training: Sohlberg and Mateer 1987）2）計算、3）視走査、4）聴覚同定、5）テクスト読解、6）視覚的資料の分析処理などが含まれる。3）と4）は、視覚教材や聴覚テープを用いて数字や語などのターゲットをできるだけ正確に速く同定することを指す。6）の訓練例には、カタログや図表から必要な情報を抜き出し、目的に応じた処理加工をすることがある。記憶の治療に関しては、直接刺激で働きかける機能訓練法、例えば覚えるべき内容を単に反芻させることは、改善効果が疑われており、Kに対しても採用されなかった。

注意訓練と並行して初期から行われたのは、見当識の訓練である。見当識とは、現時点や自分の居場所、自分の属性に関する情報等を把握しているこ

とを指す（江藤 2004: 9）。これは周囲との関連で自己確認ができていることを意味し、そのためには注意と知覚と記憶の統合を必要とする。Kが行った訓練内容は、1）正しい情報の反復呈示、2）誤った認識や行動の訂正、3）作業処理を通じたリハーサルと強化、などから成っていた。活動の例を挙げると、1）としては、カレンダーや自己情報シートで正しい情報を呈示し、患者はそれを読む・書くなどの処理をする。2）としては、自分は誰であって、どこで誰と何をしているかなどの質問に答える。3）としては、その日行ったことや次の日の予定を考え、メモに作成する、などである。見当識のほかに、展望記憶（その場面でなすべきことを思い出す）訓練として院内での活動が指示されることもあったが、これについては、Kは退院時にも遂行困難であった。

　注意力の改善が認められた頃に、遂行機能訓練を開始した。机上での問題解決課題にほぼ正答できるようになった頃に、「自己管理帳」を用いて、日内や週単位の行動計画と成果を記録し、その自己評価を習慣化させる訓練を行ったが、補助なしでできるには至らなかった。メモやボードの使用など代償的方略の開発も行ったが、自主的に使いこなすには至らなかった。家族生活や社会生活に関するカウンセリングは、院内のケースワーカーが主に対応した。

（3）会話を治療に用いうるかという問題
――認知機能改善のメカニズムからみて

　一般に、認知機能療法に対してもたれるイメージというのは、患者と療法士との対話的なやりとりを中心とする心理カウンセリングに類似するものであることが多いが、実際には全く異なると言ったほうがよい。むしろ筋力トレーニングや、そろばんの練習などと共通点がある。認知機能訓練は、既述のように主に単純な課題の反復ドリルからなり、より基礎的な機能を対象にした課題を繰り返し行うことで、残存する神経間の連携を刺激し、疎通を定着させることを目的とする。課題は、特に重症例では言語を用いたものより非言語のものが多く、それを基礎的なレベルで始め、スモール・ステップで課題負荷を高めていく。1.1.1（2）で概説した認知障害が改善するメカニズムを説明する大脳の構造と機能仮説に沿うと、認知訓練はターゲットとする

神経回路のシナプスの発火を強化することを念頭に組むものであり、筋組織を増強させるのと同様に、大量で頻回の繰り返しを必要とする。たとえば現在の日時や自分の居場所がわからない患者が、会話によっていったんその事実を認識できたとしても、3分後あるいは翌日には再び認識できなくなっている。それを認識させる課題をドリルとして数十セッション、数週間をかけて繰り返すことで、正しい認識が定着する場合もある。課題の難度や複雑さが患者の機能に見合っていないと、神経処理過程に所謂ノイズが生じて、訓練効果が減じられるため、患者のその時点の機能レベルに合うように、単純化させた訓練課題を集中的に行うことが肝要となる。自由会話が訓練課題として成り立つかどうかと問われると、反復を構成しにくく、内容を絞り込めないため難度の調節も難しいことから、訓練に応用するには難しい面が多い。認知障害がごく軽度の患者の場合は、社会的不利を軽減するものとして、実生活に直結する自由会話におけるパフォーマンスの向上を治療目標とすることはありうるが、系統的に試みられてはいない。1.2.3で述べたように、自由会話は従来の認知機能検査の限界を補えることから、治療法に先立つものである認知障害の評価への応用が求められており、本書もそれとなることを目指している。そしてこのような質的研究を蓄積して談話分析を通じた認知障害の評価法が確立してくれば、そこから得られる相互行為についての知見を、患者の周囲の人々への働きかけを通じて患者の生活全体や人との関わりの改善を目指す、広い意味での治療に活かすことが可能になるだろう。

（4）対象者の訓練経過

参考までに本書の対象者が行った反復訓練課題の例を資料2として添付する。どの認知機能に向けられた課題であるかを、資料のタイトルに示す。これらのうち遂行機能訓練の成績は概ね不良である。これらの課題を行った時期のKは、会話では視点の転換や状況分析が、ある程度できていたが、思考に負荷のかかる課題は遂行困難だったことになる。このように認知障害者の会話と訓練課題のパフォーマンスの間に乖離があることは、頻繁である。認知訓練は平均して週に5回、40～60分が1日に1～2回行われた。簡略化した訓練経過を図9に示す。

第5章　認知リハビリテーション後の変化

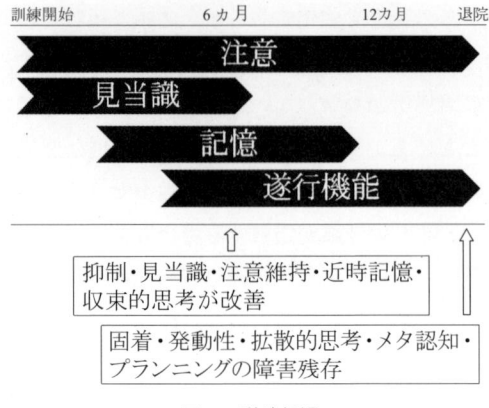

```
訓練開始        6ヵ月         12ヵ月        退院
   ■■■■■■■■■■ 注意 ■■■■■■■■■■▶
      ■■■■■■■■ 見当識 ■■■■■■■■▶
         ■■■■■■ 記憶 ■■■■■■■■▶
            ■■■■ 遂行機能 ■■■■■▶
                 ↑              ↑
        ┌────────────────────┐
        │抑制・見当識・注意維持・近時記憶・│
        │収束的思考が改善         │
        └────────────────────┘
        ┌────────────────────┐
        │固着・発動性・拡散的思考・メタ認知・│
        │プランニングの障害残存     │
        └────────────────────┘
```

図9　訓練経過

　リハビリテーションによる認知機能の改善を実生活と対照させつつ論じようとすれば、方法論として種々の医学的モデルや社会学的モデルに基づく必要があり（濱村 2007）、それは本書の枠を超える。そのようなことは、主観的な"臨床家によるエピソード"として語られることはあっても、「エビデンスに基づく医療／臨床」研究としては、未だ明らかにされていない。本書も、認知機能の改善とその実生活上の表れを、いずれかの研究モデルに準じて客観的に因果付けるに足りる訓練デザインとデータは確保できておらず、それは本書が目的とするところではないことは、1.2.3や本節でも述べてきた通りである。以下にKの改善前後の検査結果と日常生活の行動観察を簡略化して挙げるが、これは6章を読むための一参考資料でしかないことを重ねて断わっておく。

（5）対象者の検査結果と生活上の変化

　Kは療法士Tが所属する病院へ転院する以前は、認知リハビリテーションを受けていなかった。クモ膜下出血発症から認知訓練開始までに8ヵ月以上が経過しており、開始時点で自然回復の主要な部分は終了していたことから、その後の改善は訓練と院内生活での実践から得られた部分が大きいとみなしうる。訓練開始から6～8ヵ月後の再評価では、抑制、見当識、注意焦点化・維持と記憶の一部に関して改善が認められ、その後の改善速度は緩やかなもの、ないし浮動的となった。検査によっては、訓練時のパフォーマンスや日

常生活上の行動観察と一致する改善結果が得られたものと、そうではないものがあった。検査と日常生活能力の対応について、以下で主要なものを挙げておく。

　まず、訓練開始から6〜8ヵ月後に検査と行動観察の結果がほぼ一致したものを挙げる。誘発されやすい行動の抑制を要求する検査課題「Modified Stroop Test（後に示す表5の①）セクションB」の結果は改善した。行動レベルでも、机の上に置いてある計算機を無目的に打ってしまうといった道具の強迫的使用が減り、抑制障害の改善が認められた。同検査のセクションAは単純な課題の処理速度を測るものであり、注意焦点化・維持機能が反映される。これについても若干の改善が認められた。このセクションAと同様に、比較的単純な課題における注意焦点化・維持機能を測る「Trail Making Test（表5の②）のセクションA」と「かなひろいテスト（表5の③）第一段階」でも改善が認められたため、注意焦点化・維持機能が改善したことは明らかである。ただし、「Trail Making TestのセクションB」と「かなひろいテストの第二段階」の、並行処理において照合操作を必要とする複雑な注意機能検査の成績は不良のままであった。以上のような、単純な課題における注意維持は改善したが、複雑な課題におけるワーキングメモリ（3.2.2で既述）は不良のままといった乖離は、訓練時にも頻繁に観察され、課題難度が上がるとパフォーマンスが顕著に低下した。

　所在地など自己の基本情報についての見当識を測る「ミニメンタルテスト（表5の④）」は訓練後に高得点化し、正常の範囲内となった。実際の生活でも病院で調理師として働いているという発言は聞かれなくなり、所在する県名や施設名を誤ることもなくなった。ただし、時間の見当識については、浮動的な低下が見られ続けた。

　これらよりもさらに浮動性は高いが、一定の改善が検査と行動の両面で見られたものとして、記憶機能がある。「ウェクスラー記憶検査（表5の⑤）」でははほぼ正常の範囲内の成績が出ることがあった。日常生活においても、他の患者や療法士の発言内容などを数週間後も覚えているようになり、前向健忘（発病後のことに関する記憶障害）が改善した。しかし、視覚性記憶の一部や「Ray Auditory Verbal Learning Test（表5の⑥）」のような抽象度が高い検査の成績は不良のままであった。

第5章　認知リハビリテーション後の変化

　これらとは異なり、訓練開始から6〜8ヵ月後に改善が認められなかったのは、「カテゴリーネーミング（表5の⑦）」で測られる拡散的思考、「計算（表5の⑧）」、「ウィスコンシンカード分類検査（表5の⑨）」で測られる課題の明示されていない要求を推定する機能である。「カテゴリーネーミング」にはセット転換すなわち思考の柔軟性、「計算」と「ウィスコンシンカード分類検査」には照合機能形式が必要とされる。後に会話資料に基づく評価で詳述するように、固着障害と照合障害の影響が残存していることは会話においても時おり窺えた。これらの影響は、訓練課題の転換時に混乱することや、院内生活において予定の変更を把握し難いこととして表れた。しかし、このような会話や実生活上の行動に比べて、上述した抽象的な検査における低下のほうが著しい。3章で、前頭葉症候群の特徴として、標準化された検査によっては実際の機能を捉えにくいとみなされていると述べたが、そのことが本患Kにもあてはまる。Kは、正式な検査であることを意識させられる形式的な状況におかれると、発動性や処理速度（注意機能の一部）が顕著に低下することが頻繁にあった。固着（セット転換）の一時的な増悪のために、本来の領域特定的機能が発揮されないことも多々あった。特に「ウェクスラー成人知能検査（表5の⑩）」の一部下位検査と「レーブン色彩マトリックス検査（表5の⑪）」において、そのことが明らかであった。施行機会によってはセット転換が浮動的に良好となる場合もあったが、それを改善とみなすのは適当ではないことは行動観察から窺えた。固着の問題とは別に、一時的に重度の覚醒の低下が生じることもあり、例えば、訓練開始から12〜14ヵ月後の「ミニメンタルテスト」では、直前に言われた物品名の想起や日常物品の呼称すらできなくなり、検査の終盤には傾眠状態に陥ってしまった。標準化された検査においては、Kが課題を理解しているかどうかの確認や促しができないことも、日常のパフォーマンスと比べて成績が低下することに繋がった。以上のように標準化された検査結果の信頼性が低いため、Kの実質的な能力を判定するにあたっては、日常行動やコミュニケーション、訓練時のパフォーマンスを重視した総合的評価に基づく必要がある。ただし、日常生活においても、機能改善が得られ、その実用化を目指すようになった段階で、能力の時間的な変動、すなわち日差（日による変動）と日内差（一日のなかでの変動）が大きいことが実質的な問題となった。その意味では、標準化された検査の結果が

5.1 認知機能の変化

浮動することは、日常生活における能力の変動を極端化した形で捉えているともいえる。

認知リハビリテーションによって生じる改善の一般的傾向として、認知訓練の対象となった個別の要素や領域が一つずつ改善するというより、むしろ複数の領域が一進一退しつつ並行して改善してくることのほうが多い。Kの検査場面での改善の実態も、そのような混沌としたものであった。要約すると、1）抑制・注意維持・記憶などを測る一部の検査においては改善が見られるが、2）形式的度合いや抽象度の高い検査の信頼性は低く、3）検査における改善は訓練開始後6～8ヵ月内に生じ、4）その後（訓練開始から12～14ヵ月時点）はプラトー（機能の改善の上限）となるか、検査項目によっては浮動性を示した、となる。以下に検査結果一覧を示す。

表5 認知障害改善後の検査結果

	転院時	訓練開始から6～8ヵ月後	訓練開始から12～14ヵ月後
①Modified Stroop Test A：所要時間、誤数	43秒, 4	30秒, 0	30秒, 0
同上B	116秒, 8	42秒, 2	52秒, 0
②Trail Making Test A：所要時間、誤数	4分28秒, 0	3分31秒, 0	3分32秒, 0
同上B	12分57秒, 3	11分29秒, 2	14分17秒, 1
③かなひろいテスト（第一段階）：正、誤、ミス	15, 0, 15	28, 0, 6	19, 0, 14
同上（第二段階）	7, 0, 6	4, 0, 12	9, 2, 5
④ミニメンタルテスト	18	27	19*
⑤ウェクスラー記憶検査：一般記憶	70	95	75*
同上：言語性記憶	83	102	86
同上：視覚性記憶	57	84	63*
同上：遅延再生	64	94	76
⑥Ray Auditory Verbal Learning Test	4-3-4-5-5	3-4-5-6-5	3-4-4-7-6
同上：遅延再生	3	3	2
⑦カテゴリーネーミング：動物、果物、赤いもの、「か」で始まる言葉	3, 6, 0, 0	8, 10, 2, 4	9, 12, 3, 0
⑧計算：＋、－、×、÷	6, 3, 5, 4	6, 3, 3, 3	6, 6, 4, 4
⑨新修正ウィスコンシンカード分類検査：段階と達成カテゴリー数	第三段階, 2	第二段階, 3	第二段階, 2

241

第5章　認知リハビリテーション後の変化

⑩ウェクスラー成人知能検査改訂版：言語性IQ	73	83*	78
同上：動作性IQ	75	76	65
同上：全IQ	73	79	71
⑪日本版レーヴン色彩マトリックス検査	19	29*	22

＊訓練開始6～8ヵ月時点で、行動評価などと併せて改善が認められるものは、太字イタリックで示している。

＊検査結果の解釈に注意を要するものには、*を付けている。

＊多重ベースライン（初期の浮動性を測るための検査）の結果は割愛しているが、⑦のカテゴリーネーミング以外では、初期の浮動性は明らかではなかった。

＊各検査の検出内容は以下である。
　①Modified Stroop Test B：注意転換、抑制障害。
　②Trail Making Test A：注意把持、視走査；　B：注意転換、並行処理におけるワーキングメモリ。
　③かなひろいテスト第一段階：注意把持；　第二段階：注意転換、並行処理におけるワーキングメモリ。
　④ミニメンタルテスト：スクリーニング検査。見当識・認知機能全汎の低下。
　⑤ウェクスラー記憶検査：一般記憶・言語性記憶・視覚性記憶、遅延再生。
　⑥Ray Auditory Verbal Learning Test：言語性短期記憶。
　⑦カテゴリーネーミング：拡散的思考、思考の柔軟性。
　⑧計算：小学校中学年レベルの加減乗除能力。
　⑨新修正ウィスコンシンカード分類検査：課題の要求・人の期待の推定能力。
　⑩ウェクスラー成人知能検査改訂版：一般的知能検査。言語性IQ・動作性IQ・全IQ。
　⑪日本版レーヴン色彩マトリックス検査：非言語性知能。

5.1.2　認知機能と日常生活能力の総合評価

前項で示した検査結果と日常生活における能力改善との対応、および検査結果には表れない発言・行動の観察結果を、認知障害の総合的評価として本項でまとめる。その後に次節以降で、この総合的評価に加えたものとして、談話を通じた評価を呈示する[44]。

Kの認知障害の細項目のなかで、訓練開始から6～8ヵ月以降に軽度障害程度に改善したものは以下である。

---

[44] 認知的総合評価を談話を通じた部分評価より先に挙げる理由は、まず複雑な認知機能改善経過を把握しておくほうが、会話における変化を理解しやすいと考えるためと、会話と相互行為上の変化についての分析を6章の相互行為分析の直前に呈示して、読みやすさの便宜をはかるためである。

5.1 認知機能の変化

1) 場所の見当識（場所に関する現状の理解）
2) 注意維持（単純な反復作業における）
3) 近時記憶
4) 誘発されやすい行為の抑制

　入院当初は重度障害であったが、中等度程度に改善したものは以下である。
5) 時間の見当識（時間に関する現状の理解）
6) 問題解決における収束的思考（答があらかじめ特定されている課題を解くこと）

　入院当初は重度障害を呈しており、いくらか改善は見られるものの、中等度～重度の障害として残存した障害要素は以下である。またＫの能力の浮動性はリハビリテーションの最終段階においても見られたが、その増悪時にのみ重度となったものも以下に含める。
7) セットの転換
8) 拡散的思考（関連のある思考や発言内容を広げること）
9) 時系列記憶（出来事を時系列にそって正しく認識すること）
10) 説明文などの組織化、統合
11) 自己の統合的認識

　入院時と比較して、機能・能力改善が認められなかったもの、あるいは同種の障害が違うレベルや症状として現れるようになったものは以下である。
12) 高次のワーキングメモリ（選択的注意機能を含む）
13) 展望記憶（その時点でなすべきことを想起できない）
14) メタ的態度（例えば、答が合っているかどうかわからず、数分以上回答を保留する）
15) 発動性低下、開始困難（必要な行動を自主的に起こせない）
16) プランニング、統合
17) 構成障害
18) 計算

第5章 認知リハビリテーション後の変化

　上記のリハビリテーション後の変化を、談話の不適切性と対応付けた四つの主要な機能形式障害にあてはめる。抑制障害については、無目的な行動や突発的連想などの過剰傾向のある反応は減少したが、不必要な刺激に注意が逸れてしまうことは依然としてある。注意維持・焦点化については、単純な課題や行動における注意維持は改善したが、複雑な操作には困難をきたす。固着については日内差が激しく、増悪時には必要な行動を開始できなくなってしまう。ただし、相手から働きかけのある会話において自らの思考に凝り固まってしまう頻度は減少した。

　これらを含めて、より低次の機能障害が改善し、遂行可能な行動が増すにつれて、それ以前は問題となる機会が少なかった照合・写像機能を基盤とするより高次の障害が顕在化した。上に挙げた入院時との比較で改善が認められなかった項目のすべてに（計算は「繰り下げ」などにおいて）、照合機能が関わっている。また中等度〜重度障害が残存した項目にも、固着障害に加えて照合障害が主に関わっている。障害の認識（病識）については、記憶力や注意力など、それに関わる行動の失敗をK自身が把握しやすいものに関しては、問題があるとの自覚が生じた。しかしそれを障害として捉えず、性格のせいにすることがあり、病識としては不十分なままであった。また問題解決などの複雑な思考処理は、ことば上は説明できることが増えたが、実際の場面では遂行できないことが多かった。身体機能が改善し遂行可能な行動の種類が増えるにつれ、とるべき行動を自発的にはとらないという発動性低下の問題が顕在化した。作話については、空想的な物語様のものはほぼ消失したが、誤りを取り繕うかのような当惑作話は時折見られた。

　Kが行った認知機能以外の身体的リハビリテーションの経過と入院生活上の変化を簡潔に述べる。身体機能と日常生活動作における改善としては、リハビリテーション開始後8ヵ月で、腕を添える補助付きの短距離歩行が一本杖で可能となった。車椅子移乗動作などは身体機能的には可能となったが、認知障害の影響で危険が防止できないため自立レベルには至らず、危険を伴う動作を行う際は常に補助か見守りを必要とした。左上肢機能は、ほぼ廃用手レベルのまま障害が固定した。病棟生活においては、用もなくナースコールを押すことがなくなった。残存した問題の例を挙げると、車椅子の自走ができるようになったにもかかわらず、予定された時間を守れないため、リハ

ビリなどへの病院内の移動には送迎を必要とした。また食事など必要最低限の行動を自力でする以外は、部屋でぼんやりと座っていることが多かった。同様に発動性低下が原因で、トイレに行かずにリハビリパンツに排泄してしまうことが依然としてあった。

Kの改善経過全体を要約すると、抑制および注意維持・焦点化は中等度から軽度にまで改善し、固着は改善しつつも一時的に重度に低下することがあり、照合機能と関連する課題のうち自発性が要求されるものや難度が高いものについては不良のまま、となる。

5.2 認知機能と会話の改善

前節で示した認知機能の改善が、コミュニケーションと相互行為にはどのように表れるかを、Kが2人の実習生JとG、および療法士Tのいずれかを相手に一対一で行った会話を元に分析する。

5.2.1 トピックの変化やフィードバックに対応

実習生Jとの会話7-1では、テクスト性全般における改善と、相互行為儀礼に関しては、関与義務・役割期待・呈示儀礼などの改善が見られる。また、相手のトピックやフィードバックを的確に捉えることにより、会話を共同作業として構築していることが認められる。

――会話状況――

言語療法実習生J（専門学校の3年生、女性、高知県出身）とKは療法士Tに引き合わされ、訓練室で会話を始めたところである。「直前にロビーで会いましたね」とJが会話を切り出すと、Kは「部屋にばかりいると息苦しいためよくロビーにいる」と言う。その後Jは「部屋でテレビを見ないのか」との以下の質問をする。実習を始めたばかりであったJは患者一般と話し慣れておらず、会話開始当初は若干緊張していることが、ジェスチャーの少なさや立て続けの質問などから窺える。お笑い番組がトピックとなり、Kが冗談を言って以降はリラックスした雰囲気になる。

第 5 章　認知リハビリテーション後の変化

【会話 7-1】

1J　はあー、テレビはもう見 - ご覧［にならないんですか］？ˆ
2K　［もう、よな - 一時、］夜中の、もう・・ちょっと見過ぎぐらい（（鼻水が出そうになって指で鼻をこする））。(J：@あっはっは)＜@目が疲れる［くらい］@＞
3J　＜［@あはは］＞、夜、テレビを見てる・・見られてるんですか？ˆ
4K　そうです。
5J　どんな番組を見られているんです？↑
6K　もうほとんど（（チャンネルを回す手振り））、ええなあていう感じ（（首を左右に振る））、(J：あああー) あんまおもしろないのがありますから。
　　もうほとんどの番組は見ないでいいなあっていう感じです。あんまり面白くないのがありますから。
7J　はー、ニュースとかどうですか？ˆ
8K　ニュース見ます。一応は見ますけどね（（右耳を掻く））。
9J　ふーん。最近私あのテレビ見てないんですよ。
10K　あーほんまに -
11J　- はい、なんか、こう大きなこととかありました？ˆ
12K　いやー、ないですね。
13J　そうですか、ふー［ん］。
14K　［ま］今あのーほとんどイラクのー - (J：- あー) あれがほとんどですね。
15J　イラクのー、あの［自衛隊が］、
16K　［自衛隊が］そうそうそうそうそう。
17J　はーなるほど。え、お昼は↑、テレビはもう見ないんですか↓
18K　お昼も見ますけどー、(J：はい) ま - お昼はこないして（（手を振る））リハビリやったり、(J：はい) まあ用事があったり、(J：はい) まあ呼ばれたりすると、(J：はい) 中盤でもう・・あのー、抜けたり、してたら見てるほうも、ドラマやったら (J：はい) ＜ま、あまりドラマは見ないけど{早口}＞ (J：はい) 中途半端になるしね、(J：んー) もーう・・あーあ＜@いう感じに［なるから］@ （（Jの顔を見て笑う））＞
19J　@［あはは］、あーあって、(K：@ふっふっふ) あーあって［［なんで

5.2 認知機能と会話の改善

すか？↑]]＠
20K　[[＠えっへっへ]]、ええとこやのにっちゅう＠、
21J　あー、・・・そっかー。
22K　ああなるともう・・(J：はい) 面白くないんでね。
23J　はい・・じゃあもう、・・ドラマはあんまり見ずにー。
24K　んー・・だからもう、もう爆笑はもうよ‐よ‐夜中はもう (J：はい) 笑いたくても (J：はい) ああゆうのはもう笑いたいのは、おも‐思いっきし笑うのが面白いからね。
25J　＠そうですね＠。
26K　＠うふうふうふ
27J　お笑い好きですか？↑
28K　＠お笑い好きですね＠
29J　＠あー私も好きですねー＠
30K　＠でも私自身も (J：はい) アホばっかり言うてね＠
31J　＠はっはっは
32K　＠へっへっへ ((笑ってから窓の外を見る)) [XX‐]
33J　[何の]、お笑いの、あの、番組、がいい [ですかね？↓]
34K　[んー、] なんちゅうか、(3.0) あの最近のお笑いちゅうんか、コント的、まあ昔からお笑いはコント的な笑いってあまり好きくなかったけども。
35J　ああー。
36K　そやけども、今のは若い子はほんまにコント的な感じ、(J：はい) もう、皆お客さん笑てるからね。(J：はい) まあ、面白いのは面白いやろけど、(J：はい) その、つかむ感覚が ((つかむ手振り)) (J：うーん) ちょっと、私らと、
37J　あー [ちょっとちがうんです？↑]
38K　[うーん] [[＠ふっふっ]]
39J　＜[[＠あははは]]＞。漫才とかの方がいいですか。
40K　そうそう。さから私らよう (J：はい) おじんくさい‐(J：‐＜＠おじんくさい＠＞ [＠あははは]) ＜[＠のがええなあてよう言う＠]＞。(J：あー) ほんま確かにそうかˆもわからん。・・皆とちょっとちゃう、お笑い↑ (J：うーん) まあ、漫才も好きやし、(J：はい) 落語は落語でいいし。

第5章　認知リハビリテーション後の変化

そうそう。だから私ら仲間は "おじんくさい" のがいいって話をよくします。確かにそういうのが好きかもしれません。流行りのとはちょっと違うお笑いが。まあ漫才も好きですし、落語は落語でいいですし。

41J　はあ・・・落語‥落語といえば誰ですか？↑
42K　落語といえばここらへん、関西は今‥そんなにねえ。
43J　はあー。
44K　三枝がもう、
45J　桂三枝ですか。
46K　うーん、あれが一番みたいらしい。
47J　はー。
48K　まあ後はもう、ほとんどしないからねえ。
49J　そうですねえ。あの笑点に出てる人しか［@知りません@］。
50K　［@はっはっは］H関東の連中ね。
51J　はあー、あっ、あの方たちは関東［なんですか？］
52K　［関東の］、落語家です。
53J　ああー・・
54K　そやな、笑点なんかあったんやな。懐かしいなあ。
55J　@あっははは。笑点見ないんですか？ˆ
56K　日曜日がほとんど駄目やったから。
57J　駄目だった？↑
58K　休みやなかったから。
59J　あー。
60K　さから笑点なんかは、むかーしはね↓（J：はい）日曜日休みの時は、・・こういう、私はもう料理関係の［仕事入ったから］、
61J　［はい、あ、お料理・・］（（料理の手振り））
62K　やから、ど‐土日祭日ゆうたら（J：はい）一番［稼ぎ時やから］、
63J　［あっ忙しい時ですねえ］。
64K　休めなかったから。
65J　はあー
66K　さから日曜日の、番組はほとんど駄目やった［ねえ］。
67J　［あ］そうなんですか。・・・へー、えˆ、お料理は何‐どのような の

5.2 認知機能と会話の改善

を作られるんですか？↑

―――――――――◆―――――――――

　上記の会話のトピック展開にまず着目する。会話開始直後の実習生Jは、若干緊張していることが、堅い上体の動きや間合いの短さ、質問を矢継ぎ早に繰り出していることから窺える。KはJの質問に対して的確に答えている上、関連のある情報を付加している。その付加情報に対してJが質問やコメントをし、さらにKが関連のある内容に広げることで、一つのトピック内で新しい内容やサブトピックが展開している。具体例を挙げると、初めのトピックはJが導入した〈テレビの視聴〉である。Jの「病室でテレビを見ないのか」という質問に対して、Kは「テレビは夜中まで見過ぎている」（2K）と付加情報を述べている。17Jの「昼はテレビを見ないのか」という質問に対しては、「リハビリなどに行くために番組途中で見るのをやめることになのが嫌だから」（18K）と、見ない理由を詳述している。それと関連付けたKの発言「夜の相部屋では、お笑い番組を見ても思いきり笑えない」（24K）が27Jの質問を誘発し、以降66Kまで〈お笑い〉というトピックが様々に展開している。

　「お笑いでは何の番組がいいか」（33J）という質問に対してKは、34Kから40Kでコント的お笑いの批評をしており、その中で「最近の"つかむ"感覚は私が好きなものとは、ちょっと違う」（36K）と内容を深めた発言をしている。その感覚について40Kで詳述しようとする一方で、Jが39Jでサブトピック《漫才》に言及したことに配慮し、それに関することも述べている。入院当初は固着の影響により念頭に浮かんだことを会話の流れとは関係なしに語り続け、相手からの働きかけが通用しなかったKであったが、ここでは自らが語ろうとしたことに固執することなく、相手の発言への配慮を示している。この行動は容認性にかない、呈示儀礼と役割期待を満たしている。また、49JでJが導入した「笑点」に関して「懐かしい」（54K）と心情を表出することで連帯や親密さを表し、相手の積極的な面目に配慮している（2.2.1（3）参照）。

　入院当初、固着の影響により大きな問題となったのが、Kが調理師の仕事について相手が興味をもっているかどうかに配慮せず語り続けることであった。また調理師のトピックに限らず、トピックの途中で挿入された事柄の叙述（脱線）が注意転導の影響で長びき、発言内容が散漫になってしまうこと

があった。この抜粋では、「笑点をなぜ見ないのか」(55J) という質問に答える上でKは調理師の仕事に言及することになるが、そのトピックに固執はしていない。Kは「調理師は稼ぎ時の日曜（笑点の放映日）はテレビを見られない」と質問に対する必要十分な理由付けをした後は、調理師のトピックから離れて、55Jの質問に対する直接の答を繰り返している。相手の質問への答を明確にして脱線せずにトピックに戻っていることから、結束性と容認性が充たされる。この行動からは、〈テレビ番組〉というトピックを中心とする会話の流れがあることをKが認識しているとともに、その会話の流れを共同的に維持しようとする態度が認められる。

　この抜粋全体においてKは、自らの発言およびJとの発言の間の関連性を保ちながら、トピック内で詳述することを通じて、トピックを過不足なく、かつ唐突感なく展開させている。患者との会話に慣れていない実習生が一つのトピックを中心に会話を深める余裕がなく、矢継ぎ早に質問を繰り出して若干散漫になっているのに対して、Kはトピックを深めて会話内容を充実させることで、Jを補助する働きを果たしている。

　以上でKによるトピック展開の適切さを確認したことに続いて、入院当初の会話に見られた不適切性のいずれが改善しているかを確認する。この会話抜粋では、抑制障害との関連が疑われた多弁、脱線、割り込み、合意に至らない先取り合意などは見られない。入院当初の抑制障害の会話3-1では、Tがターンを取り返そうとしても、Kが強引に話し続けたが、この会話抜粋では、32KのKのターンに割り込む形になってしまったJに対してターンを譲っている。注意障害が主因と思われた症状、すなわち結束構造の乱れや発言途絶（場面からの離脱）、散漫な発言、質問を理解できないといった不適切性も見られない。入院当初は固着の影響として、会話の流れと無関係に調理師の仕事などのおきまりのトピックを語り続けることがあったが、この抜粋では前述のように、調理師について言及した後に、それ以前のトピックに立ち返っている。また、相手が繰り出す質問に対応しつつ、思考を柔軟に展開させており、新規な内容を加えることで結束性と情報性を充たしている。照合障害の関与が疑われた種々の不適切な行動も、この抜粋では適切に行われている。これは、トピックと自らの発言を照合できていることの表れである。発言内容が常にトピックに沿うものになっている上、無関連な連想を語るこ

とも枝葉末節を話すこともない。相手のフィードバックを的確に捉えていることは、Jが27J、29Jで笑いを伴う親しげな態度へとフッティングを変化させていることに応えて、30Kで自らをからかいの対象とする冗談のフレイムに転換していることからわかる。

5.2.2　補修作業と印象管理充足

先の会話抜粋に続く以下の抜粋では、テクスト性全般と相互行為儀礼の改善に加えて、補修作業や印象管理が首尾よく行われていることが見てとれる。

──会話状況──
先の抜粋以降、JがKに質問を次々と繰り出し、Kは5分ほど種々の調理法について語っている。鮫鱒鍋の調理法について話した後で、Kが以下でJの出身地を確認する。

【会話 7-2】
1K　高知やってんやね。
J2　はい、高知です。
3K　高知やったら・・、高知の魚は、・・・四国は何やった((上を見ながら思い出そうとする))。
4J　高知の、高知の魚は何でしょう？・・・この((一本釣りのジェスチャー))、
5K　あれやな。[@あっはっは]
6J　[@これですよ@]((一本釣りのジェスチャーを繰り返す))。
7K　<@あっはっは>、せやせやせや、・・・((遠くに視線をやって思い出そうとする))
8J　高知といえばー・・・
9K　高知といえばあれやな…ニンニクをすったやつ。
10J　そうです、そうです。その魚は˚
11K　タタキ。なんやっけ、[鰹のタタキ]。
12J　[そうです]。[[そうです、そうです]]
13K　[[@はっはっは]]

第 5 章 認知リハビリテーション後の変化

14J @はっはっは

15K いいねえ、あの［こ‐］

16J ［おいしい］ですね、あれは。

17K 高知のタタキしか‐、大阪の、(J：うん) あたしらも、仕事終わったら (J：はい) 電車に乗るまでに、(J：はい) ちっちゃーな・・料理屋さんがあって、(J：はい) おばちゃん一人で、(J：はい) も、そこへ毎日［夜は］、((机に指で複数の位置を示しながら説明する))

18J ［ふん］、はあ。

19K で、「タタキちょうだい」言うたら、おばちゃんも、(J：はい)・・ぱっと鰹のタタキ［くれてねˆ。］

20J ［はい。］それは高知のタタキですか？↑ ［また違うん［［ですか？］］

21K ［［高知から送って］］きてもらう。

22J ふーん。

23K も、魚は高知から・・鰹はもうあそこしかもう食べられへんいう感覚で私ら食べに［歩くから］。

24J ［はーあ］、はい。

25K もうあそこ行こうて。

26J はい。え、そこのえーとタタキは美味しいん［ですか］？↓。

27K ［美味しい］ねん。(J：はあー) さから、そこの食べたらよその食べられへん。

28J 食べれないんですか。［へー］。

29K ［大阪］ってそんなん。

大阪ってそういう（飲食店への要求が厳しい）街なんです。

30J そうなんですか？ˆ

31K うーん。もういっぱいタタキ‐あの・・食べ物屋があるけど、(J：はい) もう、そのぐらいでなかったら、(J：うん) みな潰れていく。

32J ［はあー］。

33K ［うーん］なんぼうちは料理屋やとかって (J：はい) 一品料理屋やとかいうたかて、(J：はい) もう味が悪かったら (J：も［う］)［もう］、すぐ、次の・・時から行けへん。

「うちは一品料理を出せる料理屋です」とか、どれだけいい風に言ってる店でも、味

が悪かったらお客はもう2回目からは行きません。

34J　他のところにお客さん［行ってしまうってことです？↑］

35K　［うーん、そうそうそう］。さから同じあそこもタタキ売ってるのに、(J：うん) こっちもタタキ売ってるのに、(J：はい) こっちは全然。

36J　ふーん。

37K　焼肉やってもそやな。
　　焼肉屋をやってもそうなりますね（流行る店と流行らない店の差が大きい）。

38J　ふーん。・・じゃあ、そのー潰れたりー、また新しいのがたｰ、お店が出来たり［ってこと］(K：［うーん］［［そう］］) ［［すごい］］多いんですか？ˆ

39K　多い多い。大体、・・三千近く、・・普通のと‐年（3.0）あのー、潰れるんかなˆ。

40J　へっ？ˆ

41K　お店や［さんな］。

42J　［三千］。

43K　また、そんだけ出来てる［わな］。

44J　［ほお］ー（3.0）((驚いて頭を振り仰ぐ))わあ、すごい。

45K　すごいよ。

46J　ねー、じゃあもう、ちょっと気を抜いて、手を抜いて作ったり［したらもう、］(K：[@はっはっは]) すぐに潰れるんですかね。

　Kがこの抜粋でも適切なトピックマネジメントを行っていることは、〈料理法〉〈高知の鰹〉〈大阪の鰹料理屋〉など関連のあるトピックを展開させるなかで、活発なターンのやりとりを通じて、聞き手が興味をもてる内容を語っていることからわかる。以下では、入院当初に見られた認知機能形式障害の改善に応じて、テクスト性などが満たされていることを確認する。

　1Kでは、抜粋より前のサブトピック《鮫鱇》と関連のある高知の魚の話をする導入として、Jがそれ以前に言及したJの出身地を確認している。Kがこのように相手の属性と関連のあるトピックを選べているのは、相手の前言とサブトピック《鮫鱇》を照合できていることの表れである。これは、結束性

と容認性、テクスト間相互関連性を充たすとともに、呈示儀礼にもかなうことである。

3K〜9Kで「鰹」という名詞を想起できずにいるが、「何やった」（3K）、「あれやな」（5K）、「せやせやせやせや」（7K）とフィラー等を投じて、想起困難に陥っていることを相手に伝える補修作業を行っているため、場面性は低下しない。改善前のKは、想起困難な間は沈黙するのみで会話場面から離脱し、相手への配慮のなさから不適切とみなされた。5Kでは、思い出そうとしている自分を対象化して明るく笑うことで想起に没頭しすぎていないことを示し、過剰関与を回避するという印象管理も行っている。さらに、9Kでは鰹の関連情報として「ニンニクをすったやつ」と述べており、迂言（circumlocution）、すなわち語想起が困難な時はそれを説明するという、以前は利用できなかった方略を用いている。これは、適切なセット転換を行って、思考と発言行動を柔軟に転換できていることの表れである。一方Jは4J以降で、Kの語想起困難な状況をジェスチャークイズのフレイムへと転換し、楽しげなフッティングへと変化させている。Kはこのフレイム転換に応じ、想起できた後は明るく笑っている（13K）。ここでは、Kの語想起困難からミスコミュニケーションに陥りそうになった状況を逆手にとるという工夫のもとにJが設定したフレイムを共有しつつ、Kが目的とする語想起を達成するという、積極的な共同作業が展開している。

Kは17Kで〈大阪の鰹料理店〉のトピックを導入するにあたり、所在地や関係者、自身との関連付けなど、必要な状況提示を行っている。その上で話のポイント、すなわち「他の店と比べものにならないほど美味いタタキを出す」（23K、27K）を述べているため、結束性が明快である。29K以降は、〈大阪の鰹料理店〉と関連付けて大阪の飲食店をめぐる過当競争へとトピックを展開させている。個別具体例から視点を広げて一般化しながら、情報性も保っている。この一連の発言において、注意力やセット転換が充足していることが窺える。

39Kの「三千店近く潰れる（筆者が調べたところ、該当年の商業施設全体ではあり得る数字であった）」に対してJが驚きとも疑問ともつかない声を発したのに対して、Jの理解を確実にするために、「店が」（41K）と補足している。改善前は相手の反応を気に留めることは少なく、相手が自分の発言を理解できて

いるかどうかを省みることもなかった。しかしここでは相手のパラ言語的フィードバックに注意が焦点化できていることと併せて、相手の理解状況を照合し、誤解を回避する行動が取られている。33KではJの相槌「もう」を、45Kで44Jの「すごい」を反復し、相手の言語的およびパラ言語的フィードバックを自らの発言に取り入れることによって、押し付けにならない強意的表現をしている。

5.2.3 速い展開に対応、表敬充足

以下で示す実習生Gとの会話においては、状況判断の改善に支えられて会話の速い展開に対応できていることや、相手との対立を回避しながら自らの意見を述べるために、入念な印象管理や表敬が行えていることが特徴的である。

会話状況

実習生G（大学4年生、女性）はKと短い訓練課題を行ってから会話を始めて5分が経つ。Gはチアリーダー活動をしており、Kへの対応にもそれに通じる言語的および非言語的特徴がある。例えば、表情やパラ言語的特徴において明るさと愛想のよさが表され、身を乗り出す姿勢などによって聞き手としての熱心さが表わされている。一方のKは椅子に深く腰掛け、落ち着いた態度で話している。抜粋以前のトピックは〈病院での入浴〉である。

【会話11】

1G　はーい、うーん。(2.5)((GはKの発言をメモに取り、Kはメモに目をやる))あのー、気持ちいいですか、温泉↓((Kに微笑みかけながら))

2K　・・・うーん、どう［やろ］。(G:［どうでしょ］)‥風呂が、あのー(G:はい)ハーバー浴↑、(G:うん、うんうん)あれーあんまり私、%どうやろ、心臓に＝

3G　＝はい、…よくない…感じ？↑

4K　ものすごい‥(G:うん)あの、

5G　負担ですか。

6K　あれやから((手を胸の高さでヒラヒラさせる))、(G:[<うんー{小声}>])負担かな、いう感じやから‥(G:<うんうんうんうん{小声}>)

第 5 章 認知リハビリテーション後の変化

まゆっくりこう、浸かってあ［ろてもろて］（（風呂に入る手振り））（G：［＜うんうんうんうん｛小声｝＞］）ま、あろてももらえる＜＠何もせんでいいからね＠。｛声量増大｝＞（G：＠あああああ＠（（愛想よく同意する）））なんせもうそらもう。（G：Hうーん）それでもう、ぜいたくやけどー（G：はーい）温泉でー（（親指を数えるように折る））、（G：はい）…うーん＜どうやろ↓｛急降下するプロソディ｝＞

　　ハーバード浴が心臓に負担がかかる感じがあるから（気持ちいいとは言い難い）。ゆっくり浸かって洗ってもらえる、何もしなくていいのは、それはもうぜいたくなんだけど。温泉だし。でも、うーん、どうだろうか。

7G　どうでしょう。＠あははっH、うーん。

8K　もう気持ちええて、もういい温泉に入ったなーいう感じよりも、（G：はい）ほんまにあろてもろて、‥お風呂へ‥（うんうんうん）‥沈んで↑（（風呂に浸ける手振り））（G：はい）‥いうのが、（G：［うん］）［なんか］ええかなーも（（首をかしげる））（G：いいかな）そこまでしたらもう…（G：うん）あのワーカーさんも、（G：はい）‥男の、［［子とか］］（G：［［うんうんうんうん］］）おるから、（G：はい）もうえらいえらい言うて、＜まあえらいとはそんな言うてへんけど｛早口、真顔になって｝＞（G：＠うふふふふH）

　　ああ気持ちいい温泉に入ったという感じはしなくて、洗ってもらってから浴槽へ沈む（深く浸かる）ので、それはしなくていいかなと。そこまでしたらもう（お風呂という感じではなくなる）。若い男性のケアワーカーさんでも、しんどいと言ってるし。まあ、しんどいとはそんなには言いませんけど。

9G　＜ん、でもワーカー［さんは］｛明るい調子で｝＞

10K　［がんばっ］てるから。（G：う［［ーん。］］）［［うーん］］、＜そやから、｛あらたまって意見を述べる調子、低い声音｝＞（G：うん）‥あのー、そのためにあの普通の、（G：うんうん）お風呂↑（G：はい）、もうあんだけ深くせんでいいから（G：うーん）‥お、結局まあ、（G：うん）温泉ですからー（G：うん）浸かって下さいいう感じー（G：うん｛小声｝）のほうが、（G：うんうん｛小声｝）かえって＜＠サービスちゃうかな［［［ーいうて私ら思うんや］］］（G：［［［うーん］］］）けど＠、＞

　　ケアワーカーさんは頑張ってるから。だから、あれほど浴槽を深くせず普通のお風呂みたいにして、温泉に浸かって下さいという感じにしたほうが、かえって患者にとってはサービスになると私なんかは思うんだけど。

11G　＜Kさんだったらー‥［それがいいかもしれない、］（（微笑みとしかめ

面の混ざった複雑な表情でKを見ながら））（K：［おえ？↑@へっへっへ］）ですねー、［［うーん］］。

14K ［［@あは,］］なにそれ、［んふ@］

13G ［@んはっ］Kさん、(K：［［@うん@］］｛嬉しそうにうつむく｝)［［のー,］］もう、こうお洗濯も自分で、ご自分で、されるっていう、あの存在でしたら、意外に温泉に、＜@こう、そのままーという感じ［でも,］んー@＞。((Gが愛想よく言う間、Kは宙を見ながら何かを思い出している様子))

　　　Kさんのように洗濯まで自分でなさるぐらいの方でしたら、（人手をかけるハーバード浴に入るよりも）温泉に入るだけでも（意外といいかもしれませんね。）

14K ［んー］‥けっこうね（うん）、まわり見てたら（うんうん）…まあー神経、左が麻［［痺の］］（G：［はい］）人が多いから、（G：はい）結構神経質やね患者さんも（G：あー）見てたら、（G：うーん）ちょっと動かしてで［［［も］］］（G：［［［うん］］］）怒る、患者さんも［おるし］、

15G ［ああ］うんうんうん、そう［ですねえどうしても］、

16K ［うーん俺］らはそこまで、(G：うん)＜神経質は神経質です私でも＝｛早口｝＞私はそこまで（怒ったりしないけど）。そういう私も神経質といえば神経質ですが。

17G ＝もともとですか？

18K もう、もとも［と］。（G：［うん］うんうんうんうんうん｛小声｝）そやから…そーこまで言うてあげたら、（G：はい）ま、してもうとるから、（G：うんうんうんうん）かわいそうやと思うし。

19G はーうん‥そうで［すね］。(K：［うー］ん)まあ確かにワーカーさんは、やっぱりそういうお仕事が好きで皆さんなられてますけど＝

20K ＜＝そうや、［大変な仕事やと思う］｛強勢をおき感情込めて言いつつ首を縦に振る｝＞

21G ［やっぱり‐うーん］ちょと気持ち的にも、いろんな人が、（K：うー［［ん］］）［［いらっ］］しゃるから、そうですよね。ちょっとつらいことも多分あるとは思いますけど、@いいんですよ、ワーカーさ［［［ん。みなさん元気な方なんで。］］］（K：［［@［あはははは、ほんまー@］］］）ちょっとやそっとじゃへこたれ［［［［ないと思います］］］］よ、うふふ@（K：［［［［@あは、うーんふふ@］］］］）。

第5章　認知リハビリテーション後の変化

22K @元気［やー］(G:［はー］い) ほんまに@‥(G:はーい)…
22G ＜Hはーい、もらいます？↑元気を？↑ワーカーさんとか＝｛一段と高いピッチ｝＞
23K ＝＜もらいますよー、(G:うーん) あーん｛威勢良く｝＞
24G ＜@ふふ、じゃあその元気を@＞［また糧に -］
25K ［やっぱ、あの‥］(G:うーん) 大きな声っちゅう［［か、まあ］］(G:［［うーん］］) ほかの患者さんに、(G:うんうん) あれにならんように (G:うんうん)、大きな声、(G:はい) 出して((手を翻して出す手振り))‥(G:うん)‥患者さんとこへ来られるいうのはやっぱええことやしね、(G:はああ) もう励みになるし、(G:うんうんうん) ＜ううん｛威勢良く｝＞
やっぱりケアワーカーさんが大きな声、とはいっても他の患者さんに邪魔にならない程度に大きな声を出して患者さんを迎えに来て下さるのはやっぱりいいことだしね。こちらの励みになるし。うーん。

　Kが入院している病院が温泉をセールスポイントにしていることは、患者と関係者の共有知識となっている。実習生Gが「気持ちいいですか、温泉↓」(1G) と言いつつKからの同意を前提視していることは、下降イントネーションと微笑みかけから窺える。Gがこのような行動をとることにおいて、Kを素朴心理学的モデルの同化の型で捉えていると考えられる。この時点でKはGと5分間会話を行っているが、その間にGに同モデルの排除の型を適用されるような重大な失策や不適切性は生じなかったことになる。言い換えると、Gは迷いなく同化のモデルを適用するほどの"普通の"主体性をKにおいて認めていることになる。そのことは1Gに限らず後続する発言からも窺える。11Gでは、「Kさんだったら、それがいいかもしれない」とKの気持ちをわかっているといいたげな同化志向のある発言をしており、22Gでは「もらいます？元気を？ワーカーさんとか」と、同意と共感を前提視した確認要求をしている。

　Kは病院の入浴のさせ方を問題と感じているようであるが、それを伝えるのは1Gで前提視されている同化や同意を否定することになる。そこで「うーん、どうやろ」とフィラーと緩衝的表現による軽減をはかって相手の消極的な面目に配慮しながら、実は入浴法には批判的であることを、10Kまでの

間に語っている。相手に真っ向から反対することを避けることで、回避儀礼を満たし、容認性の低下を防いでいる。改善前のKは、相手の質問に対して安易に同調することや、その場しのぎの相槌を打つことが頻繁にあったが、ここでは自らの意見を述べる上で慎重さを重ねている。その分表層テクストは婉曲で回りくどくなっているが、発言内容と対応するパラ言語的な緩急（メリハリ）があるため、誤解なく伝わっている。その緩急とは、注釈は早口で、積極的評価は声量を増大させて、批判にあたる内容は話しづらそうな差し控えをもって語られていることを指す。批判にあたる箇所では、言いよどみや言い止めなど結束構造の乱れが生じているが、それが軽減（mitigation）をはかるための装置として機能しているため、不適切とはみなされない。軽減と相手の消極的面目への配慮は、状況の動的側面を把握することが困難だった入院初期の会話では見られなかったことである。

　上記以外の補修作業としては、自らの発言が人を悪く言ったことになっていないかどうかを照合し、そう受け取られないようにコメントして品行に配慮することが何度か見られる。一つには、入浴法批判の根拠として「ケアワーカーもしんどいしんどいと言っている」（8K）と言ってから、すぐ「しんどいとはあまり言わないけど」と、ケアワーカーが愚痴を言っていると言ったことにならないよう配慮している。また、「神経質で、ケアワーカーに対して怒る患者がいる」（14K）と言ってから、そうした患者を一方的に非難していることにならないよう、「神経質は神経質です私でも」（16K）と、そのような患者と感覚や立場を共有していることを注釈している。さらに、「ケアワーカーの大きな声が励みになる」（25K）と言いながら、「大きな声」という表現が否定的な意味にとられうることに配慮し、「他の患者さんに迷惑にならない程度の大きな声」と言い直している。これらの発言の背景には、自らの発言が相手に伝えうる複数の意味や印象を比較、照合することによって、誤解や悪印象を与えうることを認識し、それを回避すべく補修作業を行うという、適切な認知と行動の処理がある。入院当初のKが、相手とのミスコミュニケーションを未然に回避しようとしない認知機能面の原因をいくつか想定したなかに、ソマティック・マーカーが働かないことを含めておいた（4.5.1）。KはGとの会話、すなわち対面のコミュニケーションにおいてはトラブルの回避を志向することが見られたが、「いまここ」以外のことについてはそのよう

第5章 認知リハビリテーション後の変化

な志向性が示されにくいことが後の評価で確認される。認知機能の改善が進んだこの段階でのKのトラブル回避行動に見られる違いから考えられるのは、ソマティック・マーカーは対面のコミュニケーションのような、「いまここ」ないし共在におけるトラブル回避上の判断処理には、あまり関わっていないということである。ソマティック・マーカーは、脳内の疑似体験による身体感覚の想起に基づくものであるが、「いまここ」で進行しつつあることを処理するには、そのような疑似体験は必要とされないと推測するのは無理がないと思われる。また、これらの発言を共在秩序の面から捉えると、入浴に関する批判的意見を述べることに伴う相互行為儀礼を脅かすというリスクに対処するために、品行や印象管理、回避儀礼の遵守に細心の注意をはらうという、高度なバランシング・アクトが実現されている。

　Kはこのように相互行為儀礼を遵守しているだけでなく、病院職員（ケアワーカー）に対する共感を自発的に呈示している。10Kでは「風呂介助を頑張ってる」とねぎらい、18Kでは患者が怒ることに関して「介助してもらっているのに、そこまで言われることはない、かわいそう」と感謝と共感を表している。入院当初も転院前の看護師などに対してKが共感を示すことはあったが、作話の疑いと感情失禁を伴っており、会話相手には場違いとしかみなされなかった。ここでは感情の逸脱などの品行の低下は見られず、本来的な共感としてGに高評価されていることが、Gが22Gで共感の共有に基づく同化志向の発言をしていることからも窺える。

　Gは19Gや21Gで、「ケアワーカーは好きで選んだ仕事だし、元気だから大丈夫」と、医療職側の立場から謙遜を述べているが、その言わんとするところは、大変な仕事であることを否定するものではない。Kは21Gに対してまず「そうや」（20K）と表面上同意してから、Gの意図を汲み取り、「大変な仕事やと思う」と、謙遜に対するねぎらいを述べている。ここでKは、Gの表層テクストの意味より深く、言わんとする内容（"what is said": Labov and Fanshel 1977）や、Gが同業者として謙遜しているというスピーチ・アクションを捉えられていることになる。

　さらに入院初期には見られなかったこととして、Kは的確な状況判断に基づいて精神的即応を示している。ケアワーカーに関して肯定的な内容の合意がまとまりつつある時、Gはチアリーディングを彷彿とさせる意気高揚の仕

方でもって、「ケアワーカーから元気をもらいますね」(22G)とKに掛け声をかけている。Gの行動にはかなりの唐突感があるにもかかわらず、Kは23Kで間髪いれずにGの調子に合わせて威勢良く肯定し、25Kではその根拠となる具体例を挙げて、Gが表わした同化と共感への期待に応えている。Kは前出の緊張気味の実習生Jとは穏やかにしみじみとした雰囲気で会話をしていたが、チアリーダー的な活発さとポジティブさを伴うGのフッティングの変化にも柔軟に対応することができている。すなわち、Gのパラ言語的および非言語的フィードバックを的確に把握してフレイムの転調に対応するとともに、関与義務と役割期待を満たし、適切な印象管理を行えている。

このほかに相手の非言語的・パラ言語的フィードバックを的確に捉えている例として、有標性を伴うGの行動に対してKが戸惑いを示している箇所がある。「Kさんだったらー…それがいいかもしれない」(11G)と、Gは甘い声と複雑な表情でKに微笑みかけているが、これはいわゆる"しな"や女性的魅力を呈示していると解釈されうる。Gのサービス精神から生じているこの態度は、訓練室という場面性や、初対面の中年男性患者に対する回避儀礼に抵触しうる。これに対してKは「おえ？↑」と驚きと照れを表すとともに、「あは、なにそれ（その振る舞いはおかしいですよ）」と、Gの発言行動が過剰傾向にあることを間接的に伝えている。すなわちKは、不適切とは言い切れない相手の微妙な行動に面しても、会話の場と相互行為儀礼に照らした上で、適切に対処することができている。

5.2.4 自己の能力と相手の期待を理解

療法士Tとの短い会話抜粋において、Kの自身の能力についての認識と、相手の期待についての理解が改善していることを確認する。

―会話状況―
> 療法士TはKに対して、以前のKは場所について混乱することが多かったことを述べ、別棟にある作業療法室へ行くのはまだ困難かどうかを以下で尋ねている。

第 5 章　認知リハビリテーション後の変化

【会話 9-1】
1T　うん‥今でもOTはちょっと行き難い？↓
2K　いや、もう大丈夫です。
3T　あ、そうですか。
4K　はい。
5T　ふんふんふん。ほな場所について［もだいたい－－］
6K　［あっ場所は］もうー（T：うん）完-＠完璧いうたら＠（T：＠ふふ）（2.5）ちょっとわ-あそこらへんは何があったんかな思て（T：ふん）、うろうろする（T：ふん）いうのは（T：ふん）ありましたからね。もう（T：［ふん］）［わかっ］-一応わかってるから、ああ、ああ行ったらええなあ思て（T：うん）ちょっと横へそれたりしたら（T：ふんふん）あれ出口がわからんようなったいう感覚で、（T：ふんふんふん）ありましたけどー。
7T　ふーん。ふーん。もうだい［たいそれはいけそうと、］
8K　［はい、もーうだいぶ］。

「場所の移動で困ることはほとんどないですか」（5T）との質問に対してKは、「完璧に」と言いそうになってから、Tとの認知訓練を続けている立場上そう言うべきではないことに気付いて苦笑し、「完璧言うたら（おかしいけど）」と補修作業を行っている。その後もKは、「一応わかってる」や「もうだいぶ」と、自身の能力に関する留保付けができている。この抜粋からは、自らの発言に関する相手の期待を照合、把握できていることと、場所の移動に支障をきたすという自己認識があることが窺える。4章の分析で、Kが自己を基準として、実習生や他の職員も場所の把握が困難とみなしていることを挙げたが、そのような誤認の改善が認められる。また改善前のKは、照合障害の影響により程度を見積もりにくいことから極端に言い切ることが多かったが、その点における改善も認められる。

5.3　談話と行動に基づく残存障害の評価

前節において、Kの入院当初の会話に見られたテクスト性と相互行為概念に関する種々の不適切性が、リハビリテーション後に改善していることが認

められた。そのように会話と対人的側面に関する不適切さは減少しながらも、発言や行動の内容において一部の認知障害が残存していることが窺えた。それらの多くは標準化された検査では検知されないものであり、会話や行動の観察を通じてのみ明らかとなった。それら残存する認知障害と、それが表れているKの発言を以下に要約して示す。会話相手とのやりとりが概ね適切であることは前節で示したためここではとり上げず、発言内容からKの認識と行動上の問題を拾い上げることとする。傍証として、録音されていないKの発言や、関係者からの情報も挙げる。分析内容を残存障害に限定していることから、以下は談話分析というよりむしろ会話を資料とする認知評価と呼ぶべきものである。

既述したように、本節で残存障害についての評価を呈示するのは、次章で改善後のKの談話分析を行う上で、不適切性ではなく相互行為に重点を置くことができると示すためである。すなわち、残存障害はありながら、庇護的ではない実質的相互行為が可能であるほどに、Kの認知機能が改善していることを示すことが目的である。Kとの相互行為においてTが適用する知識基盤を示すことにもなる。

5.3.1 残存する照合障害と自己認識ないし社会性の問題

Kの後期の多くの会話と日常生活における行動の記録を俯瞰すると、以下に挙げる認識、行動、ないし社会性に関する問題が繰り返し見られる。
1) 直近の状況以外（例：病院以外の地域組織）に対する関心が低いか、誤った認識をもっている。その延長線上に現状を捉えて、誤った認識をもつことがある。
2) 長期的展望がない（例：退院後の生活見通しが甘い）。先々起こりうることを予測したり、あらかじめ対策を立てることが困難である。
3) 残存障害に関する自覚が不足している。現実的ではない改善の見通しをもっている。
4) 社会の一員としての役割や義務に関する意識に欠ける。

実際の相互行為において上記の問題ないし症状を引き起こす、認識や行動に関わるより基礎的な問題ないし障害として、前頭葉症候群の特徴とされる

以下が挙げられる。いずれも照合機能形式が要求される。c) はそのなかでもソマティック・マーカーの機能不全が関与していることが多いと考えられる。
a)　時間の経過や前後関係の認識を誤っている。
b)　（種々の状況や要因との照合に基づく）自己の統括的認識ができない。
c)　状況展開や行動から生じる帰結についての考慮や対策が不十分。

　上述した問題や症状が、発言内容や行動として表れている例を以下に挙げていく。談話に基づく評価内容を述べた後に、該当する会話抜粋を掲載する。

5.3.2　時間の前後関係と現状を誤認

基礎的問題
a)　時間の経過や前後関係の認識を誤っている。
症状（相互行為上の認識・行動の問題）
1)　直近の状況以外に対する関心が低いか、誤った認識をもっている。その延長線上に現状を捉えて誤った認識をもつことがある。

　会話時点で、訓練開始から約8ヵ月、Kが発病によって職場を離れてから1年半が経っている。Kとの会話中に、Kが入院先から複数の店舗（調理現場）に電話をかけて仕事の指示などを頻繁に出していることがわかり、Tは驚く。電話の内容は、例えばある店舗で人手不足と聞けば、別の店舗の店長に応援を派遣するよう指示するのだと言う。Tはまず、離職してどれくらいの期間が経っているかをKに尋ねる。Kは発症した年および季節、発症からの経過月数、現在の年月日のいずれも正確に答えることができない。入院当初よく見られた「病院で調理師をしている」との誤認こそ生じないものの、この会話でも仕事について語る上で固着と抑制障害の影響が若干窺える。ただし、Tの介入を受けることによって適正化するため、入院当初と比べて重症度は改善しているといえる。

　退職してから1年半が経っていることをKにわからせた上でTは、Kが元の職場の人々に"口出し"することは一般には不適切と捉えられることを理解させようとする。Kは退職から長い期間が経っていたことに気付かされて驚くが、その職場への電話を止めたくはない様子で、電話をかける行為を正

5.3 談話と行動に基づく残存障害の評価

当化しようとする。Tは、もはや職場の状況が変わっているはずなので、Kの指示通りにすることは難しい上、迷惑と捉える人もいるということを繰り返し説明する。加えて、元の部下の立場に立って考えることをKに促す。このような元の部下側の事情やKの現在の立場に関する説明をTが何度も繰り返すうちに、Kは元の職場に介入すべきではないことを少しずつ認めていく。Kが、会話を通じて自己認識を正しうる（それが持続するかどうかは別として）との判断をTがもつきっかけとなった会話である。

【会話8】

1T　ふん。ふーん、ねˆ、で、それが以前やってたお仕事［ですよね］ˆ。

2K　［あそーう］です。

3T　で、今病院で実際に、そのー、前の職場にもね、（K：うん）電話もしてはるーんですか？↑

4K　‥［ああ］（T：［その仕 - ］）、<@してます、（T：ふんふん）ちゃんとやってるかー@>とか［［ね］］。

5T　［［はあ］］まあそのあいさつー［みたいな］（K：［うーん］）感じでー？（K：そうすねー）ふーん=

6K　=そやか相手さんにはしてない（T：ふーん）その、会社の、わたしらといっしょに、（T：ふん）あのー、仕事してた連中には（T：はあはあ）電話し - ま店長にはね。

7T　はーん=。

8K　=パートさんにはしてないけどもー（T：ふーん）店長XX、‥そうあないなって（（「あんなになって」））（T：ふーん）<人がおれへんの、おお、またまだおれへんのか、ほな送 - いうてな、（T：うん）マネージャーおんねんから、言うて送ってもうたらええねやん、毎日やなてもええから（T：うん）。｛店長に語りかける口調で｝>‥まあ一番経費かかんのやっぱ人件費。（T：ふんふん）でやっぱー‥経費としてそのひ - （T：うん）人件費やったら5万6万かかりますから、‥（T：うんうん、うーん）。だからーもう、マネージャーあたりも、‥（T：うん）そういう話がきたら、抑えられる、とこやったら、もすぐ（T：うん）抑えてしまうんですよ。（（勢いよく熱心に語

第5章 認知リハビリテーション後の変化

る))
9T　ふんふんふん、でその、実際のこう、そしたら＜言うたらええやん｛Kの前言の口調を真似て｝＞ていうような話を、まあたとえば今月とかね￣、(K：はい) どなたかに電話して (K：うん) なさってるんですか？↑↓
10K　ああー、してますね。
11T　はあはあ。今月も？↑ふーん。
12K　でもその沿線であれば、‥(T：うん) もっ‐い‐まあ‥よう知ってる一人間、がおれば、まよう動いて、‥(T：ふん) ほなら、その近所の店舗に、電話、して、(T：うーん)＜お人おれへんのかー｛仕事仲間に語りかける口調｝＞。(T：ふん)‥ほんだら、＜なんでーとか、あそこがもう人おらんいうて (T：うん) 欲しいゆうてるから (T：うん) どないかできへんのかーよ｛仕事仲間に語りかける口調｝＞‐ゆ‐ゆう風にゆうて (T：うん)
　　人手不足の店舗がある沿線に、動いて (協力して) くれる知り合いがいれば、その店舗に電話して、「派遣できる人はいないか」と頼みます。向こうが「どうした」などと聞いてくれば、「あそこの店舗が人手不足で欲しがっているから、なんとかできないか」という風に説明します。
13T　それもKさんが言う［ことですか］？↑↓
14K　［そうそうそう］ゆうて＝
15T　＝別の店［へ向けて、］(K：［ふん、＠ふふ］) 店っちゅうか‐((割り込み))
16K　わたしーはもう (T：ふん) そんな、(T：ふん) ま＜前から｛声量増大｝＞もうずっとそれやってましたからー (T：うんうん) もう癖やわね。(T：ほーん) 癖になってしもうて。(T：ふんふんふん、ふん、ふん)

((中略))

17K　でもうー、‥聞けへんかったーがーと言う方やから、(T：ふん) そえー％、わたしーのあれはよ‐結構皆ようきいてくれてね。(T：ふーん)
　　それでもう、私は頼みを聞いてもらいにくそうなら、「がーっ」と強く言う方ですから、それで私の頼みは結構みんなよく聞いてくれてね。
18T　はーん、ほで、Kさんそのまあ仕事から離れて、今でー、期間としたらどれくらいになりますー？↑
19K　もう (3) 5、6ヵ月か、…＜7ヵ月｛はっきりと｝＞。
20T　‥うーんと、倒れてから？↑＝

5.3 談話と行動に基づく残存障害の評価

21K =そうですね。
22T ‥もーうちょっと、もーっと経ってません［か］。
23K ［もーう］@は。
24T い-いつ＜たおれはりました？↓↑｛明るく｝＞病気で。
25K ＜いつー、今何年やったけ｛速い小声｝＞((Tがカルテのページをめくる9秒の間につぶやく))
26T えっと今がー平成の何年でしょうね。
27K 平成のー…（6.5）((Tはカルテをめくって正確な発症日を探している)) 平成じゅうー…（5）
28T ＜2千何年でもいいですよ、どっちでも、西暦でも｛明るく笑いを含んで｝＞((カルテで発症日を見つける))
29K ああ、2千、@へ（T：@ふ）（2.5）平成14年の、（2.5）15、
30T うん、クモ膜下出ー血にじゃあなったのは平成何年の、何月？↓
31K ‥平成5年、4年、え…平成4年の5月、‥いや4月の…
32T 季ー節とか覚えてますー？↑（2）いつ［倒れた-］
33K ［春です］。…ね。
34T 秋ーやね。
35K （2）あそか10月、（T：うん）10月の26日10月＝
36T ＝そうですね。10月、に、そうなんですよね、（K：［はいー］）［クモ］膜下出血があって、でそれが平成の？↑
37K …うーん、平成、5年（3）
38T 今ーがねー平成16年なんですよ。
39K 今あー16年。
40T うん、‥の、3月でしょ。（K：はい）そしたらー、そのー倒れたのく はー｛声量増大｝、平成何年の10月と思いますー？↓↑
41K 平成じゅう（2.5）、え、（4）平成10年。…
42T えーとね、平成14年。
43K あ、じゅうねん＜やっぱ14-｛小声曖昧｝＞
44T 14年の10月ーに、倒れてはるわけですよ。ほで、今が16年の3月でしょ↑（K：はい）そしたらー、その、病気なさってからだいたいなー何年と何ヵ月？↓

第5章 認知リハビリテーション後の変化

[45K] （3）＜じゅう、さん、XX｛気息声｝（13秒）＞
[46T] 14年の10月に倒れて＾、（K：はい｛気息声｝）今が16年、…の3月。（K：はい｛気息声｝）ふん、ほなまあ、少なくとも、どれくらい経ってるか？↓
[47K] （13）5年と…
[48T] 5＾年もたってますかねえ。
[49K] @ふっ［へっ］
[50T] ［@は、5］年たってると思います？自分の感＾覚としてー、（K：はあ）どれぐらいですかて私聞いたら、だいたいー6ヵ月て［おっしゃ＾ー］
[51K] ［6ヵ月］半年ぐらいて、‥
[52T] ていう感覚があるわけ［ですね＾］。
[53K] ［ある］はいはいはい。
[54T] うん、ああ、そした実際は、まあ書いたらわかるんですけど、((紙に年月日を書き始める))14年の10月でしょうーで、16年の今3月ですよね、（K：はい）ほんだから、この、間に15年ていう年があったはずなのでー、少なくとも1年はたってます［ね］
[55K] ［そうです］ああそうですねー。
((中略))
[56T] ＝そうそう、なので―、やめ-お仕事やめてからー1年半と、（K：はいー）うん、そういう期間なんですよね＾かなり長いことの。＜そしたらー｛声量増大｝＞、その…その周りのー、外の者からしたらですよー（K：はーい）ま、1年半経ってもう経営者も変わったりとかですね＾（K：［そうですねえ］）［いろんな仕事の］状況も変わってるでしょうか［［ら］］（K：［［あは］］あ）うん、前の職場の人にー、こう、＜ま世間話くらいで｛早口｝＞、＜@元気やでー［ていう話やったらあれですけど］@＞K：［まあ、まあ、そうXXX、あー］具体的な仕事の、指示とかね、アドバイスとかをー、い-今もKさんが、頻繁に電話なさってるとしたら、ちょ＾ー、向こうはどう思ってらっしゃるんかなーと思うんですよ＝
[57K] ＝ああ、そやから（T：うん）け-聞けるー、とこはー％％その俺がもうおらん、じ-実際に、（T：うん）私が言うて＜もー｛強勢あり｝＞（T：うん）もう今は会社も変わっとるしー（T：うんうん）経営方針も、‥違う

5.3　談話と行動に基づく残存障害の評価

しね、(T:うんうん) やろし、(T:は) まあなんか参考になればー (T:はあ)‥あのーだいたいそのー気が弱いやつ％やったら、(T:はあ) 気が弱いの、‥(T:うん)＜ほんなやったらそれもう直さな、まだ直してへんのか、気を‐気を｛語りかける口調｝＞(T:うん) 自分の［気をね］

[58T]　［ようこと］わらんとかね、うん、‥うん。

[59K]　XXXXも‐もって行ったりー…。

[60T]　うん。

[61K]　まあだいたい多分残ってる連中は、‥(T:うん｛小声｝) 同じような、‥(T:うん｛小声｝) ％Xあれとで…、地方によってあれやから、(T:うーん) あのー、％同じぐらいのメンバーで、(T:うん) 残ってる、会社がもし (T:うん)‥取ってたら、(T:うんうん) 残してる、と思うんですよー＝

[62T]　＝従業員の人はー［あんまり］(K:［うーん］)、実際働く人はーあんまり変わっ［［てない］］と。

[63K]　［［そうですー］］。

[64T]　うん、ふん、‥そうそう、でもまあ、歳月としたらまあ1年半ていうたらー、かなりそ［の中の］(K:［そうですねえ］) 動きかたとかね、あとまあ従業員の人も［割］(K:［はーい］) と定着率がいいとゆってもやっぱりー、変わってるでしょう［しねえ］。

[65K]　［そうです］［［ねえ］］。

[66T]　［［うん］］うん。そうそう、そういうあたりでえ、こーう…＜うーん、向こうの方は、どういう風に｛ためらいがち｝＞＜＠はいはいて素直に、(K:＠うはっはっはっは) 聞いてはるんかなーと＠＞(K:＜＠はーい＠＞) 思ったりし［てね］ˆ。

[67K]　［押し付］けが‐、(T:うん) 押し付けるほうやった＜からだいたい性格的に｛だんだん小声に｝＞

[68T]　はあー、…というか、まあ、あのー有り難くっても、Kさんがーねえˆ (K:う［ーん］)［病院］‐入院先から電話下さるのは有り難いと思ってもー、まあ実際もうそれで、動けないとこが出て、来てるかもしれませんよねˆ。

[69K]　ああそうですよねえ＝

[70T]　＝うん、年月が経ってるので (K:はーい)‥

[71T]　うん‥［そうそう］。

第5章 認知リハビリテーション後の変化

72K ［もう］ほ、まあ気の強いやつやったら、＜もうほっといてくれる｛仕事仲間の口調で｝＞ちゅよな@はは（T：うーん）で、＜出て｛声量増大｝＞もおかしくないですよね、私-

73T そうですよ［ねˆ］（K：［はーい］）もうこんだけ時間がたってるし、ほでKさんはもうその会社を（K：もーう）おっしゃってたけど離れた、方なんです［からね］。

74K ［そーう］です。

75T うん、そうそうそう。そやか会社を離れたー立場としたら、まあ、こーう、‥うまいこと、向こうがうまいこといくようにゆってやりたい気持ちがあってもー、［まあそ］（K：［そーうですね］）れをーある程度、抑えるー人もいますよねー。

76K ああーん。

77T うん、ま立場上↑［そˊ-］

78K ［そう］です。

79T うん立場上もあるし、実際にもう1年半経ってるのでー（K：うーん）こっち側がもう知らない、状況になってきてるー‥（K：そーう）のもありますよねˆ。‥うん。うん、‥そうそう、そのへんがねえ、どうかなーと思ったんですけど、そˆしたら、Kさんが入院生活なさってると、ねˆ［ここでー］（K：［うーん］）こう空いてる時間があったらそのー、事業所が、うまいこと回ってるか＜@とかー、（K：あ、はい）そういうことよく考えるておっしゃったじゃないですかあ@＞、

80K そや［から］、

81T ［ほな］それーもこう、いうたら、…なんていうんですか、考えても甲斐のないことかもしれないですよね。

82K ま、かˊ-＜@そーうですよねえ@＞（T：うん）えらい目ーするだけで。

83T うん［でむこˊ-］

84K ［まあ今ん］とこ何もしてやってないからー、‥（T：うん）人の世話も％できないし、（T：うーん）ま、してやるとしてもなんかの、こう言うて（T：うん）アドバイスぐらい、‥（T：そうそう）［ですよね］

85T ［アド］バイスやけどもー、そのアドバイスがなんで甲斐がないかもし

5.3 談話と行動に基づく残存障害の評価

れないか、て言う[[たら]]、(K：[[うーん]])もうKさんは会社を離れてるし[-]、

86K　[ぜんぜん]今までの会社と違うからね。

87T　うん、そうそう、ほで会社-、もう現場を知ってた頃から1年半ˆも経ってると＝

88K　＝はーい。

89T　うん、なので-、まあその昔の状況でˆ、‥考えてても、‥こーう％％、

90K　そー[う]、

91T　[ね]、うん、‥ていうとこが、あるんじゃないかなと思うんですよ、うーん。そう、そうだったら、ほで…うーん。ま、たˆまにそういうこと思い出すとかね、(K：はーい)だったらいいんですけど、こうこないだのお話だったら、かなり長い時間その(K：[@はっはっはっは])＜@[考えるのに]さいてる@＞ように[[おっしゃってた]]んで↑

92K　[[そーうです]]‥[結構]-

93T　[考え]考えてはる[[わけです-]]

94K　[[はーい]]…やってますねえ。

　　　(((中略)))

95K　そーうですねえˆ(T：うんうん)もーうそんˆなにあれかなあ。

96T　そうそう前の病院と、一番初めに倒れはったんと合わせたら1年半ねˆ。

97K　＜1年半ねえ{ひそっと}＞

98T　うんうん。そうなんですよ。だからそのーもう歳月を考えたら、その、‥意識がですねえ、まあ今後のことに‥(K：ふーん)ねえ、こう考えられるーにしても、こーう‥病院の中でなんか活動なさるにしてもー、うん、今後のこと[へーの](K：[そうですねえ])比重をねˆえ(K：はーい)こう今後のことへ重くしていくーのがいいですよねえ。

99K　もーうせなねえ。

100T　うん、ふんふん。

101K　＜大変ですわHx{気息声}＞

102T　うんー。

271

第5章 認知リハビリテーション後の変化

103K もうほんま<@重た{声量増大}>なりますよ、考えとったらねえ@>
104T うーん。
105K 気ーが - すごい、そういう、人の相談で、あれして疲れてきたら＝
106T ＝@そーうそうそう＜［人の相談は、Kさん、やってる場合じゃないですよ］@（K：［@あっははははは、ほほおほ］）@あのー［［はっきり言うたら］］@｛声量増大｝＞
107K @［［ほん - ほんまですわね］］@
108T @うんうん、そうそう@
109K もう今までみたいに（T：うん）ぱーとほな車で行こかちゅよな感じ、（T：うん）できませんからね
110T うん。そうそう＝
111K ＝もう電車でゴトゴトいって、（T：うーん）‥［やから］
112T ［そうそ］それに人の相談はねˆ、ま世間話で励ましくらいやったらいいけども（K：あ［あー］）［考］えてもらっても向こうも困るていうとこあると思いますよ＝
113K ＝ほんまですよ［ね］＝
114T ＝［う］ーん、そうそう、‥うーん、そやから、まーあ、まゆうたら今後やっぱりまあ体のリハビリとかー（K：はーい）いろんなーことでー、自宅でー、自立してー、いるっていうね、
115K ＜ほんまそうですねえ｛しみじみと｝＞。
116T うん。自宅に帰られて、危険がないようにと、（K：はーい）うん、でーこう身の回りのこととかですねえˆうん、できるっていうそれをーまあまず一目指してるわけですよね。
117K ああー
118T うん、うんうん。
119K なんか考えて、
120T うん‥なので、でまあ、お仕事については、とりあえず奥さんにー頑張って頂いてていう、ねˆ
121K それほんま［それです］。
122T ［それは］ほんとそう。で奥さんを支えるために、自分のことが自立して（K：はーい）できるっていうね、うん。それで［すよね］。

123K [たなXXX] あはー（T：うん）仕事頑張ってくれっちゅうかね。（T：うん）も、体つぶされたら何にもならへんからね＝

124T ＝そうそう、ならないからね、うん無理のない、（K：はーい）範囲で、うん。だからま、こう、ゆ˚ったらあんまりいろんなことを思い悩むー、こともないんですよね˚。

125K うーん

126T なんですよ、色々ねKさん［が］、

127K ［＠ふふ］けっこうそない言うてくれますけどね。

128T ふーん、あ奥さんも↑？

129K みながね˚。

130T うん、そうそう［だから］

131K ［ほんま］やー、もーう（T：うん）収入も知れてるーし（T：うーん）、ある程度まだ、…ま好き放題してきたから余計でしょうけどね私も。

132T うーん、うーん。

133K そやかもうあれもできへんのかこれもできへんのかゆったらもう‥（T：そらそこは［ねー］）［だんだん］自分が辛抱せなしゃあない（T：う［ーん］）［自分の］ことやからね。

134T それはあるんですけど、それ、［それ以］（K：［うー］）外にーたとえばーこういう仕事してみようとか、ああいう（K：はーい）仕事を奥さんとしてみようかとか、あ˚んまりそういうことで思い悩まないほうが、

135K ＠そーうですねえ＠

136T うんうん、とは思うんですよね。うんまずはこう自立に向けてっていう、

137K ああ、

138T うん、そこに集中する［こと-］

139K ［もうほんま］（T：うん）それ、それを考えんと（T：うん）もうパンク、パンク＜せなあかんな{気息声}＞

140T うん、なのでまあ（K：あは）そうですよねー、だからそのー元の職場のーご心配も（K：＠はっお［ほほほほ］）［あんまりーそれが頻繁だったら］それは、＜もったいない{勢い込んで}＞

141K ＠ほんまやー＠

第5章　認知リハビリテーション後の変化

142T　@おほ、おほ、それはもうーねえ、［どこにも］（K：［どっちが - ］）行きどこ（（行き所））がないー（K：うん［[そーうですねえ]]）[[[も、う向こ]]うも受け止められませんよね、そうやって考えてもらって[[[も、うん]]]（K：[[[ああ]]]）だからもうそれはー、ね、まお付き合いは大事でしょうけどもー（K：あ、そーうですね、）うん、まいろいろ悩むーのは必要なさそうですねえ。うん、＜1年半ですからね{きっぱりと}＞。

143K　もうそないなる［んやねえ］。

144T　［うん、うん］そうねえ、そう、あとはだからこう、危険ˆじゃないようにていうことがおっきいんです[[ね]]（K：[[はい]]）、判断力ていいますけどもーうん、そーれを、まあ鍛えていって頂いているんですよねー。うーん。Hはい、はい。だから例えばそのー何が、どう行動するのが適切かていうのをですねえ、[[[それを]]]（K：[[[ああー]]]）常に考えて頂く必要があるんですね↑

145K　そーうですねˆえ。

146T　うん。なたとえば、それにはですよー、今がいつであるかとかー、病気になってからどれくらい経ってるとか［ね］（K：［はー］い）そういういろんな、は - 事を把握してないといけませんねˆえ。（K：ああー）ほな今の話でもー、職場にー、色々心配して電話してると、（K：ああー{鼻声}）でそれがーKさんは、病気になってまだ6ヵ月ていう、その間違ったー、‥ねˆ認識ていうか（K：XXですね）判断でˆ動いてはったわけじゃないですか（K：そうですねえ）うん。そしたらー、まあ、‥向こうの人としたらー、あれーKさんこんな経つのにまだ指示出してきはるわ＜@［とかいう風にねˆ］[@はっははは]）思ってるか@＞、＜まあそんな[[わり（（悪い））]]こと思ってないかも]]（K：[[あーん]]）しれないけど{早口}＞@思う人だったら思いますよ@＝

147K　＝そらそうですね＝

148T　＝うんうん、だからそういう風に適切じゃなくなってしまうのでー（K：はーい）うん、‥でそういうことが起こらないようにー、こう、いろんな、‥＜1年半経っててるとかですねˆえ{早口}＞（K：はーい）ご自分の状況を、いっつも把握しといて頂くようにˆ、ゆうてるんですね。うんそうそう（K：H）なので、色々時間に細かいこというてますでしょ。これとか

もまさにそうなんですね。
[149K]　ああーんんん。
[150T]　とか、何が適切かっていうのがね。

5.3.3　自己の統括的認識の低下（残存障害に関して）

以下は会話12-1を基にした評価である。

基礎的問題

b)　自己の統括的認識ができない。

症状

3)　残存障害に関する自覚が不足している。現実的ではない改善の見通しをもっている。

訓練開始から15ヵ月頃、Ｋは退院を控えた2日前にＴと退院後の生活の見通しについて話している。抜粋以前のトピックは、妻のフルタイムの仕事やデイサービスの利用についてである。退院後にＫがまずしたいことをＴが尋ねると、Ｋはパソコンを挙げ、その理由として、理学療法士と妻から、日中Ｋが一人でいる間は歩かないよう言われていることを不満げに語る（1K）。Ｔも、危険を避けるために絶対一人では歩かないようにと忠告する。Ｋはそういう周囲の人々に対して、その場しのぎにわかりましたと答えていることを、自ら認める。

この抜粋から、Ｋは残存障害と自分ができる日常生活活動を正確に認識していないことと、そのために退院後のどういった行動が重大事故につながるかを把握できていないことがわかる[45]。退院直前のＫの危険防止意識の低さをＴが重大視していることは、「無理無理、絶対無理（25T）」という強引な物言いに表れている。Ｋはこの抜粋以外でも、退院後は一人で料理をしたり、タクシーをひろって出かける、などと話していた。身体機能の改善がプラト

---

45)　病院は、このように危険防止意識が低下したままの患者には監視が不在になる自宅への退院は認めず、"見守り"がある施設への転院を薦めるのが通常であるが、Ｋには妻が既に入居している障害者用住宅に住む必要性がある上、妻が介護職に就いたという有利な条件もあり、家族がリスク覚悟で自宅への退院を決めた比較的稀なケースである。

第5章 認知リハビリテーション後の変化

ー(頭打ち)になっていることを何度も説明されているにもかかわらず、残存する障害を認識していないか、今後改善するとの非現実的な期待をもっていることがわかる。

【会話 12-1】

1K　％ま、パソコン、ま前も言うたけど、(T:うん)いろてるか、(T:うーん)そのぐらいのことしかできない・・(T:ふーん)やろから(T:ふーん)。あんま<@ごそごそせんというてくれ言うて今日も@>(T:うーん)二人((理学療法士と妻の意))で、(T:うん)心配心配て、<そんなこというてたらいつまでたっても事が進めへんからー{早口かつ苛立ちを表現}>言うて。

2T　それは、誰が言ったんですか？↑(K:はーい)誰が？

3K　あ、私が=

4T　=あ、Kさん↑[@あははは]

5K　[@うははは]

6T　<@あーん@>

7K　ま、心配してくれてんのはうれしいけど、

8T　うん、でも<@事を[進めないで下さいよ]@{声量増大}>

9K　[@うははは]

10T　私も、加えて言いますけど、(K:@はーい@)<一人で、動かないようにして下さいね、うん{真剣な調子で}>=

11K　=ああ、はーいそうです[ね]。

12T　[うん]そうそう。ほんと、絶対・・って(K:はい)言っていいくらい↑、転倒をして、(K:そーう[ですね])[また頭打ったりとか]ねー、(K:はい)もーう、取り返しつかないことになるので、(K:はい)うん。動く練習とか歩くのは、奥さんいる時は<なんぼでもね{明るい調子で}、>(K:あそうですね)うん、なさったらいいけども、

13K　ま、F先生((理学療法士名))も今日(T:うん)絶対一人で歩かんようにして下さい言うて、

14T　そーうですね、それが[ほんと危険]、絶対。

5.3 談話と行動に基づく残存障害の評価

15K ［歩くのは，］
16T ・・・うーん。・・・ねえ。
17K 言われてますんで。
18T はいはい。
19K わかりましたー言うてまた（T：うん）今日も言うてたけど。（T：うーん）・・・

((中略：この間Kは，病院でも一人で過ごしいるから日中妻がいなくても大丈夫と話す。))

20K ・・・もう，ほんま一人-＜ほんまに・・・（T：ふん）私もおれへんし，ほんま一人やで｛声量増大，妻の口調で｝＞＜いや，そんなもん別に一人でも（T：は｛小声｝）・・・かまへんよああ病院-｛Kが妻に語る口調で｝＞

21T 病院は一人に（K：いろ-）なることはない［ですからねー。］
22K ［ああ，いろいろいて］はるからー（T：うん）・・・＜ほらもうほんまにうちはもう（T：うん）全然一人やで｛妻の口調｝＞て，うんそれでも十分行けるしー（T：ふーん）・・・まあ，ちょっとようなったら・・また，出て歩くことも・・・できるやろし-
23T 一人で？
24K ＠あは［＠一人で＠］
25T ＜［それは無理無理］うん，［[それは]］絶対無理｛きっぱり真剣に｝＞
26K [[＠あは無理ですね＠]]
27T うん，うん。で，やらないように，（K：はい）うん，てことですね。
28K わかりました。

以下は会話9-2に基づく評価である。

訓練開始から9ヵ月が経った頃，Tは認知障害の改善経過についてKに説明している。TはKの注意力は当初に比べ改善したもののまだ途切れることがあると告げてから，それによってどういう危険が生じうるかをKに尋ねる。Kは，火事や事故の危険性があると適切に答える。さらに，運動機能のリハ

第5章 認知リハビリテーション後の変化

ビリ中に注意が逸れることがあると語っていることから、その状態を自覚できていることがわかる。しかしその理由を、「昔から逃げるところがあった」（9K）せい、あるいは「飽き性」（14K）という性格のせいにしており、障害によるものとの認識は示さない。Tは「逃げるとか、意志の問題とは関係なく、脳卒中の後遺症である」とKに明白に告げ、「注意障害のために発病直後は自分の状態がわからないはずである」（19T）と、Kの面目を脅かすことも告げる。その上で、「障害であるとの自覚をもつことを通じて、それを改善させようとすること」（25T）を奨励する。Kは脳卒中が原因で注意集中できないと知らされ、直後は驚き混乱した様子であるが、その後改善していると告げられると、「ああそうですか」（24K）と素直に喜びを表す。

ここでのKの発言から、危険回避について因果関係等を踏まえて机上で考える能力は改善していること、自らの注意が途切れるという自覚があること、しかしそれが障害であるとの認識が不足しているか浮動的であることがわかる。

【会話9-2】

1T　うんあれはこーう、あのー、Kさんが、この注意力、てかですね（K：あ［はい］）[途中で] 途切れることが、たくさんあったんですね（K：ああはい）うん。で、‥じゃ注意力が途中で途切れると、実際に生活しだ‐し‐＜する上でですよー｛低いピッチ｝＞、どういう困ったことがたとえばあると思います？

2K　途中で（2.5）%やめて、他の移‐他の仕事に‐他の作業に移って‥、（T：＜ふん｛小声｝＞）その、途中までやったことを忘れる可能性あるし‐‥（T：うん）中途半端、全部が、もうそのままずーと進んでいくと（T：＜うん｛小声｝＞）全部が中途半端な仕上がり、仕上がりちゅうんか（T：うーん）‥ことになってしまう…

3T　そうですよね＝

4K　＝%いうんすか、ね。

5T　うん、それもありえるしね（K：はい）そういうことも問題ですし、もっと怖いのが、あのーKさんの注意力が途切れるていう意味はですね、（K：

5.3 談話と行動に基づく残存障害の評価

はい）注意が、この、ある仕事をやってて、次の仕事に移ってしまうっていうよりもね、（K：はい）ある仕事をやってたらそこで、う、ともうほんとにそこで途切れてしまうの［ね］（K：［あ、あ］ーん）うん、こう眠ったように、止まってしまう、（K：そーうです［ねえ］）［ていう］ことがあったんですよ。うーん。そしたら、それだと、どういう危険があるでしょうねえ？↑

6K　途切れるいうことは、（T：うん）（2.5）まその仕事はそこで終わってしまうから、（T：うん）…［まこ-］（T：［うん］）ことによるからま、（T：うん）％食事なんかま‥％作ってて、ガスつけてたら（T：＜ふんふん｛小声｝＞）もう火の（T：うん）（2.5）取り扱いちゅうんか、（T：うん）（5.5）機械なんか回してたらもう、（T：うん）たいへんなことになると思うし…

7T　そうですよね＝（K：＝はーい）うんその今おっしゃった、その＜火の元｛ひそやかに言って際立たせる｝＞とかですねえ（K：は［いー］｛小声｝）＜うん＞、あとーなんか危険を伴う、機械ねえ、こうどんどん熱して［くるアイロンとか］（K：［そーうですねえ］）ですねえ（K：はー［い］）、［た］とえば、うん、そういうのーんが、注意が途切れて眠ったようになってしまうと、まあ‥もう火傷とか［家が］（K：［はーい］火事とかね↗、そういうおそろしことに、なるので、うん、だからそれを-そういう危険を防ぐためにー注意力が持続するようにって（K：はい）やってはるんですよね↗、うん。そうそう。

（（中略））

8T　えーっと＜そうですね｛小声｝＞、まこの、こういう問-こういう問題があったら、それを良くするために、ま＜細かい｛強調｝＞目標を立てるわけですよ。（K：はい）うん。リハビリでね。で今考えてるのは、そういう、板摺りにしても、私がやって頂くこういう、計算問題にしても、Hなんか一つの課題が終わるまでー（K：ああー｛曖昧母音｝）注意をもう…ね、［持続させるていう］（K：［そーうですねえ］）うん。それが［［要りますね］］

9K　［［ぱっとこう逃げるか］］らあはっ（T：うん）よう昔から俺はこで-まこど［も-あはっ］＝

10T　＝うん、＜逃げてる｛高いピッチ｝＞ていうのともまた違うんですよ（K：［あーん。そうですかね＠へへへ］）うん。もうKさんのもう意志、］と関係なくね、うん、注意がちょっとこう途切れてしまう↑、（K：はーい）ま

279

第5章 認知リハビリテーション後の変化

たはその思考が、‥どっか違う方に行ってしまうっていうのがね。

11K 三人（T：うん）も、さんに‐まそらー、そやねえ（T：うん）O先生（(作業療法士)）ににしろF先生（(理学療法士)）にしても（T：うん）まT先生もそやけども（T：うん{軽く}）

12K どっか、一つの仕事をやっとっても（T：うん）集中がどっか行ってるっちゅうか（T：うん）…[ま]（T：[あ-]）昨日ーでも‥藤棚までちょと歩い-歩いたけど‥（T：はい）[[@ちょちょっ@]]（T：[[F先生と？↑]]）F先生と、（T：ふん）‥H@ちょっと％逃げてるよー@いうて、‥集中がね＝

13T ＝はあはあはあはあ、うーん。…

14K そやから板摺りの時はO先生がよう言われるし（T：うん）もうO先生、T先生の場合は、（T：うん）そういう風にして、＜自分でもわか-{大声}＞（2.5）なんか、（T：うん）、‥飽き性ちゅうんか、ようまあ、（T：うん）一つのことを、（T：うん）Xまあやるのはやりますけども、‥（T：うん）途中で、(2)うーん‥ぱっとよそへ‥寄ってしもたり、（T：う[ん]）[集]中力ちゅうんか、‥（T：うん）‥逃げてしまうことがねー（T：うん）自分でもわかってんねんけども（T：うんふんふん）あ、せなあかんねなーいう-

15T そうそう、わかってるていうのが大事なんですよ。

16K [@あはあはおほおほ]

17T [うん、ほんとまず]＜そこから{強調}＞なんです↑＝

18K ＝はーい＝

19T ＝うん、で始めはね、皆さんご自分の状態がわからない状態、なんですよ＝

20K ＜＝ん、ああーん{驚きの混じった曖昧な相槌}＞

21T うん、脳卒、中の直後はね。

22K は、＜なるほどね{小声}＞。

23T うん、そやけどもういろいろ、もう既に注意力とかね、（K：はい）ある程度改善してきてるので、（K：はいー）うん、そしたらご自分の今の状態とかね（K：はい）あと、周りの状況を見て、あ、この人と比べて自分の注意力はそれてるなーとかね（K：はい）そういう風に比べたりもできるように

なってきてるわけですね（K：ああーん）。うん、だから自分でもわかってるんやけどーて言わはるのは、＜いい証拠なんですよ｛明るく｝＞。
[24K] ＜ああそうですか｛意外そう｝＞。＝
[25T] ＝うんうん、うん。‥まずそれが、必要なんですけどねˆ＞。でそれをわかってる、というか自覚してですね（K：はいー）で、そしたら、うって逸れそうになった時にー、＜@注意が、あっ、て切れそうに［なった時にー］@＞（K：［ああそこでねえ］）ぐっとそこでね、踏ん張る。

5.3.4 自己の統括的認識の低下（将来の問題解決に関して）

基礎的問題
b)　自己の統括的認識ができない。
d)　状況展開や行動から生じる帰結についての考慮、対策が不十分。

症状
2)　長期的展望がない（例：退院後の生活見通しが甘い）。先々で起こりうることを予測したり、あらかじめ対策を立てることが困難。
3)　残存障害に関する自覚が不足している。現実的ではない改善の見通しをもっている。

訓練開始から9ヵ月が経った頃、Kは妻が先に入居している公営の身体障害者用マンションへ一時帰宅した時の様子をTと話している。Tは、そのマンションへ退院するにあたり解決すべき課題について、Kがどの程度認識しているかを把握しようとする。Kの発言から、Kは介護の必需品であるベッドを買わないよう妻に言っていることがわかる。ベッドは妻の介護負担を軽減するために必要であるとTが説明すると、Kはおざなりな同意はするが、それ以上関心を示さずにトピックを変える。またこの抜粋以降では、今後の生活の問題点をTに問われて、Kは収納スペースの少なさを最も重要視しており、これらの発言から妻の介護負担に関する意識の低さが窺える。この背景には、自らが介護を必要とする、すなわち障害があるとの認識が低いことがあると考えられる。6章で相互行為分析として挙げる会話抜粋においても、Kは日中肉体労働をする妻と夜間は小料理屋を営業したいという非現実的な見通しを語る。将来設計において、自らの障害の影響を考慮していないこと

が窺える。

【会話10-2】

1K　んでー寝てたりしたらもう、(T：ふん)ま、昨日は、‥ちょと、ベッド、買うから言うてうちのが言うとったから(T：ふんふん)＜もう、ベッドみたいなもん部屋が狭なるからもういらんわー｛妻に語る口調で｝＞言うて、[あんま-]

2T　[てね]、おっしゃってたけど、(K：そうです)Kさん。

3K　もーう、(T：ふーん)なんか、昨日、帰ったらこうてましたから、(T：あほんと)。

4T　うん。＜まあでも皆さんベッドは買うでしょう。｛当然というような口調で｝＞やっぱり、[あしー((足))]-

5K　[買う]ーみたいですね。

6T　うん、そらーあのー介˚護の量がね、(K：ああはい)介助のしんどさも全然違う、(K：あー[ん])[ます]よね˚。うん。その下から起こしてくるっていうのはもう腰への＜@負担が@＞(K：そーうですね)うんうん、とか寝る側のね˚、(K：はい)Kさん自身にしても、｛咳払い｝[[そらやりやすい]]。

7K　そーう[[です。起きるの]]もラクやしね。(T：うんうんうん)まトイレはあんまり苦にならんし、(T：うん)((以降、自宅でトイレに行くことに関してはなんら問題ないと語る))

5.3.5　自己の行動の帰結への配慮低下

基礎的問題

d)　状況展開や行動から生じる帰結についての考慮、対策が不十分。

症状

1)　長期的展望がない（例：退院後の生活見通しが甘い）。先々で起こりうることを予測したり、あらかじめ対策を立てることが困難。

訓練開始から14ヵ月が経過した頃である。Kは糖尿病で入院中の患者と親

しくしている。食事制限のあるその患者に頼まれて、Kが代わりに売店で菓子などを買っていることが、スタッフの間で問題化していた。Kは「看護師からその患者に食べ物をあげてはいけないと言われている」とTに語った後に、引き出しに入れておいた食べ物がなくなっていることをくやしがる患者の様子を面白おかしく伝えながら、誰かに盗られていることをスタッフに訴え出るべきだと言う。Tがそういった食べ物は看護師が没収していると説明すると（14T）、Kは驚くが、すぐ不問に付す。その後も自らの行動に問題があるとの自覚は生じない。自らの行動によって、糖尿病患者の病状が悪化するおそれがあることには思い及ばない様子である。

この抜粋以外の発言で、将来の帰結に関する判断が欠けていた例を挙げる。Kの妻は訪問介護の仕事を始めたが、数日前にならないと仕事に行く先が決まらないことにKは不満をもっており、後から入る仕事を断るよう妻に言っていると言う。Kは前職でパート職員などを統括する立場にあったため、就職して間もない頃にさしたる理由もなく仕事を断ると、職場での立場が不利になることは経験的知識としてあるはずである。しかしそのような知識と妻の現在や将来の状況とを照合することができない。このほかにも、歩けるようになったら病院から外出して焼肉パーティをすることを別の認知障害患者と計画し、Tを含む病院スタッフを誘い会費を徴収しようとしたことがあった。その計画の実現困難さや、金銭のやりとりが不適切であることは自覚していなかった。

【会話12-3】

1K　それのお菓子なんかでも、(T：うん) 買うて来て、(T：うん) 引き出し入れとく裏で、もういつもない言うて、<まった取られ、{食事制限を受けている患者のくやしそうな話ぶりを真似て}>

2T　<@あは、取られるん。あはは@>

3K　<一回見つけたらなあかんもう{くやしそうに}>、言うて、

4T　@はは

5K　今日も言うてました。あ、きんのう((昨日))やったかな。

6T　あ、没収されてるわけですね。@えへへへ。

[7K]　ああ、@ははもうほ-（T：@ひーはー@）＜まったあれへんねん｛くやしそうに｝＞言うて。

[8T]　@はっははは。（3）気の毒やけど＝

[9K]　＝一回見つけたらないかんいうてもう可哀想に、＜それはもう言うたらええねやんかー｛Kが食事制限の患者に話している荒い口調で｝＞言うて。

[10T]　ほーん。

[11K]　結構そういうのはあの-あの人も言わんからねえ。

[12T]　あ、そうなんですか。@へへ。ふーん。

[13K]　いや別に取られて惜しいとか、いや食べたいから買うてきて、（T：うん）お金も@ふふ（T：うん）＜@そんなんもうないから@＞もったいない言うて（T：ふーん）。[もっか-]

[14T]　[あれ]・・・そうそう、没収して、こう家族に返すんですよね。

[15K]　（2.5）あ、お菓子ですよ。

[16T]　うん。お菓子で、あの、（K：ああ［ーん］｛意外そう｝）[うん]食べたあかんて-医-医者の↑（K：はい）指示が出てるー患者さんが（K：@おほ）買うじゃないですか。（K：はいはい）でそれ取って＜@家族@＞家族に（K：あーん）返せ-返すことになってるんですよ。

[17K]　それで。＜なんでやろういうて、もう信じられへんわあいうて｛食事制限の患者の口調で｝＞

[18T]　@はは

[19K]　て、奥さんに言うらしいですよ。小遣いちょうだいて。

[20T]　は、はあ。

5.3.6　社会的役割や義務への配慮低下

以下は会話12-2に基づく評価である。

基礎的問題

b)　自己の統括的認識ができない。

d)　状況展開や行動から生じる帰結についての考慮、対策が不十分。

症状

2)　長期的展望がない（例：退院後の生活見通しが甘い）。先々で起こりうることを予測したり、あらかじめ対策を立てることが困難。

5.3　談話と行動に基づく残存障害の評価

4）社会の一員としての役割や義務に関する意識に欠ける。

　退院の2日前に退院後の見通しについて話すなかで、障害者年金も含めた経済的な見通しとその準備状況についてTは質問する。Kは年金や手当てについて確たる事をほとんど把握していない。妻に任せられているという認識もなく、自らで手配する必要性には言及する。しかし、重要で緊急性もある案件をやり過ごしてきたことを、取り立てて問題視する様子はない。

【会話12-2】

1T　であとは、そうですね↑。かかりつけのお医者さんもこれから決めるって（K：はーい）言ってたんでーふーん。で、あと身体障害者の何級とかいうのんがあるんですけどね。

2K　ああ、あるみたいですね。

3T　うん。それKさん知ってます？ご自分のん。

4K　いや自分のはわかりません。（T：うん）うちの（（妻の意））は知っとるけど。

5T　あほんと。ふんふん。そしたらそれでま、年金も、（K：はい）段取りしてはるんですかね↑出るように。

6K　年金。・・・そうですね。（T：うん）年金はもう、やってー（2.0）失業保険がどうかなー言うて。年金（2.0）（T：うん{小声}）なんかもらえないよてゆうて言われたゆうて。

7T　ふーん。何かを。

8K　はーあ。

9T　ふん。

10K　一つゆうてましたけどね。・・・

11T　<傷病手当{はっきり}>とかいう、いうやつですか？

12K　・・傷病ですかね。（T：ふん{小声}）あの（T：うん{小声}）（19）ま失業保険だけまだ申請出してないし。・・・（T：うん）まそれも仕事-会社がないから。

13T　ふん。ふーん、今からやったらどうなるんかなあ。

14K うーんそれも私が全部せなー。帰って。
15T ふーん。

以下は会話 10-1 に基づく評価である。

訓練開始から9ヵ月が経った5.3.4の会話10-2と同日の会話である。TとKは、障害者用マンションの管理組合が、先に入居しているKの妻に対して、障害者が住む予定があるとの確認を求めていることについて話している。Tは、退院予定などを伝えれば解決する見込みであることを、Kに気付かせようとする。しかしKは、「管理組合がうるさい（3K）」と繰り返しただけで、別のトピックへシフトさせ、発言が散漫になる。Tの再質問に対しても、「いざとなったら会議に出る（6K）」というだけで、現時点でできる具体的な解決策を考えようとはしない。これらの発言から、将来の生活に関わる組織とうまく付き合っていく必要性を認識していないか、認識はあったとしてもソマティック・マーカーが働かないために、面倒な問題解決には取り組もうとしないことが窺える。妻の観察を傍証として引用すると、Kはいつまで入院できるかということや、Kが病院内で使う小遣いのことなど、直近のことについては"細かく気にする"ようになった。金銭のことを口にはするが、高額の果物を食べきれないほど買って腐らせることもあるとのことで、計画性のなさが表れている。

【会話 10-1】

1K まわりがなんでやのーていう（T：ていう-）感じで言うらしいんですよ=。
2T =あああ近所に住んでる人が（K：はーい）うん、おたくーい［ていはるのーとかて感じで］［K：広いあれでねえ］うん=
3K ちょうどもう（T：うん）そのための、あれを一部屋を作って‥（T：うん）あのー…そやか前の、（（以降説明口調に変わる））住んではった（T：うん）人が‥かなり - ま昨日総会があって（T：はいはい）もうーそういう‥あれを…私が行こか言うたら‥うちのが行くゆうから（T：ふんうん）か

なりゆうて（T：ふん）あの言われてたらしいです、まあそれはうるさいのは私も（T：ふーん）知ってましたけどねえ。（T：ふーん［うーん］）［うーん］。

4T　あ、そのマンションの総会ー（K：そうですー）すか？［管理ー］（K：［はーい］）組合みたいな。

　　((中略：Kは管理組合がうるさいと繰り返した後、動物を飼っている人について語る))

5T　はあはあ、ふーん。そしたー、気になるのはー、そやか奥さんはそのー今はね、借りたけども、{咳払い}（K：はい）今は家にいられない事情とか説明なさったんですかね？

6K　…ああしてると思いますけどねえ。（T：うん）‥してなかったら‥、うんそやからもし、あれやったらもう（T：うん）俺-私が出るからー言うて。（T：はｰ）一応（T：うん{小声}）うちのには言うてますけどー。

7T　はあはあはあ…ふん。

8K　そこまで、(3) 言うんやったらねˆ。

9T　ふん。…そうですね。ま、出ても、当面はˆ、そのマンションには帰れませんよねˆえ、とりあえず。

10K　ああ。あ、そーう［です］。

11T　［うん］、その期間とかそういう説明はしたんでしょうかねˆえ。

12K　…ああー、それを、（T：うん）結局、%うｰ病院さんにも、（T：うん）言わなあかん-、まあもっかい、（T：うん）退院はまあ、無理やろから、私［もー］（T：［うんうん］）…昨日、今回帰っ‥た時には（T：うん）ちょっとまあ、杖で歩い-杖でも行けるし（T：うん）‥で、これ（(車椅子をさわる)）とで、‥（T：うん）ま、買いもん行ってる時留守番、（T：うん）してみたり、（T：うんうん）部屋、あれしてみたけど、（T：うん）ちょっと絨毯は、あんまりこれ（(車椅子に目をやる)）ではｰ。

5.3.7　心理的解釈の扱い

　以上の評価から明らかとなった残存する障害と症状の概要については、改善の全体像と併せて次節で論じる。本項では、初期には重度障害に覆い隠されて問題にできなかった心理的要因を、改善後はどのように取り扱うかにつ

第5章　認知リハビリテーション後の変化

いて検討しておく。

　不適切性の重大性が増す初期の要因として4.3.2で挙げたなかに、Kの認識自体に関することがあった。それは、現実と自己についての認識不足や虚実の混同であり、具体例としては、認知障害や身体障害についての病識欠如、病院で調理師をしているとの自己誤認、自己連続性の欠如、作話、自分の発言を覚えていないことがあった。改善後のKにおいてこれらの問題の多くは解消し、会話相手の想定を大幅に逸脱するような発言や行動はごく稀にしか生じなくなった。そのことから、Kの主体性は完全とは言えないまでも、自己連続性に支えられてかなりの程度安定しているとみなされるだろう。次節でも述べるように、会話相手は、理解し合うための基盤としての共有部分のある相互主体性モデルに基づくような主体性を改善後のKに認めるようになる。そしてそのことは、Kの特定の行動に関して健常者と同様の心理的要因が関わっているとの類推をもたせることにもつながる。

　そうした類推を後押しする要因として、Kの残存する問題のなかに内容的な偏りが見られることがある。Kの自己や将来についての認識のなかでも、とりわけ定着が困難であったのが、残存障害についてであり、それを把握できていないために、退院後も調理の仕事ができると考えていることが多々あった。常にというわけではなかったが、状況や会話相手が変わることがきっかけとなって、「いつかは左手も使えるようになる」、「妻と小料理屋をする」などと言うことが退院前まであった。例えば、Kの自己認識は自宅へ退院するに足りるほど改善していると捉えていた看護師長に、「退院したら調理師をする」と言い、「でも調理師は両手がいるでしょう？！」と驚かせたこともあった。他の内容に関する固着や作話が解消していったなかで、残ったこの二点、すなわち障害受容と職業復帰の問題について、心理的な撞着が影響していると解釈するのは、常識に照らして無理がないようにも思える。

　しかし、Kの認知障害がかなり改善したこの段階でも、心理的解釈は会話相手によるものに限定すべきで、分析に組み込むことは難しいと思わせる傍証がある。それは、退院後半年が経ってからの妻の報告で、入院中のKは前の職場への執着を示していたが、退院後は病院でリハビリを続けることへの強い執着を示し続けたというものである（実際にKはリハビリを外来で再開したいと病院に相談に来たが、通院が無理だからと妻と医師に説得されたこともある）。す

なわち、Kの執着は特定の内容に対して生じているのではなく、直近の過去の（努力などを通じて定着した）強い記憶事象に喚起されている可能性がある。1章で述べたように、特定の内容に対する執着であれば心理的解釈が可能になるが、内容に関わらない固着の可能性があるなら、認知障害による影響をまず疑う必要がある。

実際には、Kが障害を受容し職業復帰は可能ではないと理解する途上で、改善しつつある認知障害の影響下で心理的な変化が進むであろうことは想像に難くない。しかし妻の証言も含めて、改善後のKにおいて依然として照合障害や固着が前職に関する認識に強く影響している疑いがもたれるため、それに関する心理的解釈を分析に含めることは妥当ではないと結論付ける。

5.4 まとめ

本章で見てきたリハビリテーション後のKの会話と発言内容において認められた改善、ならびに残存する障害と不適切性を本節でまとめる。

5.4.1 認知機能形式障害と対応する不適切性の変化

本項では認知機能の変化と不適切性の対応を検討する。以下で、認知機能形式ごとに、それを主因として4章で分析した不適切性を列挙し、5章の分析と認知評価において、それらが変化したかどうかを確認する。

（1）抑制障害

抑制障害が主因と疑われた会話の不適切性は、4.6.1で挙げた以下である。ごく稀に感情失禁状態に陥る以外は、ほぼすべてにおいて実用レベル（functional level）への改善が見られた。

1) 質問に答えずにトピックを脱線させる。
2) 割り込みや強引なターンの継続が補修作業なしに繰り返され、相手の領域や発言権を侵犯する。
3) 相手の働きかけ（フッティングの変化などによる）を無視する。
4) 自らの前言と辻褄の合わない相手の発言に、補修作業なしに同調する。

（2）注意障害

注意障害を主因とする不適切性は以下の1）～5）であった。標準化された検査において課題難度が高まると成績が極端に低下することと対応して、会話においても難度の高い統合的思考を要求されると発言内容が散漫になり、結束構造の乱れが生じることがある。しかし通常の日常会話においては実用レベルに達している。

1) 相手の質問や発言を理解できず、再質問に対して同じ答をすることもある。
2) 自らの思考ないし発言内容がまとめられず、発言内容が散漫となる。
3) 相手のパラ言語的手がかりなどによるフィードバックに気付かない。
4) 相手を誤解させ、自らの非を転嫁しても気付かない。
5) 相手のトピックシフトやフレイムの転換についていけない。

（3）固着障害

固着障害を主因とする不適切性は以下1）～5）であった。リハビリテーション後も固着障害が強く見られる状況があったことは5.1で述べた通りであるが、相手による働きかけのある発言や行動に関しては、概ね実用レベルの改善を示した。4.6.1で述べた固着障害の会話への「直接的な」影響は解消されたことになる。問題として残ったのは、固着障害によって自己と状況の認識が狭まっていることによる「間接的な」会話への影響であり、1）の一旦抱いた考えに縛られる傾向がそれにあたる。例えば、元の職場にまだ指示を出せる立場にあると思い込んでいる、一人で歩行可能と考えている、照合障害を主因とする自発的行動の欠乏を性格のせいと捉えている、ことなどが見られた。

1) 独自の思考の深まりや新規な発想が生じず、紋切り型の発想や一旦抱いた想念に縛られる。
2) 相手によるトピックやフッティングの変化に気付いても、対応できない。
3) 質問など度重なる働きかけを受けても、それに応じて相手の期待するトピックへと転換できない。
4) 会話の流れとは関係のないおきまりのトピックから離れられない。

5) ステレオタイプ的発言。

(4) 照合障害

　照合障害による不適切性は三種に分けて捉えた。その一つ、テクストや表層構造に表れる症状として以下1)〜9)があった。要求される発言内容の難度が高まった時におざなりな答がなされることを除けば、これらは実用的レベルにまで改善した。

1) 先取り合意や過剰な合意。
2) 状況呈示不備。
3) その場しのぎの相槌を打ったりおざなりな答をする。
4) 程度を測れないため極端に言い切る。
5) 相手に通じない業界用語などを用いる。
6) 枝葉末節を語る。
7) 行為主体や描写の視点が浮動する。
8) 前言と辻褄が合わないことを言う。
9) 情報性の呈示誤り（新情報を旧情報として呈示する）。

　照合障害による不適切性の二つ目は、状況判断に関わることである。特に当該状況（いまここ）での他者とのやりとりにおける状況適切性に関する改善は著しい。状況認識の基盤として、ある程度の注意焦点化・維持機能が必要であり、それがほぼ充足したことも改善につながった。これによって、当初より志向性は示しつつも遵守できなかった関与義務・呈示儀礼・役割期待などの相互行為義務が果たせるようになった。認知障害の多くが改善したこの時点で、以下の1)〜13)に関して直近の状況判断に関わることは充たせるようになったといえる。ただし、14)の時間の前後関係についての誤認は根強く残った。これに加えてソマティック・マーカーの障害も原因となって、15)の直近以外の状況に関する判断や対応に関する問題が残った。例えば、Kは会話中の誤解は避けようとする一方で、数ヵ月先にマンション管理組合から招きうる誤解は気に留めないという乖離が認められた。

1) パラ言語的なものも含めた相手のフィードバックや場面の手がかりを理解できない。

2) 相手の期待や言外の意味が理解できない。
3) 相手のフッティングないしフレイムの変化を理解、対応できない。
4) 会話の流れと無関連なことを語る。
5) 相手にふさわしくないトピックを持ち出す。
6) 会話場面から離脱する。
7) 新情報なのに相手が知っていることとして呈示する。
8) 再質問に対して同じ答を返す。
9) 事実と違うことや矛盾することを言う。
10) 自らの誤りについてあるべき補修作業や自己修正がない。
11) 自分の発言と相手の発言を混同する。
12) 相手を正しく理解しているか、理解されているかを気にしない。
13) 相手の期待する情報の内容と量を充足できない。
14) 時間の前後関係や持続性が混乱する。＊低下が残存。
15) 誤解など先のトラブルを避けようとしない。＊低下が残存。

　照合障害に起因する不適切性の三種類目とした、自己や他者の認識に関わる症状については、「いまここ」の状況判断の改善に伴い、以下1)〜3)の、調理師として働いているとの誤認や空想作話、自他同一視傾向は見られなくなり、現実との乖離がはげしい誤認はほぼ消失した。ただし、4)の自らの残存障害と能力低下についての自覚は、依然として低下していた。また、身体機能の改善により遂行可能な行動が増えたことと、抑制障害の改善に伴い当初の多動傾向が改善したことにより、なすべき行動を行わないという発動性低下の問題が明るみに出た。すなわち、ソマティック・マーカー機能不全が初期に比べて目立つ問題となった。会話は相手の働きかけに強制的に応じさせる力をもつため、このような行動低下の問題は、談話分析を通じては検出されにくいことであるが、改善後のKの主体性を相手がどう捉えるかに関わる問題として、考慮に入れる必要がある。

1) 今でも調理師として働いていると誤認する時がある。
2) 作話。
3) 自らを基準にして他者を同一視する傾向。
4) 病識（障害と能力低下の自覚）がない。＊低下が残存。

ここでKの改善経過から、照合機能形式のメカニズムに関して得られた示唆を検討しておく。照合機能形式は、処理領域ないし処理の枠組みや基準を超えて、対象項目を対応させ、反映させる機能として3.2.4（1）で設定した。Kの談話分析を通じて、この「異なる領域や枠組み」の種類ないしレベルによって、改善の差があることが明らかになった。改善が見られた領域を確認しておくと、テクスト性や会話の規則に関しては、自らの発言内容とトピックを照合して会話の流れに沿うことにおいて、高い会話技能が示されていた。やりとりや状況判断に関しては、会話相手のパースペクティブを理解できていることが、相手の非言語的フィードバックなどを基にフッティングとフレイムの変化に対応していることから窺えた。自己認識に関しては、会話においてメタ自己ないし自己内省が機能していることが、自らの発言が複数の意味をもちうることに配慮した発言などから窺えた。

これらの領域における照合処理と、改善が見られなかった前述の状況判断に関する14）や15）における照合処理との違いは、前者が「いまここ」で展開され、そのなかでほぼ完結していることにある。多くの研究者が前頭葉症候群の特徴とみなす状況判断や他者のパースペクティブの理解に基づく対人関係性の障害は、「いまここ」で進行していることに関しては、改善しうることになる（このことについて次項で相互行為概念の観点からも確認する）。では、「いまここ」にはない事柄や領域に関する改善が生じなかったことを、どのように捉えればよいだろうか。

本書では、前頭葉症候群の患者に「いまここ」を超えさせない主因として、ソマティック・マーカー機能不全を仮定し、障害の共起性とメカニズムの共通性に基づき照合機能形式に含めていた。しかしKに関していえば、照合機能形式のなかでも、複数の領域に属する対象を対照させるメカニズムの方は改善したが、ソマティック・マーカー機能には改善が生じなかったことになる。そのことから、照合機能とソマティック・マーカー機能は、独立して存在する二過程であるか、あるいはソマティック・マーカー機能が照合機能を基盤に成り立つ過程である可能性が示唆される。

5.4.2 相互行為儀礼、状況への対応の改善

本書では会話において遵守されるべき相互行為概念を、Kの振る舞いとそ

の変化に合わせて、四種に分類した。そのなかで、共在秩序と状況の動的側面への対応に関することについては、入院当初に認められた種々の問題は認知機能改善後にほぼ充足された。残る包括的な自己概念と「いまここ」を超える認識や行動面の問題は残存した。以下で、改善内容を確認するとともに、残存した問題を相互行為の相手がどのように捉えうるかについて考察する。

　入院初期から、Kには集まりへの帰属意識や関与義務を志向する態度が見られ、共在秩序全般に関する認識があることが窺えた。しかし当時は重症の認知障害の影響により精神的即応が果たせず、状況判断が低下していたために、種々の相互行為義務を充たすことができなかった。例えば関与義務違反としては、散漫な発言や沈黙などによる場面からの離脱や、不可解な関与などが認められた。敬意表現のうち呈示儀礼は、相手に熱心に合意するなどの、サービス精神が発揮された態度や丁寧さによって示された。しかし、それらの多くは状況理解を伴わない表面的な儀礼であったため、そのことが露見すると不適切性が高まった。呈示儀礼に比べ、より複雑な状況判断が必要とされる回避儀礼の遂行は、概ね不適切であった。例えば、強引にターンを継続することや相手のターンに割り込むこと、相手の情報のなわばりを侵すことが見られた。品行については、強引さや感情失禁の出現が、それらに関する補修作業を伴わないことと併せて、著しく不適切とみなされた。リハビリテーションによって注意障害と固着障害が改善した後は、精神的即応がほぼ果たせるようになり、以上の共在秩序に関する儀礼は、ほとんどの機会において充足されるようになった。

　注意障害と抑制障害のまとめのなかで述べたように、初期のKは相手のフィードバックやフッティングの変化に気付かず、状況定義ができない時が多かった。その結果、相手を無視することになったり、補修作業がなされないことによる制裁も高まると考えられた。認知障害の改善後は、主導者がK自らであるか会話相手であるかにかかわらず、フレイム操作を柔軟にこなすことが見られた。また回避儀礼に配慮する補修作業を、頻繁に行うようになった。

5.4.3　自己認識と「いまここ」を超える行動の問題

　自己に関する概念のなかで、役割期待については、初期のKには病識が欠

5.4 まとめ

如していたために、当該状況での役割の認識（例えば、認知リハビリテーションを必要とする患者であるという認識）が不完全であった。印象管理については、抑制が効かない時や場面から離脱してしまう時には全く果たされず、そのほかの状況でも、補修作業の欠如のために、充たされないことが多かった。また不適切な行為をした際に、病識が欠如しているために、自らに適切な判断力が備わっているとして振る舞うことが多く、これが非を認めない態度と相手に受け取られて、不適切性が増した。印象管理の不備の背景には、自己定義の不備がある場合が多かった。

その自己定義に関しては、照合障害の影響で重大な問題が見られた。まず自己認識の連続性に欠けることが多く、例えば患者として振る舞った直後に、病院で働く調理師として語ることがあった。公共的自己と私的自己の分離もできておらず、発病後の自分が他人にはどう見えているのかを把握していなかった。また、参与の枠組が混乱した語り方になることが頻であった。他者が自分と異なる点を把握できず、誤って自分と同一視する傾向も見られた。このように自己の定義が不安定なことに加えて、状況判断力も低下しているために、面目が脅かされても、そのことに気付かない場合が多かった。さらに、面目が潰されたことをK自身が認識できているとわかる場面でも、通常それに伴って喚起される羞恥心や当惑などの社会的・二次的感情は示されず、面目を取り繕う作業も生じなかった。ただし会話相手の解釈によっては、メタ記憶機能不全によりKが「知らない」と言えないことや、言い逃れのようにも聞こえる当惑作話が、面目の取り繕いとみなされることもあると思われた。

認知障害改善後は、役割期待や印象管理は相手との関係性を踏まえて適切に果たされるようになった。自己認識については、残存障害に関する自覚のなさや将来の状況に関する無関心など、種々のより高度な問題が残存していることが、発言内容から明らかになった。

以上のように本書での分析装置として三分類した相互行為概念は、「共在」秩序として言い表される通り、多くの場合「いまここ」における自己と状況の定義ないし処理に関わっている。認知機能の改善に伴い、Kは「いまここ」を扱う能力を取り戻し、当初不適切とみなされた共在秩序のほとんどを充たせるようになった。言い換えると、既存の社会常識にそって典型的とみなされる対応をするようになった。しかし、本章の分析から明らかになったよう

に、共在秩序という射程では捉えきれない、包括的自己認識や動的な社会的対応に関する問題がKには残った。「いまここ」を超える状況に対処するには、照合・写像機能が必須となる。Kに残存した照合機能形式が関与する認識と行動に関する基礎的な障害は以下であった。

a) 時間の経過や前後関係の認識を誤っている。
b) （種々の状況や要因との照合に基づく）自己の統括的認識ができない。
c) 状況展開や行動から生じる帰結についての考慮、対策が不十分。

以上は、Kの発言内容に基づく認知評価として浮き彫りになったことであるが、本章で挙げた以外の会話（4章も含む）において、あるいは行動観察を通じて確認されたこととして、以下の三点が加えられる。

d) 遂行への意思は示しても実際に遂行しない（ソマティック・マーカーが働かないため、「わかっているができない」）。
e) 社会的、二次的感情の一部（例：羞恥心、制裁や不利益に対する嫌悪感）が喚起されない。
f) 展望記憶障害（過去や将来との連続性を踏まえて現時点でなすべきことを想起、同定できない）。

以上、a)〜f) の障害により生じる症状、すなわち認識、行動、および社会性に関する下記1)〜4) の問題が、Kの発言内容において本章で確認された。

1) 直近の状況以外（例：病院以外の地域組織）に対する関心が低いか、誤った認識をもっている。その延長線上に現状を捉えて誤った認識をもつことがある。
2) 長期的展望がない（例：退院後の生活見通しが甘い）。先々起こりうることを予測したり、あらかじめ対策を立てることが困難。
3) 残存障害に関する自覚が不足している。現実的ではない改善の見通しをもっている。
4) 社会の一員としての役割や義務に関する意識に欠ける。

行動観察においても1)〜4) が認められた。繰り返すと、Kがベッドサイドやデイルームで数時間でもぼんやり座っていることが、看護／介護スタッ

フらに注目されており、「やればできるのに、甘えてたらいけませんよ」と看護師長から言われることがあった。また、認知訓練の宿題をしなかったことを療法士に泣いて謝り、「今度こそやります」と約束しながらも宿題をして来ないことが続いた。これらの主因は上記、d)、e)、f) にあると思われる。すなわち、必要な行動をとらなかった場合に自分の身に降りかかることになる損や罰などの体験に伴う、羞恥心などの感情や体感が喚起されないために、その時点で必要となる行動を想起できないか、行動をとるためのモティベーションが生じないのである[46]。以上、談話分析と行動観察から、照合障害という基礎的な障害から発して、会話相手の解釈を経ることによって、種々の認識、行動、社会性に関する問題として捉えられることを示した。

5.4.4　談話分析で説明可能となる障害の社会文化的解釈

本節でまとめてきたように、前頭前野が担う機能のなかでも照合機能形式は、それ自体が機能することにおいて、注意や記憶を含む多くの機能形式と関わるため、障害を受けると、必然的に高次の認識や行動、社会的領域における種々の問題が発現することになる。それが評価者や周囲の人間にとって目立つものである、言い換えると、不適切性が高く社会的にも見過ごせないとみなされるが故に、前頭前野障害とはすなわち対人社会性の障害であるといった、いささか短絡的な意味付けがなされることにつながる。Damasio（1995: 10）によれば、前述のゲイジ氏の例を、人間の脳のなかには、他のどんな働きよりも推論に、それも特に対人的、社会的次元の推論に供与されているシステムがあるという"驚くべき事実"を示唆するものと捉える研究者もいる。また、近年までゲイジ氏の研究があまり注目されなかった理由として、倫理的判断のように人の魂に近いこと、あるいは社会的行為のように文化に結び付いていることが、脳の特定の領域に顕著に依拠しているかもしれないという考えが、心情的に受け入れられにくかったこともあるとする（Damasio 1995: 20-21）。

本書では、前頭葉性認知障害を、そのように一枚岩的に対人社会性の障害

---

46) de Beaugrande（1997: 561）は、恥と負い目が後退的行為を防ぐのに役立つことが多い、と談話分析からの観察を述べている。

としてくくるのではなく、対人社会的問題として捉えられるに至る構造を複層的なものとして分析した。まず、生理学的な処理のメカニズムとして照合という機能形式を設定し、それが機能する領域の違いによって、時間の認識低下や自己認識低下、ソマティック・マーカーとしての体感の欠如などが生じるものとした（前項のa）～f））。これらは、それぞれ時間や因果関係、行動の発動、記憶など、より生物学的ないし物理的で、社会文化差が生じにくい基本的領域として想定されている。さらに、それらの障害が実際の相互行為において発現し、会話相手が社会文化的解釈を付与することで認められる症状や問題として、Kの場合は前項の1）～4）を抜き出した。このような構造的分析を採用したのは、照合機能形式障害によって起こる患者の行動の帰結を社会文化的意味と結び付ける上で、健常者側の常識や対人社会的ルールに基づく解釈が果たす役割が大きいと考えるためである。例えば、患者が時間の前後関係を把握できなかったために、「する」と言ったことをしなかったという事象に、健常者側の規範に基づく解釈が施されて初めて、「無責任で義務意識に欠ける」や「約束の不履行」、個人の価値観次第では、「嘘つき」などの意味付けがなされる。あるいは、未来の状態に関する警告信号（ソマティック・マーカー）が喚起されないために、将来起こりうる不利益を回避する行動をとらなかったことが、社会的価値付けを伴う性格の問題として解釈されると、「計画性がない」、「刹那的」、「怠けている」などの文言で描写されうる。神経心理学領域で前頭葉症候群の患者を描写した文言を収集すると、共在秩序や社会性を充たすうえで一般に要求ないし前提視される人間性のリストができあがりそうである。しかしそのような価値判断や個人のバイアス含みのラベルを、脳の特定部位が担う機能として貼り付けてしまっては、原因とその解決策の求め先を誤ることになる。

　本書で確認しておきたいのは、前頭前野機能障害をもつ人において照合障害形式を主因として生じる対人社会的問題は、脳内の神経処理メカニズムのうちに内在し完結しているのではなく、したがってその人の属性や障害の性質に還元できるかのように扱われるべきではなく、その人と関わる健常者の価値観や共在秩序を含む社会文化観に基づく解釈を含んだものとして捉えられるべきということである。これは、レイベリング論やエスノメソドロジー的逸脱論が、逸脱を他者の視点や反応の結果とみなすこととつながる（佐

野 2003)。このように考えると、Damasio (1995) が代弁したような、「脳の特定の部位が、人の自由意思や倫理性、対人社会性を処理し支配している」との不快感や懸念をもつ必要はない。認知障害者が異なる社会文化共同体に身を置くことで、症状のあり様、すなわち周囲に障害や不適切とみなされる内容や程度が変わることも当然想定されるからである。そしてそのような側面を明らかにできるのは、神経心理学の方法論ではなく、言語の構造と機能に始まり、推論と思考過程、相互行為と社会性などを射程に入れる談話分析の複数のアプローチを通じてであることが、ここまでの分析から示された。

5.4.5 コミュニケーションを破綻させうる不適切性の改善

4.6.5において、コミュニケーションや関係性の破綻につながりうる重大な不適切性を三つ挙げたが、Kの改善後にそれらが解消されたことを以下で確認しておく。

1) 共同で作り上げつつあったコミュニケーションの基本構造を、強引さをもって壊しうること。

これは初期には、主にKの強引さを伴う行為と情動の変動から生じていたが、抑制障害の顕著な改善とともに解消された。

2) 相手の攻撃や侵犯、無視となることによる関係の悪化。

これは補修作業や謝罪の欠如によるところが大きかったが、状況判断の不備が激減したため、謝罪を必要とする機会が減った上、必要時には丁寧な補修作業を行うようになったことから、このリスクも解消された。

3) 虚実を混同すること。現実と自己の認識不足。

認知機能改善後のKは、自己に関すること以外で虚実を混同することはなくなった。自己認識に問題は残るが、他の改善に支えられて、コミュニケーションを破綻させるほどのものとは相手には捉えられないことが予測される。「いまここ」に関する限り自己連続性は充足され、会話中に自己の見当識が変化する（入院患者として語ったかと思うと病院の調理師として語る）ようなことはなくなった。また自らの発言内容を覚えていないという、会話相手のコミュニケーション継続の意志をそぐようなこともなくなった。

5.4.6 主体性の認定と相互行為の拡大

4章では、入院当初のKのコミュニケーションは非常に限定的であったことを明らかにした。会話相手はKの主体性を素朴心理学的モデルの排除の対象か、庇護対象として捉えることが多く、Kからの働きかけが相手に影響を及ぼすような実質的な相互行為は生じていなかった。その後認知リハビリテーションを経て、前項で述べたような重大なものを含む多くの不適切性が解消されるに至った時点で、Kのコミュニケーションと相互行為上の能力と主体性は、会話相手にどのように判断されるであろうか。

本章で見たように、あらかじめ長期的な関係をもたないことが決まっている実習生達と、その場の会話を楽しむことにおいて、改善後のKは参与者の役割を十分に充たしていた。そこにおいて要求される共在秩序とテクスト性の概念、ならびに会話分析・語用論が扱うところのルールなどは充たされていたからである。では、Kと長期的で深まりも期待される関係にある相手との相互行為はどうであろうか。認知障害が改善した段階のKの振る舞いを再び要約すると、コミュニケーションに協力的で、共在秩序を基本的には守り、相手の働きかけが通じ、相手の領域を著しく侵すことはなく、自らの発言内容や誤りを把握するとともに必要に応じて修正し、自己連続性を保てるようになっている。すなわち対面の相互行為能力がほぼ適正化している。この状態であれば、前述したような眼前の状況を超える認識上の問題が生じた時でも、会話相手に補われるなどして、問題の多くは解決しうると予想される。その意味では、長期的関係にある相手とも、眼前の状況を超えることに関してでも、コミュニケーションが成立しうるともいえる。

ただし、「いまここ」には現れない自己や状況への志向性が生じにくいという残存した問題、言い換えると統括的自己認識が得られず、長期的展望が欠如し、社会的役割意識に乏しく、自発的行動に欠けるといった認識と行動の特性は、Kという人物の包括的評価を不完全なものにとどめる。そして、長期的で個人的な関係を結んでいる会話相手は、そうした人物評価を眼前の関わりにも投企するものである。例えば、会話においてKが適切な発言をしていても、いまここを超える内容に会話が及べばKは混乱するとの警戒感が相手にあれば、そのような内容に言及するのを避けようとするかもしれない。

5.4 まとめ

　また、Kが何がしかの行動をとるとの意思を述べても、その意思はこの場限りで、実際には行われないかもしれないとの疑いももたれうる。このようなことが重なると、会話相手は社会性を充足した人間どうしとしてKと対等な関係にあるとは捉えず、十全なコミュニケーションがとれているという感覚はもてないだろう。すなわち、ある人が社会性を備えた対等な人間とみなされた上で「いまここ」の相互行為を充足させるには、「いまここ」で起こっているやりとりをこなせるだけでは不十分であり、そこから投影される将来や外部組織への志向性をも示す必要があるといえる。

　会話相手が患者にそのようなことを求める時、患者の主体性を相互主体性モデルで捉えているとみることができる。社会性を充足するための要件があらかじめ想定されており、患者はそれを一部欠いているとみなされ、それを充たすべきとの期待がもたれているからである。社会的能力に関しても、共有部分を増やしていくことで、患者の主体性とコミュニケーションが改善するとの想定が相手側にある。そのように患者との共有部分に依拠してコミュニケーションを行っている限り、ミスコミュニケーションが生じて修復するにしても、共有部分に立ち返って微調整するだけで済み、(言語ゲーム的モデルにおいて要求されうる) 認識枠組みを変換させるような多大な労力は会話相手に要求されない。巷でよく聞かれる「コミュニケーションをスムーズにする」という言説は、このような相互主体性モデルに立脚した共通理解ないし合意の増加をゴールと捉えていると考えられ、それはノーマライゼーション志向のリハビリテーション一般の目的にもかなうものである。患者の認知機能が改善するにつれ、前提的知識などの共有部分が増すため、それによって会話相手が患者とのコミュニケーションがスムーズになったとの認識をもった場合、患者の障害がさらに改善するようにとの期待をもつことにもつながりうる。

　ただし、認知療法士が患者の主体性や改善に関してもつ期待は、上述したような一般の人々がもちうる期待とは異なることが多い。療法士には患者の機能改善には上限があるとの前提的知識があるため、その上限に達した時点で、それ以上健常者側の期待——社会性を充足した対等な人間であれとの期待——を患者に対して求めないよう心がけるからである。この態度は、「患者に関する知識をもとに制度からの逸脱を意味付ける」という、言語ゲームモ

第5章　認知リハビリテーション後の変化

デルに基づく対話者の特徴の一つを備えている。しかしここまでの会話において、当該の療法士には、未だ共有されていないKの認識世界が、療法士自身になんらかの意味を呈示しうるとの想定は生じていない。患者とのコミュニケーションを、改善に伴って生じつつある認識と行動の共有部分に基づいて限定的に可能と捉えている点で、限定付きの相互主体性モデルに基づいているといえる。また、患者の認知機能が一時的に悪化して、療法士が患者との理解の共有部分がないと感じるような時には、会話上患者を補助して、共有部分を照合させようとすることもあった。このような場合、療法士はKを、認識を正すか補助すべき患者として、素朴主体性モデルにおける庇護対象として扱っていることになる。

　このような療法士の前提的知識が適用できなくなるような、既存の関係性の枠を外れての、Kとの変革的な相互行為が生じる契機を次章で分析する。

第 6 章

改善後の相互行為の分析

本章では、前章で明らかになった認知障害をもつ入院患者Kの認知的改善を基盤として、療法士Tとの間にどのような相互行為が展開するかを分析する。分析の方針として、コンテクスト化の手がかりにできるかぎり基づく点などは4章と同じである。認知障害改善後のKが、一時的な増悪時を除いて、テクスト性の概念および相互行為儀礼を充足できることは、5章で確認された。そのため、それらに不備が生じても、療法士である会話相手Tには一時的なこととしてさほど問題視されないと考えられるため、相互行為上の影響が認められる場合以外はとり上げない。

　改善前との比較でまず目に付くのは、Kのスピーチ・アクション、すなわち発言が相手や状況に対してなす行為（Labov and Fanshel 1977）が豊かになっていることである。それをKがなす上での方略や手段を、本文中で説明するのと併せて、会話中にも囲みで示すこととする[47]。また、Labov and Fanshel（1977）の分析では特筆されていなかったこととして、当該会話では、一つの発言を話し手と聞き手がそれぞれ異なるスピーチ・アクションとして捉えていることがある。そのようなことが生じる要因を6.7.1でまとめる。

　この会話抜粋の分析のもう一つのポイントとして、会話中にTがKの主体性についての理解を何度か転換させていることがある。このTの理解の変化からくるKとの関係性の変化を、主体性モデルほかの分析概念を通じて解釈する。

　この会話抜粋は、一回の訓練セッション中になされたものである。会話の流れをもとに6つのセクションに分けて呈示する。

---

47) Kのスピーチ・アクションは 二重枠 で、方略類は《二重山括弧》で示し、Tのスピーチ・アクションは 一重枠 で、方略類は〈一重山括弧〉で示す。後述するように、聞き手が異なるスピーチ・アクションとして受け取った場合は、枠内に網掛けして示す。文字化のルールは4章と同じである。

第6章 改善後の相互行為の分析

6.1 セクション1 —— 会話から訓練フレイムへ

6.1.1 相互行為儀礼の適用

> **会話 6-1 の背景にある状況**
>
> KがTの勤務する病院へ入院し、集中的な認知リハビリテーションを開始してから7ヵ月が経過した頃である。脳血管障害発症後14ヵ月を超えるこの時点で、病院スタッフは一致して、Kのリハビリによる大きな改善は出尽くしたと捉えている。Kの妻は、家計を支えるために介護職に就いたところである。Kは残存する認知障害のために一人では危険回避ができず、常時見守り（監視）を必要とする、ということでスタッフの見解は一致している。妻が日中フルタイムで働くという条件下では自宅退院はできないことから、今後は身体障害者用の施設で暮らし続けるものと見込まれている。実際にはKは退院して妻と公営の障害者用マンションに住むことになるのだが、この時点ではまだそのマンションには当選していない。
>
> 以下の会話抜粋は、正月休み明けにKとTが認知訓練を行った後のもので、Tが年始にふさわしい話題として、今後の見通しをKがどう捉えているかと尋ねた後である。Kはこの1ヵ月ほど前に、妻と小料理屋を経営したいとTに話したことがあり、この会話抜粋中でも、その計画をTに語る。Kは、左腕の麻痺がこれ以上回復しないことを、医師や理学療法士から何度か告げられているが、残存する認知障害のためにそのことはまだ知識として定着していない。

【会話 6-1】

1T　ねえ。そうですねえ。…までも、ちょおｰり（（「調理」の意））を、Kさんがするてなったらー、ちょとこーう、難しいですよねｰ。
　　Kの小料理屋計画を否定 〈部分否定と縮小辞による軽減〉

2K　そうですねｰえ。
　　傍受（表面的同意）

3T　うん、調理の指示を出したりとかー、ま、仕入れの電話、とかねｰ[え]。（K：[あぁー]）そういったことはできても実際に手を‐両手を使って

ーていうことは、まあ難［しいと思われます？↑］

|同意要求|〈具体例提示〉

4K　［ま、難しいですねえ］。

|表面的同意|《6Kでの反論を軽減》

5T　ふん。…ふーん。

6K　ま、それも料理によってですけど。ま％（T：うん）手がこんなんやったら、％それだけの、（T：うん）料理を、考えますから。（T：ふーん、ふーん）手間も、入れてね。（T：うーん）ああ、これやったらもう、(2)（T：うん）こないしたらおいしくなるけども、まこれはちょと無理やからーいう（T：はあはあ、うん）それでもー、（T：ふん）、それで出したらー、‥％（T：ふん）お客さんが、かえってこ-％わ、まずいわーいうて、（T：うん）‥いうようなしょ‐、しょ‐（T：うん{小声}）商品だったら（T：うん{小声}）最初から、作らん、‥とやったほうが、（T：うーん）やめたほうがね＾。

|反論・防衛|《実体験を論拠にする》《自説を留保付ける》

　　まあ、難しいかどうかは料理の仕方によりますけど。私みたいに手が使い難かったら、それに合わせて料理の手間を考えればいいんですから。こうした方がおいしくなるけど、ちょっと無理だからやめておこうという風に。でもそういう風に作ってお客さんがまずいと思うような商品になるんだったら、最初から作らないでおくほうが、やめておくほうがいいですけど。

7T　うん、そうですよね。ま、そうやって手間の問題もありますけど、こーうやっぱり、りょ゛うて（（「両手」の意））がー（（手を机に当てる））、どうしてもやっぱり使えたほうがいいんじゃないかなーとは思う［んですけど］。

|再否定|〈激化〉〈部分同意による軽減〉〈論拠の明示を避け、情緒に訴える〉

8K　＠［ああーそらもうー］全然違いますよ＠=

|一般論として同意|《一般論化による役割距離》《笑いによる役割距離》

9T　=そうですよねー、うーん。

―――――――――◆―――――――――

　Tは1TでKによる小料理屋の計画を実現困難として否定するにあたり、「Kは指示は出せても調理は難しい」という部分否定と、「ちょとこーう」という縮小辞によって軽減をはかり、Kの消極的面目に配慮している。Kが2Kで

1Tへの同意を明示せず傍受と取れる相槌を打ったため、Tは3Tで具体例を挙げ内容を明確化した上で、Kの同意を取り付けようとする。Kは4Kで3Tの末尾をオウム返しにして表面的な同意をしてから、6Kでは「料理の仕方によっては自分でもできる」と、実体験を論拠に計画を防衛し始める。これはTに対する反論になる。ただし、4Kの表面的同意が6Kの反論を軽減することから、相互行為儀礼は充たしている。

　また6Kでは、「自分が料理できるかどうかは最終的にはお客が決める」と述べて、自らの計画を留保付けている。これは自らを部分的におとしめることになるが、それによって「究極的価値をもった存在としての自分（ゴッフマン 1967/2002: 30）」の方には、そのような判断と采配ができる十全な能力が備わっていると示すことにもなる。Tは、Kが4Kなどの表面的同意で相互行為儀礼を遵守していることから、プレイヤーとしての自己と全的な自己を使い分ける印象管理を行っているものと解釈する。Tがそのように捉えていることは、7TでもKの能力を直截には否定せず、激化した内容を回避儀礼の使用により軽減していることから窺える。すなわちTは、Kの身体能力は料理によってはできるというレベルのものではないとの事実を直截に告げることを避け、「どうしてもやっぱり」と情緒に頼った表現をしている。しかし後の会話から、ここでのKはTが想定したような自己の印象管理を意図していたのではなく、むしろ文字通りに小料理屋の実現に向けての問題点を検討していたらしいことがわかる。それに伴ってTは、Kの計画に関する誤認を正すことを優先させ、相互行為儀礼を犠牲にして発言内容を直截化させるようになる。

　会話の開始当初は、相手がどの程度の気軽さや距離感を意図しているかを測りにくいため、ここでのTのように、相互行為儀礼はデフォールトとして、広く、細かく適用するのが一般的である。会話が進むにつれて、相手が相互行為儀礼の適用に関してどの程度の厳密さを想定しているかを探り合いながら、調整を行っていく。この厳密さの度合いは、参与者の関係性の形式的度合いにも左右される。KとTの間に成立している日常的な関係性を踏まえておくと、半年以上共同でリハビリを続けていることを背景に、認知訓練時には、療法士が患者になすべきことを指示し、患者は療法士の知識と判断に頼るといった、親しくはあるが非対称的な主従関係がある。課題遂行のためな

6.1 セクション1——会話から訓練フレイムへ

ら相互行為儀礼は犠牲にしてよいとの合意があるため、訓練中はTがKの発言を直截に否定することが頻繁にある。つまり訓練フレイムは通常の相互行為儀礼が及ぶ範囲外にある。セクション1の後半では、このような訓練フレイムにおける主従関係と相互行為儀礼の保留が、会話フレイムに転移してくる。そのきっかけとなるのが、Kの事実誤認がはなはだしいことをTが会話途中で認識し、それを修正しようとの治療的目的をもつことである。

Kは8Kで、Tの再否定に笑いをもって同意している。この笑いは、「療法士に計画を否定されている患者」という役割から距離をとる効果があるとTは捉える。また、「そらもう—（中略）ですよ」は、7Tが"言わずもがな"であることを含意し、Kに向けられた7Tを一般論化することになる。それによって7Tで指摘されたK自身の問題の逼迫性を薄める効果が生じる。

ここまでのやりとりにおいてTがKをどのように捉えているかを振り返っておくと、K自らの説をおとしめるという操作によりプレイヤーとしての自己と価値ある存在としての自己を分けて演出している、さらにTによって否定的に捉えられている公共的自己を笑いや一般論化することで無効にする、ないしはその焦点をぼやかしている。すなわち、種々の相互行為儀礼をわきまえて発言をコンテクストに適合させつつ、方略的な印象管理を行っている。そのように、極く"まっとうな"状態にあるKに対して、その面目を脅かす小料理屋計画の再否定はしづらいとTが感じていることが、「うーん」（9T）というフィラーや表情から窺える。

6.1.2 障害の影響が疑われる

【会話6-2】

[10K] さからーそれはもう、‥人を使うあれでね^、（T：うん）ここまであんたがしてって、後はもう私がやるから、（T：ふんふん）それか私がやってここまであんたがし、とかね、（(机を叩いたり指差す)）（T：ふんふんふん）一人の‐での、商品じゃなしに、‥

|反論・防衛|《談話マーカーで正当性含意》
    だからー、それは人を使ってでもできますから。ここまであんたがやったら、後は私がやるから、または私が先にやるから、ここまであんたがして、という風に。一人で商品を作るのではなしに。

第6章 改善後の相互行為の分析

11T　うんー［分担して、奥さんと↑？］
12K　［何人か寄って、分担で］。
13T　ほん、ねー。ふーん。
14K　そやかーそれまで、［まあけっこう］、（T：［うん］）‥私も、会社から<@あは>、‥言われながら（T：うん{小声}）いい子を、育てた、来たからね。（T：ふんふんふん）まそれらが動いてくれれば‥
　　　防衛・前職での働きを自賛　《実体験を論拠にする》
　　　聞き手Tにとって：おきまりの発言が認知障害増悪を示唆
15T　そうですよ［ねえ］。（K：［ああ］ーん）だからまあ指示を出す立場に、<なりますよね。K［［さんが実際］］、（K：［［そーうです］］）調理を{早口}><する{強調}>てことはー、‥あんまり、ないでしょうかね＾‥今後。
　　　計画を再否定し同意要求　〈相手の意見を部分肯定〉〈軽減〉〈呈示儀礼を犠牲にする〉

　Kは10Kで自らの計画を再び防衛する。他の会話抜粋でも散見された切り出し部の「さからー（だからー）」は、Kが意識化しているしていないにかかわらず、発言の正当性を強調する効果がある。しかし、その論拠「数人で仕事を分担できる」は、妻と二人でするほかない小料理屋計画にはあてはまらない。Tは11Tの確認要求を通じてそのことを間接的に指摘するが、Kは指摘の内容を理解していないか、もしくは否定している。そして14Kで、解雇された会社の部下が働いてくれれば、数人で仕事を分担することは可能であるとする。この「過去の働きに関する自賛」は、認知障害の影響を受けてのKの"おきまりの発言"であるため、Tは、この時点のKは固着や照合障害の増悪により将来の計画と過去との区別がつかなくなっているのではないかとの疑いをもつ。

　Kの認知障害にかなりの改善が見られたこの時期にもTは、会話中に障害の影響による誤認が疑われた時点で、その修正を優先させ、会話をその治療道具へと転用する傾向がある（例：5.3.2の会話8）。14Kで、Kが過去に良い部下を育てたことを嬉しげに語ったのに対して、デフォールトではTが呈示儀礼を示すべきところであるが、Tはそうせずに Kを再否定する。Kの面目

を脅かすことになるために再否定を躊躇した7Tとはうって変わって、15Tでは、「あんまり」と軽減はするものの、「Kは指示を出すことはあっても、実際に調理をすることはない」と否定する内容を明確に述べ、かつ同意を迫っている。

14Kのスピーチ・アクションを、話し手と聞き手の理解に分けて捉えると、それぞれが異なるものとなる。話し手のKとしては、過去の調理師経験について積極的な陳述をしており、それがメイン・トピックである小料理屋計画の防衛にもつながるはずであるが、聞き手のTはそれをKの認知障害が増悪（一時的に悪化）していることの指標と受け取っているため、逆に小料理屋計画の実現性を低めるものとなる。このようにTがKの発言の背後に認知障害の影響があると想定し始めたことが一因となって、以降の会話でも、一つの発言がなすスピーチ・アクションが話し手と聞き手間で異なることが多々生じる。

6.1.3　直截な反論

【会話 6-3】

16K　[[[うーん]]] うん今後は、<%あいやそんなことない {声量増大} >ですけどね。（T：そうですー？↑）でしょー、煮物とか、‥（T：うーん）まあ、まあゆうたらシュークリームのクリームとかは、（T：うーん）私、%でも十分できるし。((かきまぜる手振り))
|反論・防衛・同意要求|《具体例提示》《激化（強調表現）》
|聞き手Tにとって：常識的判断の低下が認知障害増悪を示唆|

17T　右手だけで？↑＝
|疑義・再否定|〈激化（直截化・障害を指摘する）〉〈回避儀礼を犠牲にする〉

18K　＝はーい。
|防衛|

◆

KはTに同意しそうになってから、慌ててそれを否定し、反論に転じている。Tは間髪を入れずに、「そうですー？↑」と疑義を呈しつつターンを奪取しようとする。しかしKはターンを譲らず、具体例を挙げて防衛を強め、「私

でも十分できる」と、強調表現も用いて激化させる。Kに応戦してTは、「右手だけで？」(17T) と、Kの障害を回避儀礼なしで直接指摘し、再反論する。16Kには、煮物やクリームをかきまぜる作業だけができても職業としては成り立たない、という常識的判断が欠落しており、認知障害の影響が明らかであるとTは捉えている。したがって、16Kがなすスピーチ・アクションも、話し手Kと聞き手Tの間で異なることになる。「右手だけで？」との17Tの直截さからは、Kに自らの思考判断が誤っていることを認識させようとのTの意図が窺える。

6.1.4　主体性の理解を格下げされる

【会話6-4】

19T　うん。そやけども、そこの場所へ行くとかー、(K：はーい) ねˆえ、そこの場所まで移動するとかー ((移動の手振り))、なんかその卵を割るとかですねˆえ。

再否定　〈見落としの指摘〉〈具体例提示〉〈激化 (直截化・障害を指摘する)〉
　　　　〈回避儀礼を犠牲にする〉

20K　そうですねˆえ。

21T　うん。うん。やっぱり、両手がないとー、‥こう両手が自由にきかないとˆー ((両手を広げて振る))、％難しい面もあるでしょうねえ＝

22K　＝ああまあ、そらありますねえ。(T：うん) さからー、さから、(2.5) あんこ炊くにしても、(T：うん) 小豆‥、(T：うん) 持って歩かなあかんし (T：うんそうそうそうそう)。そやか、足がどこまでもつかていう、(T：うん) まだ全然やってないからわからないけ［ども］。

留保付き同意・防衛　《(談話マーカーで) 正当性含意》
聞き手Tにとって：残存障害の誤認が認知障害増悪を示唆

　　まあそりゃあ難しい面はありますねえ。だからー、だから…。餡子を炊くにしても、小豆を持って歩かないといけないし。でも、足がどの程度耐えられるかっていうことは、まだ全くやってみてないからわからないけど。

23T　［うん、取って］来たり。(K：はーい)

((中略：　Kは小料理屋の規模やメニューの計画について語る))

「右手だけで調理ができますか」(17T)と直截的に尋ねてもKが自らの判断の誤りに気付かないため、Tは19Tで内容を激化させ、Kが見落としている職業復帰を阻む重大な要因、「一人では移動できない」ことを指摘する。ここでもTは、回避儀礼を犠牲にして、Kの誤認の修正を優先させている。Kが職業復帰を検討する上で、歩行能力は当然考慮すべきことであるが、ここまでの発言では、それが欠落している。すなわち、Kが自らの全体像や実用的能力を把握できていないことが、露呈してしまっている。そのことは会話相手に、「まともな会話が成り立たない状態」との判断を下させる理由となりうる。Tは21Tで左腕の麻痺に再度言及して、Kの計画が実現困難であることを認めさせようとしている。

残存障害による不利をTに直截に指摘されて、Kがその指摘に対応しつつ計画を防衛しようとしていることが、22Kの「さからー、さから」と、それに続く2.5秒の沈黙から窺える。続く発言では、現時点の残存能力では実現困難であると認めながらも、「まだやってみていないので、今後の可能性はゼロではない」として、小料理屋計画を放棄しない。

22Kのスピーチ・アクションは話し手と聞き手の間で、またも乖離しているが、その背景に、今後の改善見通しに関する患者Kと療法士Tの認識の違いがある。Kは、今後もリハビリを続ける以上は劇的な改善が生じる可能性も残されていると考えているため、そのような可能性に言及することで、将来の復職計画についても一定の防衛ができたことになる。一方で療法士Tは、Kが今後リハビリを続けたとしても大きな改善は見込めないと判断しているため、22Kが小料理屋計画を防衛したことにはならず、むしろKが認知障害のために残存する身体障害を誤認していることの表れと捉えている。Tがそのように捉える背景には、Kは残存障害がほぼ固定しているとの説明を、複数の医療スタッフから何度も受けていることを知っていることがあるが、とはいえ、そのような蓋然性に基づく説明が、将来の可能性を全否定することにはならない。すなわち、客観的に見ると、Kは少なくとも部分的には、防衛に成功していることになる。しかしTには、Kのような患者には劇的な改善は起こりえないとの確信ないし決め付けがあるため、22Kを防衛ではなく、度重なる固着障害の表れとしか捉えられない。そのようにTが22Kのスピーチ・アクションを、話し手Kを含めた一般にとっての意味で捉え損ねている

第6章　改善後の相互行為の分析

要因として、患者が残存障害を自覚できるかどうかは、認知機能改善の指標として重視されていることが挙げられる。Tにとっては、この会話時点で、Kに残存能力と将来の計画にギャップがあることを認識させるという、療法上優先させるべき目標が出現したことになる。これ以降の会話におけるTの態度とスピーチ・アクションは、その目標に向けて傾斜していく。

　上記を含む一連のTの態度の変化は、TによるKの主体性の捉え方の変化として以下のように説明しうる。セクション1の会話開始当初は、Tは回避儀礼などの通常の相互行為儀礼を遵守しつつ、小料理屋計画が実現困難であるとの同意をKから得ようとしていた。その際、Kの過去の経験になぞらえたり（3T）、Kの経験談（6K）にも同意するなど、共通理解に基づくコミュニケーションを志向している点で、Kを相互主体性モデルで捉えているといえる。しかしその後、Kの認知障害が増悪していると判断してからは、Tは通常の会話フレイムを外れて、Kの見落としや判断の誤りを直截的に指摘する訓練フレイムへと転換させた。このとき、TがKの主体性を理解する上で、Kの認知障害が重かった初期に適用する頻度の高かった素朴心理学的モデル（教化ないし庇護対象の型）への転換が起こっていると考えられる。すなわち、自己誤認に由来する、現実と乖離した主張が繰り返されている間は、Kを対等な対話者とはみなせず通常の会話は成り立たないと判断して、相互理解が成り立つ主体へとKを導くべく、誤認の改善を優先させた。そのことは、Kの入院初期の会話で散見されたのと同様に、Tが相互行為儀礼を（少なくとも部分的に）棚上げしていることに表れている。4章でTが相互行為儀礼を犠牲にする理由を二つ挙げた。一つには、Kの認知障害の一時的増悪により、Tの相互行為儀礼違反にKが気付かないか、気付いてもそれがK自らの面目に抵触するとは捉えないとのTの推測があった。もう一つは、Kの会話理解能力の低下を補うために、表現の簡潔さと内容の直截さを増す必要があることから、相互行為儀礼の呈示手段である軽減や婉曲法を避けることがあった。本章の会話でも、Tが相互行為儀礼に違反するにあたり、同様の判断が働いていると思われる。

6.2 セクション2——療法士による傍受

6.2.1 療法士の驚き

【会話6-5】

24T うーん、はあはあはあ、ねˆ。ほなその小さいお店の話はˆ、まだ奥さんとは始めては［ないと］。

25K ［ああそうですねえ。］まだ、<＠は>

26T まだちょと早い［ですよね］。

27K ［ああーん］。…ちょっと、<もうちょっとしたらうちのやつも仕事行く‥言うて言うとうから{早口}>、(T：はいはい、うん)それをみて、(T：そう[[ですね]])[[そのあと]]で仕事が‥(T：うん)帰ってきてから仕事ができるか、いうことです。

計画の説明

聞き手Tにとって：常識的判断の低下が認知障害増悪を示唆
　もう少ししたら家内が仕事を始めると言っているので、その様子を見て、その仕事が終わって家へ帰ってから小料理屋ができるかどうか考えるつもりです。

28T ‥［あああ］{驚いて}

傍受

29K ［要は私］がー((Tの頭部が後ろへのけぞる))、(T：あ、うん)あのー、かまへんいう‐、あの<それはかまへんから、‥(T：うん{小声})自分ができるかできんかを{強調}>(T：うん{小声})ちゃんとねˆ‥(T：うん)教えてくれたら、(T：うーん)自分が本職、どっかでやってきて、(T：うん)んでそれから帰ってきて(T：うん)それから、‥うちで仕事ができるかいう［ね］。

計画の説明

聞き手Tにとって：常識的判断の低下が認知障害増悪を示唆
　私は小料理屋の仕事をするのはかまわないから、要は、妻ができるかできないかを言ってくれたらいいんです。妻が本職で昼間働いて、帰ってきてから、うちで小料理屋の仕事ができるかどうかをです。

30T ［うー］ん。(K：うーん)うん、ほな、だいたい、夕方から夜にかけての、お[[店っていうこと]]ですねˆ(K：[[あ、そうです]]。)うーん。

第6章 改善後の相互行為の分析

確認要求

━━━━━━━━━━━━ ◆ ━━━━━━━━━━━━

　小料理屋計画に関する誤認に気付く助けになることを期待して、妻の意見をTが尋ねたところ、Kが妻はまだ計画を知らないと言った後の会話である。27Kと29Kから、Kは妻を昼夜働かせるつもりでいることがわかり、Kの判断力の低下が思った以上であることに、Tは唖然とする。Tの驚きは28Tと29K傍受の時間の長さと、相手から身を引くような姿勢の変化、「あ、うん」と我に返ったような相槌と表情に表れている。また、30Tで繰り返しているフィラー「うーん」から、Kの誤認への対処法を考えあぐねている様子が窺える。Kとしては、小料理屋計画について妻の状況を含めてより具体的に説明したことになり、計画の防衛につながるスピーチ・アクションとなる。

6.2.2　判断力を傍受

【会話6-6】

31K　ま例えばお％好み焼き屋さんでもええし。

32T　うんうん、[まあ]-

33K　[鉄板] さえあったらいけるから。

34T　はああ、ね、飲んだ後で食べんの [最近人気あるらしですよねˆ。大阪とかやったらね]。

(部分的に)計画を積極的評価　〈後続する否定を呈示儀礼で前もって軽減〉

35K　＜[％％％そーうですね、ああーん]｛威勢良く｝＞。

36T　ふーん、ふうううん。はあはあ。そやけど、そした奥さんの勤務が朝ˆ((上目づかいに目を白黒させる))からだと、ちょっときつそうです[よねー]。

否定　〈軽減（冗談による緊張緩和）〉

37K　[@あはは、そうです@] (T：うーん) ま、だいたいー…大阪でも、もうい‐ずーと今まで、‥(T：うん)‥おりましたからねえ、そういう、こう朝からずーっとですわ。

表面的同意後、防衛　《実体験を論拠にする》

聞き手Tにとって：前職に関する認識の問題を示唆

6.2　セクション2——療法士による傍受

そうですね。でも今まで大阪（の店）でも、朝からずーっと仕事する人はいましたからねぇ。

[38T]　晩まで↓↑？＝

|非難・疑義|〈非難を大仰なイントネーションで表わす〉

[39K]　＝晩も＝

|対抗・防衛|

[40T]　＝晩も。ふーん。

((中略：Kは以前の職場のパート従業員も朝晩続けて働いたことなど話す。また病前妻がアルバイトをしたいと言った時は、家事をおろそかにしないように言っていたと熱っぽく語る。))

　Tは34Tで、Kのお好み焼き屋という思いつき自体は肯定的に評価しておくことで、36Tでその実現性を否定することを前もって軽減している。34Tは、話し手Tとしては呈示儀礼を示しているだけで、その内容を重視していないが、聞き手側のKは小料理屋経営に関する肯定的評価として歓迎したことが、35Kの早々と重複する威勢のいい相槌に表れている。このKの対応からも、相手にとっては方便でしかない呈示儀礼を、それ以上の積極的評価として捉える傾向が窺え、TがKの誤解を招きうる呈示儀礼をなるべく避けようとすることの根拠が表れている。Tが36Tで小料理屋経営の実現性を否定するにあたっては、パラ言語と表情を通じて冗談のフレイムに転調させることで緊張を和らげるとともに、それを冗談のような計画とみなしていることも含意している。Kは冗談のフレイムには適切に反応しているが、すぐに小料理屋計画の防衛に転じ、その論拠として自分の過去の労働体験を挙げる。Tは38Tで、大きく下降した後に上昇する特徴的なイントネーションを通じて、朝から晩まで働くことに対する非難ないし疑義を示す。入院初期は、固着や注意障害の影響によりパラ言語的手がかりを通じた会話相手のフィードバックに気付かないKであったが、それらの障害に一定の改善が生じたこの時点では、38Tのパラ言語的手がかりを通じた非難は理解している。そのことは、39Kの「晩も」という簡潔な即答でTの疑義に対抗していることや、その後の発言で実体験を基にひとしきり防衛を続けていることから窺える。

セクション2の会話では、Tは「働きすぎ」をKの将来計画において避けるべきことと考えているのに対して、Kはそれを「仕事熱心さ」として、自負、自賛しているという、見解の対立が明らかとなった。この会話開始以来、残存障害と将来に関するKの判断が低下している原因の一つに、前職に関する認識の問題があると、37KなどからTは考えつつある。Tの非難含みのジェスチャーやパラ言語的手がかりにおいて、Kの計画を無謀と捉えており、かつKの判断力の低下に落胆ないし困惑していることが表れている。Kに小料理屋計画が実現不可能であると理解させるには、仕事熱心さはもはや美徳ではなく、Kと妻が避けるべきこととして納得させる必要があり、小料理屋計画に関する誤認を正さずには、Kの自己認識は不完全に留まると考えたTは、次のセクション3で、治療的効果を狙った働きかけをより強めていく。

6.3　セクション3── 直截さと撞着

6.3.1　見落としを認める

【会話6-7】

41T　それが、まあ今までだったけども、(K：そーうですね。) うん、今度はやっぱり奥さんが、(K：今度は [違いますからね])[XXがばっ] と担うわけですよね＝

|再否定の導入|〈見落としの指摘〉〈激化（強調表現）〉

　今までは奥さんもアルバイト程度だったけども、これからは家計を全面的に担うわけですよね。

42K　＝ほんまにもう（T：うん）ああーん（T：やってもらう）今度はちゃうし、(T：うん) もう絶対やってくれなあかんでて。

|同意|《強調》

43T　ね、で家のこともあるし、で、‥仕事ー‐、普通の昼の仕事とー、＜加えて｛強調｝＞夜の、ていうのはねえ、(K：そらあえらいですよー)[@そらちょっとー@]、(K：[@んふふ@]) こー、聞いただけでは、‥ちょっと難しそうですよ [ねー]。

|再否定と同意要求|〈強調（パラ言語的）〉〈軽減（縮小辞による）〉

◆

41Tでは19Tと同じパターンの相互行為が展開されている。すなわち、回避儀礼に配慮したままの間接的サジェスチョン（7Tや38T）によっては、Kは自らの計画の無謀さに気付かなかったため、Tは内容を激化させ、「今後は妻が家事も家計も担う必要がある」という、Kの発言には表されていない事実を指摘する。Kの常であるように42Kでも、見落としを指摘されると抵抗なくそれを認める。この態度から、ここまでのKは、自説（小料理屋経営）を擁護したいがために、妻に過重な労働を要求している事実に気付かないふりをしていたのではなく（これは健常者間の会話ではありうる駆け引きである）、将来を照合した思考ができないために実際にその現実に思い及んでいなかったのだとTは推測する。Tは43Tで、Kの小料理屋計画の実現可能性が低いことを、パラ言語的強調を加えて主張し、Kが同意しやすいよう軽減を用いながら同意を促している。

6.3.2 前職への撞着

【会話6-8】

44K ［ああーん］（T：うん）私も、…あれいつやったかな、30 - (2.5)、30年くらいやったかな、（T：ふん）うーんと、朝9時から（T：うん）‥次の日の4時まで、（T：うん）3年くらいやったことあるんですよ。（T：うん。でもXX）も＜@そっらーもうえらかったですよ。すごく@＞

表面的同意後、防衛　《実体験を論拠にする》

聞き手Tにとって：前職に関する認識の問題を示唆

45T ＠ふふふ、まあほで（（「まあそれに」の意））、若い時やったらー、病気にもならないでねˆ（K：あ、そーうです）乗り切ることもできるけど、もうどな‐どんな健康な人でもやっぱりー、ね40、50になってきたらー、働き過ぎはー、‥怖いですよね。

反論　〈見逃しの指摘〉〈激化〉〈軽減（一般化）〉

46K 怖いです。（T：うん）やっぱー出てきますからね。

同意

47T うん、‥そうそう。

48K ほんまーに、寝なかったけど、（T：うん）まあようやったな思て。

第6章 改善後の相互行為の分析

> 過去の自分を積極的評価

> 聞き手Tにとって：前職に関する認識の問題を示唆

――――――――――◆――――――――――

　44KでKは、37Kと同じパターンでTに同意して呈示儀礼を保ちつつ、K自らはできたという実体験を語ることで、妻が昼夜働く計画を防衛しようとしている、とTは捉える。また、50代後半の妻の労働に関する論拠として、30年前の自身の体験を語っている点に、照合障害の影響を疑う。Tは45Tで、「Kの若い頃と今後は状況が違う」とKの誤謬を間接的に指摘した上で、「年をとって働きすぎるとどんな健康な人でも支障が出る」と述べる。この内容は脅しともとれる激化を強めたものであるため、Tは一般化という軽減方略を用いてK個人に特定することを避けている。Kはこのように自らの見落としを指摘されても、46Kで抵抗なしに同意する。ただし48Kでは、仕事熱心さを自賛することへと逆戻りしている。

　Tはこれ以外のKとの会話の知識にも基づいて、Kの前職への固執が、将来と自己についての正しい認識をもつことを阻んでいると確信する。また、Kの前職への固執は、認知障害の影響だけでは説明しきれない部分があるとも感じ始めている。その理由として、K自身が高く評価する過去の職業経験が、この時点でのKの肯定的な自己イメージや自尊心を成す重要な要素であることが、発言内容とパラ言語的特徴に表れていることがある。この時期の会話フレイムにおいてTは、Kの認知機能の多くが改善し、かつ比較的安定していることに基づいて、Kの心理を仮定的に解釈することが増えている。ただし、心理を解釈する以前に認知障害の影響をまず考慮すべきという前提は、ここまでの会話では崩していない。Kの前職への固執をとっても、自負や自賛が正常から逸脱した強度（そのために職業復帰に関して当然考慮されるべき事柄がいくつも見落とされるほどの）と頻度であることが、健常者の心理や価値観に関するような解釈を適用できないとのTの判断に繋がっている。

6.3 セクション3——直截さと撞着

6.3.3 面目をつぶされても

【会話6-9】

49T ねえ、‥そやから奥さんのお年を考えても、お若くは見えるけど、お年は確実にね＾（K：あ［あーん］）［どなたもとって］るはずだから－、＜うーん｛難しいという風に｝＞、そしたらやっぱりま＜昼の仕事を加えて夜の仕事と｛早口｝＞、ほんで帰ってKさんの看護もあるわけですからねえ＝

反論の論拠呈示 〈面目を脅かす〉

> だから奥さんの年を考えると（昼夜働くのは難しい）。若くは見えても実際には確実に年はとっているはずですから。それに昼の仕事に加えて夜の仕事もあって、かつ家に帰ってKさんの看護もする必要があるわけですから（大変です）。

50K ＝そーうですわ。

同意

51T うん、‥そう、そらちょっと難しいようにも、-は、思いますねえ。‥そやから、奥さんの昼の仕事だけで、と、［家で］（K：@［うふ］@）、看護-介護＜だけ｛強調｝＞でもまあね、［主婦でもひーひー］ゆうて、

反論の論拠呈示 〈面目を脅かす〉〈激化〉

> うん、そりゃあちょっと難しいように思いますねえ。奥さんの昼の仕事と家での介護だけでも大変なんですから。（仕事をもたない）主婦が介護するだけでも、悲鳴を上げてますから。

52K ［ああーあ］…ゆうと思います。

同意

53T うん、できへん［ゆうことが多いんで］。

---◆---

Tは49Tで、妻が今後抱えることになる責務の数々を説明し、Kの計画が実現不可能なことの論拠とする。その際、Kが一度も言及していないKの介護の必要性に触れる。これは小料理屋を経営できると主張している成人男性の面目を脅かす発言であり、回避儀礼違反となる。Tは48Kなどから、Kの前職に関する自負と固執が将来に関する誤認を生じているとの判断を強め、ここでもKに残存障害を認識させることを、相互行為儀礼に優先させている。51Tではさらに、「介護するだけでも"ひいひい言うくらい"大変である」と、

内容と表現を激化させている。Kは面目を脅かされたことに関する当惑や羞恥心を見せず、同意するのみである。このような不面目に際しての感情的反応や補修作業の乏しさは、健常者の反応とは明らかに異なっている。このことについては後の例と併せて考察する。

6.3.4 状況誤認のまま

【会話6-10】

54K ［今でもゆうてる］からね（T：うん）仕事、［だけじゃなしに］、
反論の論拠に同意

55T ［介護だけでもね］、そやかそっちの部分はデイサービスとかいろいろまあ［［ねˆえ］］、（K：［［はー］］い）公的なのを、も‐なん‐とにかく一利用なさって、‥かなー。うーん、‥［ふんふん］。

56K ［もう絶対］無理です｛きっぱりと｝。
反論の論拠に同意

57T ねえ、ま、どっちˆか、ていう感じもしますね。その奥さんの昼のお仕事か、それ［かあ］（K：［うーん］）Kさんと一緒にお店なさるだけか、ていう↑。＜二つは｛強調｝＞＝
妥協案提案

58K ＝ああ二つはしんどいでしょう、（T：うーん）おと‐私ーでも、…同じとこへ（T：うん）朝と…夜（T：うん）…まあ、これは全部同じ会社でしたから、（T：うん）
同意しつつも、前職での働きを自賛
聞き手Tにとって：前職に関する認識の問題を示唆

（（中略：病前の自分の働き方について語る。））

Kの妻は介護と仕事で大変というTの意見に、Kは54Kと56Kで全面的に同意している。それでいて58K以降は前職での熱心な働きぶりについて語り、小料理屋の計画に無理があることは納得しきれていない。

このセクション3でKは、自分自身は無理がきいたという過去の体験に基づく知識を、誤って妻や将来に適用しているために、残存障害を含む自己の

全体像と、妻も関わる将来の可能性を理解できていないことが明らかとなった。TがKの誤認の主因は認知障害にあると捉え、その修正を重視していることが、回避儀礼を犠牲にした激化や、面目を脅かしながらの見落としの指摘などから窺えた。このようにTを治療優先の直截的な発言へと後押しする要因として、面目がつぶれることなどに対するKの抵抗のなさがあることも窺えた。

6.4 セクション4 ── 自負を砕かれて

6.4.1 「働きすぎて脳卒中になった」

【会話 6-11】

61T　そやか、やっぱり働きすぎていうのは、病気につながっちゃうわけですよねˆ＝

前職での働きを否定的に評価 〈激化〉

聞き手Kにとって：一般論としての情報提供

62K　＝つながりますねえ。（T：うーん）まーあ、どうにか、（T：うん）いけたけどー。

一般論として同意し、自らについては防衛

聞き手Tにとって：前職に関する認識の問題を示唆

63T　‥う〜ん｛難しいという風にピッチを上下させる｝、その時はね。乗り［切っても］（K：[あ、そーうです]）長年の無理＜が｛強調｝＞やっぱ［り、たたって］、

64K　［もーう］起きてても、（T：うん）頭にもう、集中力がないからもう、

65T　うんうんうん。

66K　‥もう常にもう、…ぼー＜［＠してる感じです＠］＞。

同意・実体験付加

67T　[そうですよねˆ]うん、でKさんがねˆ、なられたそのー脳卒中ていうか、クモ膜下出血ていうのは、（K：ああ）やっぱりそのー、＜すごく｛強調｝＞働くのがー‐働く方、（K：ああーん）あるいはまじめな方、うーん、が、‐に、降って来る病気なんですねˆ。

情報提供・過去の働きぶりを非として責める 〈遅延〉〈激化〉

第6章 改善後の相互行為の分析

|68K| ‥ほおおおん（（一瞬ひるんでから曖昧な相槌を打つ））。

|傍受|

|69T| うん。…そうなんです、それは聞かれたことありますー？↑（2）（（Kの顔を見て反応を待つが得られない））うん。そのー、もう過労とかね、（K：はい）うん、ずっと長い間の労‐ストレスとか労働とか↓、うん、ま［そういうことで］（K：［そうでしょうねえ］）起こる病気なんですよ、まそれ＜だけ｛強調｝＞ではないにしてもˆ（K：あ［［あー］］）［［生活習慣］］色々ありますけどねえ。ふーん、なので、まあ今後も、こう過労は、＜@なるべく避ける方向でねえ。@＞（K：そうですねえ。）うん、奥さんに、しても、うん、過労にならないようにって（K：あああー）いう方向で、考えて、いかれたほうがよさそうですよねˆ。…うーん、うんうん。奥さんまで倒れたら＜@もうそんな［［［元も子もない］］］ですからね。@＞（K：［［［もーう@おほおほ@］］］）うーん。

|情報提供・今後について指南|〈専門的知識を論拠にする〉〈激化〉〈軽減（笑いによる）〉

　Tがこれ以前の会話でKの障害や妻の介護負担を指摘して発言を激化させても、Kは小料理屋計画の実現性の低さを理解することはできなかった。理解が妨げられている理由として、Kが前職での働きぶりに積極的価値を置いている（強く自負している）ことと、前職への復帰に固執していることがあると、セクション3でTは捉えた。今後は過労を避けるべきであるとKに納得させるには、Kの自負を打ち砕く必要があるとTは考え、この会話抜粋ではまず「働きすぎたから病気になった」（61T）と述べる。Kはこれを一般論として扱い、「自分にはあてはまらなかった」（62K）と防衛する。ここでのスピーチ・アクションも、話し手と聞き手間にずれがあり、話し手Kにとっての防衛は、聞き手のTには、Kが過去の健常な自己像と現在の後遺症を抱える自己像を照合し結び付けられていないことの表れと捉えられている。Kの理解不足を補うべく、働き過ぎの長期的な悪影響に言及したTに対して、Kは64K、66Kで実体験を挙げて同意する。その同意と関連付けてTは67Tで、働き過ぎがKの脳卒中の原因であったと断じる。その際、Kが再び一般論とみ

6.4 セクション4——自負を砕かれて

なして逃れることのないように、「Kがかかった脳卒中」と明言している。

67Tは、遅延によって伝達上の軽減がなされているとはいえ、内容は極めて直截的である。そこにはTの二つの意図が読み取れる。一つには、専門家として情報的に優位にあることを示威し、Kに疑問を挟むことなく病気の原因を受け入れさせようとしている。もう一つは、患者に悪い知らせを伝えるにあたり、"下手な小細工"によってかえって配慮に失敗するような事態を避けようとしている[48]。それだけなら医療職者らが採る一般的方略の一つであるが、67TでTが行っていることは、そうした一般的方略を逸脱している面がある。すなわちTは、Kが誇りにしている仕事熱心さがKを働けなくさせた元凶であると断罪している。これはKがこの会話で示していた自負と面目を潰すだけでなく、Kの自己責任を指摘し、過去の非として責めるという攻撃性をもっており、回避儀礼に著しく抵触する。さらに、事実として過労は脳卒中発症の一因子に過ぎないため、それを原因として断定するのは、誤った情報を患者に伝えていることになる。Tは職責に反することをしてまでも、Kの誤認を修正しようとしていることになる。

これに対するKの反応は、メイナード（2003/2004: 164）が挙げる、悪い情報を告げられた患者に共通して見られるものである。一瞬の沈黙の後に、情緒的なコントロールを失っているという状態を示す「反射的な声」によって応じている。Tは69TでTが告げたことをKが知っていたかどうかを尋ねるが、無反応であるため、Kが情緒面で衝撃を受けたと推測する。69Tで今後の方針を指南し続けるTに対して、Kは消極的な同意を示すだけで、Tの笑いによるフッティングの変化にも一度目は応じられていない。TはKが衝撃

---

[48] 心理カウンセラーらはしばしば直截に告げるという方略を用いて、患者らが「度を越した無反応」に陥り続けることを防ぎ、情緒反応を喚起して相互行為を促進する、とされる（メイナード 2003/2004）。Tら認知言語療法士には、患者の情緒反応を積極的に喚起することは職域外にあって避けるべきとの共通認識がある。すなわち、心理は治療の対象外である。ただし、心理の専門家の援助を得ることも含めて、認知言語機能を十分に発現させるうえで支障となりうる心理的問題の軽減に努めることは、職務に含まれる（ケイス 1995/2001）。ここでのTは、この職権と職務に関するセオリーに従っており、心理カウンセラーがするようにはKの情緒反応を喚起しようとはしていないが、Kが無反応になることは避けようとしている。そのことは、69Tで無反応になったKに問いかけて、会話の継続をはかっていることに表れている。

を受けていることを把握しながら、それがKの自己認識を修正するという目的に照らして有益であると捉えている。そのことが、笑いで深刻さを軽減しつつも、「奥さんまで倒れたら元も子もない」と内容を激化させていることから窺える。

6.4.2 動揺と弱音

【会話6-12】

70K　もーう、X（T：うん）こないだも一緒に（T：ふん）もーう、も疲れたー、もう<@ようみいひんて。（T：うーん）もう毎日び-病院来てるからーいうて@>…
|同意・私的開示（妻とのやりとり）|《激化（私的な内容の開示による）》
《妻の発言引用による軽減》
　　この間も妻と話していたら、「もう疲れた、もう看れない。毎日病院へ来ての介護はできない」て言ってました。

71T　そうなん［ですよ、あれも大変と思うんですよー］。
|教示（妻を擁護）|

72K　［@そうやったらもう来んでいいやんいうて、ほんなもう、おほ@］
|私的開示（妻とのやりとり）|《激化（言い争いの開示による）》《軽減（笑いによる）》
　「だったらもう来なくていいじゃないか、そう言うんなら」と言いました。

73T　ねえ。そうそう。病院にいる間はほんと安心なんですからねえ↓。
|教示|

74K　そーうです。（T：うん、うん）
|同意|

75T　から、うーんなんとか-

　Kは70Kと72Kで、妻の弱音や妻との言い争いという、通常の印象管理では隠される内容を開示する。それによってKはフレイムを「悩みや弱音の開示」という私的なものへと転調させている。この「妻が、介護のために病院に来ることに疲れたと言う」との打ち明け話に対してTは、Kへの同情も示すのが呈示儀礼にかなうことであるが、妻に過重な労働を期待しているKの

6.4 セクション4——自負を砕かれて

認識を正すことを優先させて、妻のみを擁護する教示で応じている。すなわち、訓練フレイムに留まって、Kによるフレイム転換には応じていない。

ここでの妻の弱音の提示を皮切りに、以下の会話ではK自らの弱音の開示が続く。Kは自分の言いたいことに代えて妻の発言や妻との会話を頻繁に引用することを、これ以外の会話抜粋でもみた。入院初期には、そのような引用は会話の流れと関連がなく不適切とみなされることが多かったが、この会話では、呈示を間接化することで、私的なフレイムへと転調する際に生じがちな緊張を緩和する効果を生じている。

6.4.3 訓練フレイムに留まる

【会話6-13】

76K 老人ホームか、‥なんか、(T：うん) あるらしいんですわ。(T：うん[うんうん]) [そのええ-]・・・ういうとこへ、%入ったら、…ま、高いけど、(T：うん) …もどこへでも入れたええねやん。<@邪魔やったらーて言うて、(T：うーん) て言うて@>、ほなーもう来んとくわゆうて、いややっぱ (T：うん) いろんなこと考えると、ああ<@やっぱー無理かなあとかね@>

|私的開示（在宅復帰できないことの不安）| 《妻の発言引用》

|聞き手Tにとって：状況説明|

　私が入れる老人ホームみたいな所があると妻が言うんです。利用料は高いらしいですが。「俺が邪魔だったら、もうどこへでも入れたらいいじゃないか」と妻に言うと、「じゃあもう病院には来ません」と言われました。いろんなことを考えると、やっぱり（家で暮らすのは）無理かなあと思ったりします。

77T あああ、[まあ現実にはねー]。

|一般論呈示|

78K [今こう、こなして病院では] やってもうてますから、(T：ええ、ええ)

　今病院でもこういう風に介護してもらってますから。

79T ま、ね。おうちへ帰られる方は、奥さん以外に息子さんとか [ご夫婦が同居してる] とか、(K：[うーん]) とかまあやっぱりその人手が、ね、[[たくさん]] (K：[[おります]] からね) うん、あるところ、は多いんです↑。

第6章 改善後の相互行為の分析

|教示（傍証）|〈専門的知識を提供〉
[80K]　も、なんか取ってーとか言うたら、(T：うん) だ‐誰かおりますからね。(T：うん)
[81T]　とかやっぱお風呂とかトイレとか (K：そーうです) 食事とか全部ですねえ。
|教示（傍証）|〈専門的知識を提供〉〈激化〉
((中略：Tは自宅復帰に関する一般論を語る。すなわち、介護サービスがどれくらい使えるかということや、リハビリスタッフと日常生活能力について相談する必要があることなど。))

――――――――◆――――――――

　Kは小料理屋を経営すると語っていた時の強気さから一転して、喉詰めにより遅延しがちなテンポと減弱化した声で、妻との口論を開示するとともに、「自宅復帰は無理で、"老人ホーム" に入る可能性もあると考えている」ことを、76Kで明かす。このKの語りだしに対するTの強意的な相槌「うんうんうん」は、「それ（現実を踏まえた将来の判断）が聞きたかった」と言いたげである。通常の会話であれば、Kが弱気を見せたことに対して軽減や励ましなどの表敬を適用し、Kの積極的面目に配慮することが期待されるが、Tはそれをせず、Kが述べたことが現実であると77Tで直截に言う。また、79T、81Tでは自宅復帰が困難であることを示す傍証を畳み掛け、内容を激化させている。それによって、76KこそがKがもつべき認識であることを含意し、Kの理解を定着させようとしている。このようにKの面目に配慮しないTに対して、Kはここでも抵抗を示さない。
　このセクション4でTは、Kが現状を直視せざるを得なくなるような情報を突きつけて、ついに現状を（一度は）認識させた。その宣告、「働きすぎたから脳卒中になった」ことに関するショックが続いている間は、Kは施設への転院という現実的な見通しを語って、前職復帰には固執していないことから、固着障害の影響から一時的に逃れていることが窺える。このように心情的な衝撃も影響してKの固着が揺らいだところに乗じて、Tが現状認識のための情報呈示を畳み掛けているのは、Kがここで述べ始めた認識がまだ定着していないことを、経験的に知っているためである。Kが自己誤認を修正で

きたかどうか確証がもてないこの段階では、Kが心情的な弱さを開示しているにもかかわらず、Tはそれに対する心情的な共感を示していない。すなわち、Kが「私的開示」スピーチ・アクションによって「(悩みや弱音への)共感フレイム」への転調をはかっているにもかかわらず、Tはそれを単なる「状況説明」のスピーチ・アクションとして扱い、セクション4の会話を、もっぱら「認知訓練フレイム」内での教化として行っている。ここでは、聞き手Tの意図的操作によって、話し手Kのスピーチ・アクションが無視され、聞き手が求める意味のみで会話上扱われていることになる。

6.5 セクション5 — 柔軟な認識転換

6.5.1 自己の客観視

【会話6-14】

82T　ま、強いてこう、いついつまでとかいう希望はないんですか？↑春までとか、夏まで［とか］。
強いて挙げれば、いつまでに退院したいという希望はないんですか。春までにとか、夏までにとか。

83K　［ああま、それ］はないですねえ。(T：ふん。ふんふん) まあ、(T：ふん) 前も＜あれXXXX｛曖昧｝＞、組んでやると…遅れた時に、…あれやし (2.5)

84T　ふーん、ん？↑…遅れた時にって？↑

85K　自分が一応、(T：うん)＜@あは＞…ま、シフトやないけどもそういう風に組んで、‥(T：はーん) うまいこと行かん時がある - ありますでしょ。(T：はあはあはあ) そういう時に焦ったり (T：うん) 気が、あかんのかし - 、どうか、し - わかんないけども (T：うん) そやかもうく - 9月やのに、(T：うん｛小声｝) (2.5) 8月、‥ぐらいで…も8月の半ば、で、もうここらへんまで行っとかなあかんのになー思て、(T：うん) そういう、あ％焦りちゅうか、

心情開示（前職に関する弱気）

聞き手Tにとって：判断力復活の指標（前職と自己の批判）・面目などに縛られない立場変換

第6章 改善後の相互行為の分析

シフトを組む仕事なんかだと、一応組んでみても、その通りに行かなくなってくる時がありますでしょ。そうなると、気が弱いせいかもしれませんけど、焦ってくるんです。9月までに仕上げる予定があると、8月の半ばぐらいで、このあたりまで進んでいないといけないのにと、あせるんです。

|86T| はあ、が、＜あったんですね＾え｛共感込めて｝＞
|共感の表明|〈パラ言語で感情表出〉
|87K| 色々あるんですよ、私の場合は。
|心情開示|
|聞き手Tにとって：判断力復活の指標（自己をメタ的に捉える）|
|88T| うーん、まあ今後はその焦りを、＜＠減らして、…（K：＠あはそうーほっほっほ）頂いてですね＠＞、うん、それがそのねえ＜血管とかに｛早口｝＞良くないーわけなんですよ。
|今後について指南|〈緊張緩和（笑いによる）〉〈専門的知識の開示〉
|89K| あー［あ、そーうでしょうねえ］。
|同意|
|90T| ［うーん、うん］。‥そうそう。ほんでまあ、焦る理由も、もーうなんてんですか＾。まあ今は幸い無くなったのでー（K：うーん）うん。まあこれでー、‥理由がなくなった＜て言うとおかしですけど｛早口｝＞、前の仕事、‥%としてはですよ＾（K：はいー）前のような仕事のような焦りはないじゃないですか。
|積極的評価による緊張状況脱出|

そうそう。それに、幸いと言うか何と言うか、今のKさんは焦る理由もなくなったと言うとおかしいかもしれませんが、仕事をしていた時のような焦りは今はないじゃないですか。

|91K| ＜［そーう］ですね｛声量増大、元気そうに｝＞。（T：うん）もう［それが］なくなったから。
|同意|
|92T| ［まあ］…うん、今後どうしていくかとか、そういう別のーね＾問題解決はー（K：はあ）出てきますけどもー、でもそれはーもうほんとゆっくりー、無理ないように無理ないように、（K：そーうです）組むのがー、［皆さんですね］。

6.5 セクション5——柔軟な認識転換

> 今後について指南 〈軽減（一般論化）〉
> 前の仕事とは別の、今後の生活をどうしていくかという問題解決をする必要はありますけど、それはどの患者さんも無理がないようにゆっくり計画しますからね。

―――――――――――◆―――――――――――

「働きすぎて脳卒中になった」という思いがけない告知による動揺が続き、セクション4以降相互行為上も沈滞気味になっていたKに対し、Tは82Tで「希望の退院時期」という関連質問をしてトピックシフトをはかる。Kはその答に含めて85Kで、前職で予定通りに行かなくなったときの焦りについて語り、それを自分の気の弱さのせいとする。入院以来、前職の話になると自己肯定一辺倒のKであったが、ここで初めて焦りや弱気という消極的な側面について語っている。これをTは、Kが当時の自らの状態を客観視できていることの表れと捉える。そして、85K以降のKの心情吐露を、訓練初期の抑制障害による感情失禁（状況と関連がないか内容を伴わない泣きや笑い）とは異なり、分別があり敬意をはらうべき人に起こっている本来的な感情の「あふれ出し（ゴッフマン 1961a/1985: 51-62）」として捉える。Kの入院以来、症状としての感情失禁に対しては受け流しという方略を採ってきたTであるが、86Tでは認知訓練フレイムを一時的に外れて、Kへの共感を表している。この共感の背景には、障害の影響を逃れているKの本来的感情を感じた（と会話時点のTが捉えた）ことと併せて、前職と自己を批判的に語るというKの望ましい変化に安堵し、訓練フレイムを一旦外れても容易に戻れるとの判断があったと思われる。

Tの共感に応えるようにKは、「色々あるんですよ、私の場合は」（87K）と、自己をメタ視して自らに問題や弱さがあることに言及している。当時、認知障害の改善に伴い、自身の性格に関する否定的内省がKから聞かれ始めてはいたが、前職と関連付けての自己批判は、この発言において初めて聞かれたことであった。この日の会話を開始して以降、Kの自己認識の統合度はまだかなり損なわれていると考えていたTであるが、85K以降の発言に基づいてその認識を修正する。

90T以降Tは、自らが心理の専門家ではない立場上、Kの感情の激化を回避するのが適切との判断から、積極的評価や専門知識に基づく助言を通じて、

Kの感情面の緊張緩和をはかるとともに、否定的現実からの脱出を助けようとする。Kが90Tの「今はもう昔のようにあせる必要はない」という積極的コメントを好感情で捉えていることが、91Kのパラ言語的手がかりに表れている。

6.5.2　共感に基づき相互行為儀礼復活

【会話6-15】

93K　［もーう、今ー］…思てんのは、今先生が言われた‥（T：うん）‥ことですねえ。（T：うん）今までやったらもーう、（T：うん｛小声｝）今の時期ー（2.5）やったらもう、…あーパーティがもうどんどんどんどん入ってくるー（T：うーん）あ、メニューは何日までに出さなあかんとか、（T：うーん）考えて、（T：うーん）あのー、…＜いっぱい｛強調｝＞仕事があって［［もう］］（T：［［うん］］）もう、いらいらいらいら＜＠へへ、してねえ＠＞（T：まあねえ、うーん、‥なるほどねえ）ほたもう、仕入れしとかんともうそのパーティができへんとかね（T：うーん）もう＜いーっぱい｛強調｝＞、（T：うん）まそのほがし‐やりがいがありますけどね（T：ふんふんふん）仕事に＜対して｛小声｝＞（T：うん、ねー）そらもーう、心が休まる時はなかったんですよ。（T：うんー、はあ）‥ま、かえってええ時もあったし（T：うーん）

｜心情開示（前職に関する弱気、自己憐憫）｜《激化（強調）》《笑いによる軽減》

｜聞き手Tにとって：判断力復活の指標（前職と自己の批判、客観視）・面目などに縛られない立場変換｜

94T　＜そうですねー｛しみじみと｝＞、‥うん、そこからは、とりあえず解放された［んでねˆ＜＠ふふん＞］

｜共感の表出・現在を積極的に評価｜〈パラ言語による感情表出〉

95K　［んああ、もう、］＜＠解放されたんです［ねえ＠］＞

｜同意・感情表出｜《パラ言語による感情表出》

96T　［ふーん］‥ねえ、…うん。そうですか、まあ、ね、なので、でもやっぱりこうずーとまじめにー忙しく働いて来た方って、こうついやっぱり、そのこ‐態度というかね、（K：あぁーん）今度の生活にも、‥出てくるかもしれない、（K：そーうですねえ）だから、＜＠その奥さんがその、昼働いて、

6.5 セクション5——柔軟な認識転換

夜働いて、ていうの聞いて、一緒に働いて、ていうの伺ったら、あ、その働く精神が出て、（K：どうしてもやっぱり）出てきてるな@＞って。
今後について指南・警告 〈激化〉〈軽減（フィラーと笑いによる）〉
((中略：Tは過労を避けるようにと繰り返し諭すが、Kは小料理屋を諦め切れない様子で、1時間だけ別の人を雇えばできるかもなどと語る。Tはそういうことを考えられる段階まで来たとして、Kがこれまでリハビリにかけた努力をねぎらう。

――――――――――◆――――――――――

　Tは認知訓練フレイムへと戻り、将来の問題解決へと話を進めていたが、Kはそれを逆行させて、93Kで仕事上のあせりについて再び語り出す。逆行させるにあたって、「今、先生が言われたこと」と関連付けて補修を行い、かつ呈示儀礼に配慮していることから、認知障害の影響が少ないことを感じさせる。そのことからも、この発言は、認知障害に支配されていないという意味でKが"本当に"ないし意思的に語りたいこととして、Tの心情に訴えかける効果を生じている。93Kのパラ言語的表現も豊かであり、「もう、もう、いらいらいらいらして」と忙しさを強調し臨場感を表した後は、その激化を自己憐憫を含む笑いで緩和させている。また、自身を対象化して語ることにおいては、穏やかな声の調子に転じている。特に、「心が休まる時はなかったんですよ」という93Kをまとめる発言には、自身の客観的批判に加え、抑制の効いた自己憐憫が表現されており、Tの共感と同情を誘発している。

　入院以来Kは、前職について相手を問わず熱を込めて語ることが頻繁にあったが、初期には病院で調理師をしていると語り、その誤認が改善してからも仕事に関する自負と復職への自信を語り続けた。3.3.2で述べたようにスタッフや他の患者からKが依然として"わけがわかっていない人"とみなされることがあるのは、この行動によるところが大きいとTは捉えていた。そのためTは、この会話でKが自身と前職を客観視し批判したことを、認知能力の意義ある改善の指標として捉える。それは療法士としての成果が得られたことをも意味するため、いわばその同志であるKに対して肯定的感情が喚起されるはずである。このような改善に関する積極的評価と患者に対する好意的感情が、TがKを相互理解の基盤となる共有部分をもつ対等な会話相手

第6章 改善後の相互行為の分析

として捉え直す要因になっていると思われる。TがKを対等な会話相手とみなしていることは、それまでは認知障害の改善を優先させるために棚上げしていた相互行為儀礼を復活させたことに表れている。90Tでは回避儀礼を示しており、94TなどではKのフレイムの転調に合わせて共感を示している。96Tでは、Kの心情的変化に伴う判断力復活という好機を捉えて、さらに自己認識を改善させようとしているが、その際も、直截的な訓練フレイムではなく、フィラーなどの回避儀礼を通じて相手の面目に配慮した会話フレイムを適用している。

　このセクション5の経過を要約すると、セクション4でTに残存障害を認識させられ失望したKが、自身の弱さを認め、前職でのつらかった心情を吐露することで、Tから主体性と認知機能に関する高評価を得た。そのことに裏付けられて、Tの共感も得ることとなった。この過程で、前頭葉症候群の患者に特徴的な点が認められる。健常者の場合は、相手に自らの主張を論破され、それを変えざるを得なくなるという面目潰しに面した場合、相手が職務上そうする必要があったと頭では理解できたとしても、感情的には何らかの抵抗が生じるのが通常である。あるいは、そうした抵抗感をもつはずと相手が考えるだろうとの予測が働くため、実際の抵抗感のあるなしにかかわらず、それにまつわる補修作業を行うことにもなる。前頭葉症候群の患者の多くは、3章で述べたように、例えば障害を告知されたり誤りを指摘されるといった局面で、健常者であれば喚起されがちな羞恥心や逃避、逆恨みなどの後天的な社会的感情が喚起されにくい。この会話においても、Kの非を宣告し面目を潰したにもかかわらず、Tに対するネガティブな反応は見られない。Tがそのような懸念をKに対してもつ可能性があることにもKは思い至っていないことが、既述したような補修作業の欠落から窺い知れる。

　会話時点のTがこのようなKの態度の成因として仮定しうるのは、1）照合障害（ないしソマティック・マーカー機能不全）の影響により、面目を潰されることに対する抵抗感が喚起されない、あるいは自分に関して相手がどのような心証をもつかに思い至れない、2）TとKが一年以上の長期にわたり"先生と患者さん"という主従関係にあり、訓練では面目潰しが常態化しているため、会話でもそれに対する抵抗が少なくなっている、3）Tの援助により、「焦りから解放された」と現状を肯定的に捉えられたことが否定的感情に勝っ

6.5 セクション5——柔軟な認識転換

ている、ことなどである。セクション4までの調理師時代の自賛から一転して、セクション5で調理師時代は無理をしていたとして辛さを吐露するという、健常者であれば起こりにくい変化の早さから考えて、Kに取り繕いや否定的社会的感情が見られない主因は、1)の照合障害の影響にあるとTは推測している[49]。

　4章の入院初期の会話の分析においては、Kが不適切なことをしたり、面目が潰れた後も、その補修作業を行わないために容認性が低下し、相互行為上の不利益につながったことが何度も確認された。本章の会話においては、Kの社会的感情が喚起されないことは、どのように捉えられているだろうか。

　セクション4では、TがKを理解可能な主体性を伴う対等な会話相手として捉え直したと述べた。そうさせたK側の要因として、自己をメタ的、客観的に批判する態度や、Tに配慮した補修作業を行うことなどがあった。これらの適切性を基盤として、KとTの間に心情への共感を含むより深い相互行為が生じているという条件下では、Kに羞恥心などの社会的感情が表れず、自らの立場を擁護するための補修作業がなされないことを、Tはむしろ好意的に捉え、共感や積極的コメントで応じていた（外挿すると、中略の会話中でTはKのリハビリにおける努力を率直に讃えている）。会話時点でTはそのようなKに対して、「素直」、「柔軟」、あるいは「面目やいったん主張したことへのこだわりがなく、自己保身的でない」、などの積極的な意味付けをしていた。これはすなわち、状況が違えば（4章で見られたように）相互行為儀礼の違反や逸脱として制裁の対象となったKの発言と行動に関して、相互行為儀礼に縛られていないまさにそのことにおいて積極的な意味を見出していることにな

---

49) 前頭葉損傷に伴う照合障害によって、①現在の経験やコンテクストの理解と、②過去の知識や経験の蓄積、③そこから想起される身体および感情の状態の三者の連絡が分断されること（ソマティック・マーカー仮説）を3章で述べた。社会的感情の欠如はこの分断によるものとして説明されている。この会話抜粋におけるKに照合障害の影響がなかったと仮定すれば、①'小料理屋で働けると主張していた自分は、実際は妻に介護負担をかける存在であることが発覚する、→②'過去に類似の思い違いがあったことにより、会話相手に評価を下げられるなどの制裁や不利益を被った経験が想起される、→③'そのような不利益を経験した時の身体や感情の不快さが想起される、ことで否定的な社会的感情が生じることになる。特定の社会的感情（羞恥心、劣等感等）が生じるメカニズムと前頭葉障害との関連を論じることは本書の範囲を超えるが、①～③の3過程の連携なしには、そのような獲得性の社会的感情のいずれも喚起されにくくなると考えられている。

る。ただし、その前提条件として、Kの主体性に関して相互理解の基盤となる共有部分があるとの確証が得られる必要があったことが、ここセクション5で確認された。これ以前のKの誤認が解消されていなかった時点で、Kが率直に心情を吐露しても、Tが共感で応じることはなかったからである。

6.6 セクション6——社会的感情に囚われる療法士

6.6.1 「元通りにはならない」

【会話6-16】

97K ＜@ただこれほんま、（T：うん）‥このほんま左手@＞、‥（T：ふーん）左足、（T：うーん）悪いから、‥（T：うーん）これほんま@な‐治んのかなて、まあP先生（（理学療法士））も、（T：はあ）‥ん、みな先生も、言うてくれるから、（T：ふんふんふんふーん）＜@だいじょぶだいじょぶて@＞

心情開示（障害が残る可能性についての不安）《提示儀礼》

聞き手Tにとって：判断力復活の指標（障害が残る可能性を半ば認識）・Tが言っていないことの責任を負わせる

ただこの左手と左足が本当に悪いから、本当に治るのかなと思ったりします。まあ、P先生もT先生もみんな大丈夫大丈夫って言ってくれるから、いいですが。

98T ＜@だいじょぶていうかね@＞、ま、完璧に、元通りにはどなたも［ならないいうか］。

訂正・立場保全〈軽減（部分否定と一般化による）〉

聞き手Kにとって：治らないとの宣告

大丈夫というより、誰もまあ完璧に元通りにはならないといったほうが正しいです。

99K ［あーあそうです］そうです。（T：うんうん）それは無理やから、（T：ねー）＜あ、それはわかってますけどー｛少し苛立って｝＞。

同意・失意の表出〈激化〉

――――――◆――――――

セクション6は、TとKがリハビリでここまで良くなったと話した後の会話である。97Kのように、Kが今後の障害の改善に不安や疑いをもっていると表明したのも初めてのことであり、TはKの自己認識が改善していること

の証拠が加わったと捉える。Kは今後の改善が生じるか疑ったのは療法士であるTに対して失礼と考えたようであり、理学療法士とTがKに言った励ましとして「大丈夫、大丈夫」を引用し、改善に関する不安を打ち消してみせる。しかし実際にはTがKにそのように告げたことはなく、それは患者に改善に関して非現実的な期待を抱かせるとして、むしろTが避ける種類の発言である。入院初期のKの会話で見られた非常に高い不適切性として、会話相手が言っていないことを言ったとして相手に不当な非を負わせることがあった。当該の会話でも、TはKの発言を聞き捨てならないと感じたようであり、「誰も元通りにはならない」（98T）として97Kを訂正する。表現上の軽減ははかられていても、この内容は極めて直截的で、聞き手Kにしてみれば、「治らない」と突き放すような宣告、あるいは療法士の開き直りともとれる。このようにTが立場保全を主目的にKに対して配慮に欠ける発言をした要因として、Kの誤認から、療法士としてあるまじき発言をしたとされたことで面目を潰されたと感じ、面目の回復を優先させたことがある。98TがKを失意させ苛立たせていることは、「それは言わなくていい」を含意する99Kの「あーあそうですそうです」、「それはわかってますけどー」に表れている。97Kの話し手と聞き手間のスピーチ・アクションのずれからは、険悪にも展開しうるディスコミュニケーションが生じていることになる。

6.6.2 その場しのぎ

【会話6-17】

100T　うん、ねー。…そこでー、‥ちょっとでも、頑張っていくとー。
決まり文句でのとりなし（緊張状況脱出）
聞き手Kにとって：改善を目指すようにとの励まし
101K　頑張っていくとー。
同意
102T　ねˆ。
103K　<@はは>（T：はい）もうそれを聞-聞くのが（T：うん、うん）、私のねえ（T：うん）せめてもの、‥（T：うん）あれやし。
Tの発言を好意的に評価・感謝
104T　そうそう<@だいじょぶだいじょぶてねˆ、へ@>、そう思てるほう

が、体にもいいんですよ。=

おざなりなとりなし

聞き手Kにとって：改善を目指すようにとの励まし

――――――――◆――――――――

Kの失意と苛立ちに気付いたTは、それ以上会話を険悪になるのを避けて、緊張状況から脱しようとして、改善が頭打ちになった患者との衝突を避けるために療法士らが用いる"おきまりの"発言、「少しでも頑張っていく」(100T)を持ち出す。Tの知識基盤として、Kの実質的改善は頭打ちになっていることがある。したがって、Tがいったん「元通りにはならない」と言っておきながら100TでKに「頑張れ」と言うことは、矛盾しているか、少なくとも説明不足のおざなりな発言である。にもかかわらずKは、100Tを聞くことが「せめてもの、あれ（支え）」(103K)として、プロソディに感情を込めて好意的に捉え、感謝を表す。これに続く104TでTは、98Tでは否定したKの「大丈夫、大丈夫」という態度を、一転して奨励している。103Kで感情を込めて感謝されたことで、TはKが転換した感謝フレイムに引き込まれ、深い考えなしに前言とは矛盾する積極的な発言を、愛想笑いとともにしてしまったと思われる。このようにKの感情に積極的に応えようとしたことに加えて、Kへの配慮を欠いた自らの発言98Tのおざなりなとりなしであった100TをKに感謝されたことで、後ろめたさという否定的社会的感情が生じ、それによって思考上の余裕を失くしていることが窺える。

6.6.3 「治ると言ってほしい」

【会話6-18】

105K =そーうですねえ。（T：ね）もうただ、え、やっぱーね（T：あ‐うん）こういう病気してると、‥（T：うん）たとえあのー冗談でも、おー治る治るとかねー、（T：あ、ああ）言うてもろたほうが、（T：@ああ@）あ、治んねんやーとかいうて（T：はあはあ、[ああねえー]）[こう自信ー]がですねえ、H（T：うーん）さからー、（T：難しとこですよ[[ねー]]）[[ああ]]‐（T：うん）

治るとの励ましを請願　《内容の激化》《冗談に言及することと遅延による

6.6 セクション6——社会的感情に囚われる療法士

軽減》

> 聞き手Tにとって：「治らない」との宣告への挑戦・療法士に対する責任追及

　大阪で、こうなんか手続きしてるときに、（T：うん）（3）あそこ、まそのホームですか、老人ホームですか、（T：うん）あそこなんか、％あのー役所へ行った時に、（T：うん）、…あんーもうこれやったらだんなさんはもう家帰ったら生活一緒にできないよ＜＠とかなんとか言わー言われた言うて‥（T：ああはあはあ、ねえ）‥ほんーまに、（T：うん、まあー）あ、あれ聞いたときは＠＞、もう、＜＠は＞やっぱ、ショックで、やっぱ人間てえらそうに言うてるけど、（T：うんー）＜ショックやったなー{気落ちした調子で}＞私も病院入って、‥（T：うーん）まあ金ー＜金はいるけどそんなこと言うてられへんし、治すためには{早口}＞（T：うんー）…よー％良うなって仕事したいいう、そういう意気込みがあったのに、（T：[[[ああ]]]）[[[その話聞いた時は]]]、やっぱし、がくー来ましたね。

> 実体験と心情の開示（治らないと言われた時の衝撃と失意）・自己の批判と憐憫

《激化》《遅延や笑いによる軽減》《エピソードでポイントを示す》

> 聞き手Tにとって：Tも含めた医療福祉関係者批判

106T　うーん。ねえ、そうですよね［XX-］

> 傍受

107K　＜［ああそうか］そんなん言われたん…{妻に言う口調で}＞＜言うて{小声}＞

---◆---

　Kは105Kで、「やっぱーね」などのフィラーによる遅延化という軽減をはかりつつ、おもむろに主張を始める。それは「患者が自信を保てるよう、医療福祉関係者は冗談でもいいから治ると言ってほしい」というものである。役所の担当者による自宅復帰できないとの告知にショックを受け、良くなって仕事がしたいというそれまでの意気込みが消沈したという心情吐露は、内容が直截的であることに加えて、照れやごまかしなどのプレゼンテーション上の補修作業、言い換えると、プレイヤーとしての自己を保全する作業がな

339

いことからも、内容を強く印象付けるものとなっている。かつ、自身の弱さを責めてもいるため、切なる願いとして聞こえるという情緒的効果を生んでいる。Tの表情からは情緒的に動かされた様子が窺え、Kがエピソードを語る長いターンの間も、それを語り終えてからも、Tは曖昧な相槌を打つのみで、容易に反応できていない。

話し手Kは、スピーチ・アクションとして、患者としての率直な請願を意図していると思われる。ただし、それをTに対する直接の要求として呈示するのでなく、役所の福祉担当者とのやりとりとして述べることで、Tに対する回避儀礼を保っている。さらに、笑いなどで緊張を緩和し、聞き手Tに配慮している。聞き手Tにとっては、105Kのスピーチ・アクションは、「元通りにならない」とTが告げたことへの挑戦であったり、医療福祉関係者全般への批判となる。それへのTの対応を続く会話で見ていく。

この会話6-18で、入院初期との比較で改善が認められることとして、Kがエピソードを語ることで話のポイントを示すという、ことばと行為の意味をつなぐルール（Labov and Fanshel 1977）を果たせていることがある。初期のKは、会話の流れとは無関連なエピソードを挿入しては不適切とみなされることが頻繁にあった。会話6-18でのエピソードは、内容が会話の流れ上重要であるだけでなく、相手の情緒に訴える効果も生じている。入院初期と比べての別の変化としては、続く107Kで、Kの妻への発言の引用が積極的効果を生んでいることが挙げられる。独白のようなこの発言も、Kと妻の失意の実感を生々しく表現しており、105Kに続くクライマックスとしてTの情緒に訴えている。初期のKは、ワーキングメモリの低下や照合障害のために間接話法を処理できず、参与の枠組みの混乱による結束性の低下を引き起こしていた。それに対して、この抜粋での直接話法は、コンテクストと適合していることを基盤に、情緒的な表現効果を生じている。

6.6.4　矛盾を突かれての保身

【会話6-19】

108T　うんー、…ねえ。まあ担当者もこう、いろんな事例を見てて、そら、…特別なケースもあるけどもー、(K：うーん) 一般的には、ていうようなね＾、ことも言うし、まあ、事情もわかってなくって言ってるでしょうしね＾

6.6 セクション6——社会的感情に囚われる療法士

(K:ああ［そうですねえ‥そうそうそう］)［Kさんがどれくらい良くなってきてるかーていう］のもね＾。

|同情に誘発されての慰め・福祉担当者批判による緊張状況脱出|
|聞き手Kにとって：福祉担当者の理解不足の指摘|

109K　まあ会うてもないしー、(T:うん)

|同調|

110T　そうそうそう会うてないですから［ねー］。

|同調|

111K　［ああ、あれ］やけども、(T:うん) まあ、ねえ。

|傍受|

112T　まあそれにこう、‥病院とか‐側とか福祉側も、こーう＜無責任に｛声量増大｝＞言うこともできないわけですよね＾、(K:あーあそうで［すねえ］)［いける］いけるとかーていう風にも。現実的なこともーお伝えする(K:ああー)責任もーあるんですよね＾。

|福祉担当者の立場擁護と自己保全|
|聞き手Kにとって：福祉担当者の立場擁護|

◆

　この会話抜粋までに、Tは失意を語るKに情緒的に動かされている。103Kで自らのおざなりな励ましに素直に感謝されたことからは、後ろめたさが生じている。また「元通りにはならない」とした宣告への挑戦や疑義となる107Kに、療法士としての面目を保ちつつ対処する必要もある。このように複数の否定的な社会的感情に支配されて、Tの思考は混乱し、相互行為を首尾よく行うたうための余裕を失くしている。108TではKを慰めるとともに緊張状態からの脱出をはかろうとするが、「役所の担当者は一般的なことしか言わないし、Kの改善についての事情も知らずに言ったことなので、(あてにならない)」との、安直で気休め的な発言になっている。Kがそれに同意し、T自身もそれに安易に同調した後で、役所の担当者を不当におとしめてKに無根拠な期待を抱かせうる発言をしてしまったことに気付いたため、前言を翻すにあたっての補修作業なしに、110Tで唐突に取り繕いを試みるという不手際となっている。112Tの、「病院側」「無責任に言えない」「現実的な」「責任が

341

第6章 改善後の相互行為の分析

ある」などの文言は、医療福祉関係者の立場保全への執心が表れており、Ｋへの配慮はない。Ｔの声量が増大していることにも、むきになっている余裕のなさが窺える。

　このようにＴが動揺を示していることの主因は、話し手Ｋの意図としては「冗談でもいいから治るといってほしい」との請願であるスピーチ・アクションが、聞き手Ｔにとっては「元通りにはならない（治らない）」と言ったことへの挑戦や疑義になっていることにある。この後の会話の展開からみて、Ｋはそのような T に対する挑戦的なアクションを意図していなかったと推測されるが、Ｔにしてみれば、「療法士が患者に訓練を続けさせている以上、さらに改善するとの予測があるはずだから、患者に対して『治る（良くなる）』と言う責務があり、そう言わないのは矛盾である」、と指摘されたことになる。この矛盾の背景に複数の問題があることをＴは把握しており、それがＫとの相互行為にも影響を与えているため、Ｔの知識基盤として簡略化して挙げておく。

　一つには、患者が残存障害を受容することの難しさがある。多くの患者にとって、良くなること、改善することとは、病前の健常な自分に戻ることを意味しており、それまではリハビリテーションを続けるつもりでいるということがある。そのような認識や態度は、障害が残存するかぎり自らを受容できないことにもつながる。患者をこのような心的態度に追い込む一因として、「諦めたらそこで負け、終わり」、「頑張り続ければきっと治る」のような言説が、家族や社会を含めて患者を取り巻いていることがある。このことに関するＴの通常の方針は、適切な機会をとらえて、患者によっては婉曲さをもたせながら、「リハビリの目標は元に戻ることではないし、元には戻らない」と説明するというものである。このような説明を患者の多くが（表面的に同意することはあっても）容易には受け入れないということは、Ｔの経験的知識としてある。しかしここでのＫからのように反論されることは稀であり、Ｔはそれに対処しなれていない。

　このような患者の障害受容に関わる課題にとどまらず、Ｋの発言が（聞き手Ｔにとってのスピーチ・アクションとして）批判する範囲は、患者の受け皿となるべき社会制度上の不備や医療制度上の問題にも及んでいる。比較のためにＴが勤務経験した限りでのアメリカの実情を挙げると、診療報酬が支払われ

6.6 セクション6——社会的感情に囚われる療法士

るためのリハビリによる改善度や許容入院日数の審査基準が日本と比べ格段に厳しいため、改善が頭打ち（プラトー）になった時点で、各種リハビリや治療（理学、作業、言語療法、心理カウンセリングなど）は順次終了せざるをえない。ほとんどの患者は障害が残存した状態で数ヵ月以内にリハビリを終了することになる。ただし、多くのコミュニティには退院後の支援体制（機能維持を目的とする低コストのセラピーやボランティアによる活動）があり、車椅子の人が社会活動や娯楽を楽しめる物理的環境も整っているため、患者が病院に見捨てられたと感じることは少ないであろう。これに対して、Kが入院していた当時の日本では、病院のタイプによっては数年を超える長い在院日数が認められ、実質的改善が見込めなくなったとしても、退院まではすべてのリハビリの継続が承認されることが多かった。この背景には、多くの患者と家族が「少しでもよくなりたい」と、リハビリの継続を強く希望することと、患者の満足を優先させたい病院側の意向に加えて、それが経営上の利益とも概ね一致するということがあった。加えて、地域社会における障害者の受け入れ態勢の不備を背景に、後遺障害をもつ人が他者との付き合いを保ち、積極性のある活動を行える数少ない場所が病院やリハビリの現場であるという実情のもとでは、リハビリを打ち切られることによる患者の精神的ダメージが大きく、QOL（クオリティ・オブ・ライフ）に悪影響を及ぼしうることも否定しきれない。しかし、その一方で療法士には社会的職責として医療経済性に配慮する義務があるとともに、実質的改善が見込めない患者に訓練を継続するべきではないという職業倫理を守る必要もある。現段階のKに認知訓練を継続していることの問題性（これ以上よくならないと告げる一方で、頑張れと無責任に要請する）は、Tが日頃から悩んでいる矛盾、ジレンマであり、Kの発言はそれを真向から突くものであったわけである。

　このようにKの発言は、K自らを含めて障害を背負った人々が抱える問題と社会制度上の問題の核心に触れるものであるが、会話時のTにはそれについてKと話し合う余裕はなく、既述のように自らの非に気付かされたことによる否定的感情に支配されている。

第6章 改善後の相互行為の分析

6.6.5 言語ゲーム的相互行為から遁走

【会話6-20】

113K 変にしゃべられへんし、やろうし。

同調

聞き手Tにとって：福祉担当者とTによる責任逃れの批判

114T そうそう、ほんで実際現実的なことをする段になって、あらって、[びっくり]して（K：[ああー]）困るってことがないようにですねえ↓、（K：X）うん、ていうのも必要なんでー。

福祉担当者と自己の正当化

聞き手Kにとって：福祉担当者の立場擁護

そうです。それに患者さんが現実的なことをする段になってから、病院スタッフには大丈夫と言われていたのに、実際はできないので驚き困る、ということにならないようにする必要がありますので。

115K けっこうテレビでねえ（T：うん）そういう、こういう感じの、（T：うん）病気とかいろんなやつを（T：うん）‥表現の仕方はちゃうけども、（T：うん）‥結構やってるんですよね。あれ、（T：ふんふん）おーお、こんな形で、あ‐足がもうない人でも、車椅子で、車椅子乗って、車椅子のあんな使い方あるんねやわとかね。（T：うん、うん）‥やってる‥%の、夜見てたら、（Tうん）あ、こんなんやってんねんなあて思て‥。

残存障害に関する積極的主張の導入 《エピソードでポイントを示す》
《軽減（引用による間接化）》
聞き手Tにとって：判断力復活の指標（残存障害の受容を肯定）・障害受容に関するTの対応への間接的批判

結構テレビで私みたいな病気とか障害を、表現の仕方は色々違うけれども、扱っているんですよね。夜にそういう番組を見て、「あれ、おーお、足がない人でも車椅子をこんなにうまく使って、こんなことができてるんだ」と驚いたりします。

116T うん、‥ねえ、ふんふん。そうですねえ、うん。今日はまあ私も＜@難しいなーていうの勉強させてもらいましたねー、その@＞（K：@えへへ）、今日は色々伺って、‥結構でした。‥＜@はい、じゃあ@＞（K：@はい@）

私的開示（自己反省）・感謝 〈笑いによる緊張緩和〉

うん、そうですね。今日は色々お話伺って、私も（仕事上患者さんに障害のことを

344

6.6 セクション6──社会的感情に囚われる療法士

どう話すのがいいかは）難しいことを勉強させてもらいました。
((TはKが次のリハビリに行く時間になったことを告げ、会話を終了しようとする。Kは色々な人に助けてもらっていると感謝を述べる。))

──────────◆──────────

　Tは、113Kの役所の担当者に関する責任逃れの指摘が自らにもあてはまることから自己正当化を続け、114Tでは「患者のためを思って」という療法士らが用いる"おきまりの"言い訳を持ち出している。また、「うん、ていうのも必要なんでー」における、まとめの発言に入る前の「うん」は、Tが混乱気味の思考を、聞き手が理解しているかどうかに配慮せず見切り的にまとめる際によく生じるもので、自信のなさからくる動揺が窺える（外挿すると、Tの学生への講義録画などにおいて、説明をまとめにくくなっている時によく見られる）。このように立場保全にかかりきっていることから、Tが思考と相互行為を柔軟に執り行えなくなり、相手を理解しようとする志向性を失くしていることが窺える。

　Kとしては、105Kの「治ると言ってほしい」という部分は、Tも含めた医療福祉関係者への願いであった可能性はあるが、それ以外は役所の担当者について発言したもので、Tの批判はしていない。そのためKは、114Tも、Tの自己正当化としてではなく、Tによる役所担当者の擁護の続きとして聞いていると思われる。その表れとして115Kでは、〈役所の担当者〉ないし〈治ると言ってほしい〉トピックには固執せず、それを切り上げて関連するトピックへと移っている。その内容は、（Tが言ったように）障害者が元通りになることはないが、人によっては、健常だった時とは違う形で（たとえば車椅子を効果的に使うことで）、驚くほど良くなる、という積極的なもので、リハビリテーションの理念の真髄を、具体性を備えて捉えてもいる。この発言に代表されるように、Kは前職に関する否定的側面を認め始めて以降は、障害等に関する本質的内容を具体的な例証を伴って語っており、思考を柔軟かつ速やかに展開させている。115Kでは、テレビを見た感想として自らの意見を間接化し、相互行為儀礼も充たしている。

　115KによってTは、障害受容について自らがKに至らない伝え方をしていたことを思い知らされる。98TでTは「元通りにはならない」とだけ言い放

345

ったわけであるが、その際、患者への配慮として、115Kに準じる内容も当然語るべきであった。そのような自分の落ち度に気付かされたTの当惑が、116KでKの発言を展開させることなく早々に会話を切り上げようとしていることから窺える。「次のリハビリの時間になった」からと、切り上げる理由を告げてはいるが、実際には緊急性はなかったことから、それを口実にその場を逃れようとする意図があったことは明らかである。

　Tは狼狽しながら、116Tで、長い会話の後は積極的な意味付けをしてセッションをまとめるという、通常の終了型をとろうとする。そこでは、KにT自身が直接は責められずに済んだことによる安堵もあってか、Tが日頃疑いなく行っていた障害告知に関する方針を一連のKの発言によって見直すよう迫られ困惑したことを、「難しいなー」（116T）と認め、「勉強させてもらいました」と、間接的に感謝を表している。ただし、Tがこのような心情を表出するにあたっては、直截であったKとは対照的に、自らの立場を保つための種々の補修作業を行っている。例えば、照れ笑いによって、感謝という行為から生じる真剣さや自らが背負う負い目を希薄化させている。同じ文脈で、「結構でした」という文言も注目に値する。日頃のTはこれを療法士と患者の主従の役割を固定化するものと捉え、言わないよう心がけている。ここでわざわざそれを持ち出していることには、療法士と患者の固定的力関係を示すことで、療法士が患者に職業倫理に関する落ち度を指摘され、教えられることで潰れた面目を補修しようとする意図が働いたことが窺える。すなわちTは、自らの見落としをKに教えられたことに感謝するにあたっても、Kのように直截にはできず、役割や面目を保つことを優先させている。また、Tが前提視していた療法士と患者の主従関係が、逆転することでほころんだフレイム、ないし不安定になった関係性を、早々に通常のフレイムに戻して安定させたいという意図も働いていると思われる。このTの発言は、TがKとの相互行為において言語ゲーム的モデルで表されるような発見的深まりを求めず、相互主体性モデルで表される既存の共有部分に基づく限定的な相互理解の範囲に留まろうとしていることを意味する。Tは自らの価値観の変化に伴う動揺や、面目潰れに伴って喚起された否定的社会的感情に対処しかねており、定型のフレイムに頼ることでそれらの収束をはかっているともいえる。

　セクション6のまとめとしてKとTを比較しておくと、Kは自らの主張を

する際は、Tへの敬意表現や相互行為秩序を充足させるとともに、感情表出に関しては、否定的社会的感情に起因する取り繕いがない分、直截的で相手に訴える力がある。KとはなりTは、自らの主張や防衛をする際には、回避儀礼などの相手への配慮はなく直接的で余裕のなさが窺える反面、感謝という肯定的な感情の表出となると、種々の補修作業によって間接化ないし希薄化させ、感情を伝わり難くしている。またTは、既存のフレイムや価値観、会話相手との役割関係などが揺らぐと、健常者に喚起されてくる否定的感情を収束させるための補修作業にかかりきりになり、新規性のある相互行為の展開に対応できていなかった。それに対して、ソマティック・マーカー機能不全下にあるKは、社会的感情への対処ないし自己防衛の補修をせずに済むため、価値観や認識をいったん変換できると、その後の思考を柔軟かつ素早く展開することが可能であった。

6.7 まとめ

本章の相互行為分析を、話し手と聞き手の相違という視点からと、健常者としての療法士と認知障害者との関わりという視点からまとめる。

6.7.1 ディスコミュニケーションから発展的相互行為へ

Labov and Fanshel (1977) による心理カウンセラーとクライアントの会話では、スピーチ・アクションとしての意味ないし効果は話し手と聞き手の間で共有されているものとみなされていたが、本分析においてはそうではないことが多々みられた。認知障害者とのコミュニケーションに特徴的な要因としては、主に以下の三つがあった。

一つには、療法士が聞き手である場合に、話し手が認知障害の影響下にあると想定することから、発言の内容そのものを捉えようとするより、むしろ認知障害の影響のあり方やその修正への手がかりをスピーチ・アクションとして重視することがあった。例えば、Kが妻との軋轢を語り私的開示のスピーチ・アクションをとっていたにもかかわらず、療法士Tはそれを単なる状況説明として扱い、共感で応えていなかった。スピーチ・アクションのずれが、この種の理由で生じている場合、Tはそのずれを置き捨てにし、職権からくる優位性を利用して、相互行為を主導ないし支配しようとした。

第6章 改善後の相互行為の分析

　二つ目の要因は、否定的社会的感情が喚起されにくいという認知障害の性質が、状況によっては、その縛りから逃れていられるという健常者にはない積極性に反転することである。Kは、通常であれば面目を潰されたと感じ、対人関係上遺恨を残すことになるような指摘をTから受けた際も、それを率直に受け入れていた。また、健常者であれば回避儀礼を適用して言わずに済ませがちな、「冗談でもいいから治ると言ってほしい」との率直な心情を訴えていた。この効果として、話し手のKが意図していない、療法士批判というスピーチ・アクションを、聞き手が受けとめることとなった。Kが自らの意図しないところで相互行為を主導していたともいえる。

　三つ目は、先の二点と比べると当該の会話参与者の個別的傾向に帰しうるが、多くの認知障害者とその療法士に共通することでもある。すなわち、話し手と聞き手の間にスピーチ・アクションのずれが生じる要因として、認知障害者には元通りになって復職したいとの強い願いがある一方で、療法士には発症後一定の期間以降はリハビリを行っても劇的な改善は見込めないとの予断がある。療法士Tは通常はこれを"公然の秘密"と捉えているが、認知障害者Kにはそのようなダブル・スタンダードが通用せず、その矛盾が会話で明るみに出されることとなった。そしてTがそのことについて患者と率直に話せない要因として、制度上の不備や障害受容の難しさがあることをみた。このようなKの知りえない医療上の実態やTの"本音"が背景にあるために、Kの発言からKが意図していない批判や教示を、Tが読み取ることとなった。

　以上のような聞き手と話し手間のスピーチ・アクションの相違は、一般的にはディスコミュニケーションないしその芽と捉えられる。一つの発言がなしうるスピーチ・アクションは本来複数あるが、健常者間のコミュニケーションにおいて聞き手は、コンテクストおよび後続発言に基づく推測や確認要求を通じて、その複数の可能性のなかから話し手がどのスピーチ・アクションを意図していたらしいかを後付けででも同定できるために、本会話のような相違として顕在化することは少なくなる。一方認知障害者の場合は、自らの発言を聞き手が推論可能かどうかに配慮しないか、あるいはわからないことが一因をなして、話し手と聞き手の理解のずれがすり合わされないまま会話が進行することとなる。ただし、そのようなずれは発見的相互理解の芽ともなりうることが、当該会話の聞き手の反応からみてとれた。すなわちKは

「働きすぎて脳卒中になった」との宣告に衝撃を受けた後は、残存障害に関する思考を柔軟に展開させ、Tは自らの職業倫理観に関して予期せぬ批判をKの発言から読み取って、価値観の揺らぎを体験した。

6.7.2 主体性の理解の転換が相互行為に与える影響

前項で、発言に関する話し手と聞き手間での理解のずれが相互行為に及ぼす効果を振り返った。本章の会話では、そのような個々の発言に関する理解とは別のレベルでの理解の転換が、相互行為の流れを作ってもいた。そのレベルとは、TがKの主体性とKとの関係性をどのように捉えるかということと、それと関連して会話のフレイムを何として扱うかということである。本項では、もっぱら健常者であるTの視点から捉えられた、Kとのコミュニケーションと相互行為についてまとめる。

この会話において、対象者Kと療法士Tの関係性が何度か変わったが、その要因として、Kの認知障害が一定の改善をみた後でも、Kの現状認識や判断力が不安定なことがある。そのような状態にあるKを、ノーマルさを期待する視点から捉えると、分別のある人とそうではない人の境界を行きつ戻りつするようにも見える。Tは、変動して映るKの主体性に合わせて、会話当初は以下のように対応を変化させた。

会話開始時、退院後は小料理屋を経営したいと語り始めたKに対して、Tは相互行為儀礼を通常通り適用していた。しかし、セクション2の会話でKの判断力が顕著に低下していることがわかってからは、セクション3では相互行為儀礼を犠牲にして、Kの認識を改善させようとした。ここからKの主体性は素朴心理学的モデルの庇護ないし訓練の対象として捉えられたことは、表面上は会話という形を取りながら訓練フレイムが適用されていたことにも表れていた。そしてセクション4でTは、「働きすぎたから脳卒中になった」と事実とはいえない誇張を告げてまで、Kの仕事熱心さへの自己賞賛を否定するとともにKの自己責任を指摘した。その新情報に衝撃を受けたKの現実についての認識は、急転回を見せて改善した。

その後、Kが弱気を表し、「私的開示」フレイムなどへの転調をはかっても、TはKの認識改善に確信がもてない間は共感を示さず、訓練フレイムに留まった。セクション5でKが初めて、過去の仕事と自己についての否定的

第6章 改善後の相互行為の分析

な側面を批判的に語ると、Tはその客観的・メタ的態度と相互行為儀礼の適切さを認知機能の改善の指標と捉え、Kに相互主体性モデルで捉えられる相互理解が可能な主体性を認めた。そして、Kに対して相互行為儀礼の適用を再開した。さらに、Kの認知機能と主体性が一時的にでも適切性ないしノーマルさを充足したことに基づいて、「調理師をしている間、心が休まる時はなかったんですよ」と過去の自身について洞察するKの心情に共感するに至った。

　ここまでで、TによるKの主体性の理解は、相互主体性モデル→素朴心理学的モデル→相互主体性モデルを通じたものに転換してきている。その転換と連動していたのが、Tが相互行為儀礼を遵守するか、あるいは棚上げ（留保）するかという態度の変換である。この変換を行う上で、Tの意図が介在していたかどうかについて検討すると、相互行為儀礼を留保するにあたっては、婉曲な表現を減らしてKの認知的処理負担を軽減しようという意図が療法士の習慣として働いていた可能性はある。しかし会話導入時と、後に相互行為儀礼を復活させた時には、TがKとの関係性などに配慮している様子はなく、意図の介在は認められなかった。これらのことから、相互行為儀礼は、話し手が聞き手をコミュニケーションと相互理解が可能と認めたときに、意図的操作を経なくても自動的に駆動されてくることが考えられる。このことは、人には相互行為儀礼を無条件に遵守しようとする態度が備わっているとしたGoffmanの考察（2.2.3（1）で既述）と一致する。通常は相互行為儀礼の遵守が独立した目標としては意識化されないということと、その遵守・非遵守の転換を、相手の主体性の捉え方の手がかりとみなすことは相互に矛盾しない。繰り返すと、主体性モデルを通じた理解も、パッケージ的な省力化されたものであり、通常は意図的操作によらないとの想定があるためである。

　このようにセクション5までの関わりにおいては、TがKの認識状態ないし主体性について判断を下し、それに基づいてTが選択する関係性を、Kに引き受けさせていたといえる。このようにTが握っていた相互行為の主導権がKへ移り始めた経過と、その契機がKの認知障害にあったことを、次項で再確認する。

6.7.3 社会的感情が喚起されないことの効果

Kは前職に関する認識を修正して以降、自らの残存障害に関する思考を柔軟に展開する。そのなかの「患者が自信をもてるよう、冗談でもいいから治ると言ってほしい」との発言が、Tの障害告知に関する職業倫理上の問題性、ならびにこれ以上の改善が見込めないとみなしているKと訓練を続けていることの矛盾を突くものであったため、今度はTが認識の修正ないし自己反省を迫られる。患者に批判とともに教えられたことで療法士としての面目が潰れたために、否定的な社会的感情が喚起されていることが、Tが立場保全のための種々の補修作業を行うことから窺えた。

このように既存の価値観や認識フレイムが揺らいだ時にとりうる対応として、新規な認識フレイムを発見的に構築していくことがある。しかしTは、患者と療法士の既存の関係性のフレイムに頼り、自らの既存の価値観がKによって脱構築される可能性を帯びていた会話から遁走することで終わっている。これは、面目が潰れるに際して差恥心や当惑などの社会的感情が喚起される健常者がとる一典型的行動と解しうる。既存の価値や立場に依存しようとするこの態度からは、処理効率を優先させるあまり、新規なフレイムを構築するにあたっての認知処理面および社会的感情面での負担に耐えない怠慢さ、あるいは既存の価値観ないし認識フレイムを失うリスクに耐えない弱さを読み取ることができる。

ただし、ここでTがとったような態度は否定的な効果ばかりを生むわけでもない。個体保存ならびに社会の存続という観点に立てば、個人が価値観や認識フレイムを易々と変え続ければ、非適応的変化が生じるリスクも高まり、そのような変化に対応するためのコスト、労力も個人と社会両方のレベルで必要になる。その労力を一定範囲内に留めるべく極端な変化を回避するうえで、Tがとったような安定化志向はバランシング上積極的な効果をもつ。このような見方からすると、健常者において既存の認識フレイムや価値観が揺らぐ際に否定的社会的感情が喚起されることは、個人の認識フレイムの変化を一定程度に抑え、自己や社会の定性を維持するための生理学的な防波堤として機能していると解釈しうる。

以上のような、認識フレイムの変革に際して健常者が拒否的になることの

第6章 改善後の相互行為の分析

否定的意味と積極的意味を踏まえつつ、価値観の転換を迫られたときの認知障害者Kの対応について考えると、それは健常者にとって両価的意味をもちうる。まず、羞恥心を感じない人々に関する否定的な側面については、共在秩序をテーマとする研究において繰り返し指摘されてきた[50]。Goffmanの主張とする以下の指摘がある。

> 相互行為で自分の不適切さを感じた者、またはそれを目撃した者は、当惑や狼狽、気詰まり、不面目といった感情に囚われる。そのような感情は居心地が悪く、人びとは、そこから抜け出そうとするだろう。そのための努力は、状況の秩序の回復という道筋に通じている。(中略)逆にいえば、秩序をより脅かすのは、そうした感情にとらわれないものたちである。相互行為秩序の危機に対するわれわれの繊細な感知力と感情は、秩序維持に対して機能的に作用する。(中略)その道徳的要請に反する者は、単に状況の秩序を脅かすのではなく、自分自身の人としての立場をも危険にさらすことになる。 　　　　　　(草柳 2002: 119-120)

共在秩序維持が第一の目的であるならば、羞恥心などの感情をもたない人々は、それを脅かす存在として、排除される状況が多くなることは、本書の4章の分析および5.4.2の残存した問題の評価からも明らかとなった。

その一方で、共在秩序維持が至上目的とはならない、価値観の転換をも伴いうるような"より深い"相互行為においては、羞恥心や当惑などの社会的感情が生じないことによって積極的効果が生じうることが、本章で示唆された。繰り返すと、前頭葉症候群をもつ人は社会的感情による抵抗が生じにくいため、自らの主張や価値観を転換させる必要性を一旦論理的、悟性的に理解できると、健常者がもつような抵抗感なしに、柔軟かつ速やかに価値観を転換しうる。また転換後は、転換前の思考や価値観による妨害を受けにくく、スムーズに(時には転換前とは連続性を欠いて)、新しい思考が展開される。こ

---

[50] 2.2.3 (3) では、「当惑も自制心も示さず自己の不面目に無感情でいられる人が『恥知らず』とみなされる(ゴッフマン 1967/2002: 11)」として、制裁の対象となることを挙げた。ただし社会学におけるこの種の言説は、主に狭義の精神疾患の患者を念頭においているという違いはある。

6.7 まとめ

のことに加えて、Kが社会的感情による回避や間接化なしに不安や悩みなどの心情を率直に開示することや、自らが間違っていたとわかれば自己保全なしに対処にあたる態度が、「ごまかしがない」、「前向き」、「素直」のような人物に関する好評価につながり、共感をよぶことが見られた。

　健常者というものは、共在秩序に守られる安寧さを享受しながらも、否定的社会的感情による支配や共在秩序による拘束を意識させられれば、そこから逃れたいという願いをもつこともあるだろうから、上述したKのような振る舞いは、憧れにもなりうる。ただし、認知障害者が会話相手からそのような肯定的解釈を受け、共感を得る前提条件として、状況判断力を充たすとともに、相互行為儀礼を適切に遂行する必要があることが、本章の分析において示された。言い換えると、対象者は相互主体性モデルにおいて相互理解の基盤となる共有部分をもつとして認められる必要があった。

　ただし、前頭葉性認知障害をもつ人に社会的感情が喚起されないことが、健常者にとって好ましい思考の展開につながっている場合でも、その思考の転換の速さや柔軟さが会話相手の予測や対応できる範囲を超えていたり、会話相手の個人的経験に基づく価値観を否定するようなものであるならば、依然として健常者側の秩序や自己像を脅かすものと捉えられ、排除の憂き目に合いかねないことも分析から窺えた。この際の非（咎め）は否定的社会的感情による支配から逃れられていない健常者側にある。そのような存在である健常者にとって、否定的社会的感情から逃れている前頭葉性認知障害者は、守るべき自己がないかのように映る。その強さが健常者に劣等感をもたらしたり、縛りのなさや予測困難さが「何をしでかすかわからない」という警戒感を呼び起こすのだろう[51]。

　この章の結びとして、認知障害者との対照で浮き彫りとなった健常者の性質を確認すると、既存の価値観を変化させるにあたり、前頭葉性認知障害者のように抵抗なしにはそれを放棄することはできず、（ソマティック・マーカーの起動などの）正常な神経処理プログラムに沿って喚起される社会的感情によ

---

51) 社会心理学の研究においては、公共の場所における失敗に際して、羞恥の表情を表出した人物のほうがそうでない人物より好意をもたれることが示されており（Semin and Mansted 1982）、赤面やうつむく行動が他者の攻撃や拒絶を回避するための対処的な意味をもつとされる（菅原 1998: 179）。

る固執が生じてしまう。本章の会話のように変革的な相互行為が展開しつつあるときの健常者の反応として、まず内的な神経反応が喚起されて、それが既存の価値と共在秩序による防御を求める行動につながること、そして意志的操作による超克の可能性は残されているものの、喚起された情動反応に支配されてしまう機会も多々あることが、認知療法士として、相互行為上の変化に対応するにあたり一定の自覚や方略をもっているはずのTの発言と行動から窺えた。

6.7.4 認知障害者との相互行為を支えるもの

本書は認知障害者の社会復帰に貢献することを最終的な目的としている。この章では、改善後の患者に対する健常者側の理解と対応はどのように変化するかということを本題として論じたが、そのなかで、Tが既存の療法士と患者の関係性のフレイムをKに押し付けるようにして逃避してしまうというエピソードがあった。Kの主導によりTの認識枠組みを変革する契機にもなりえた新規性のある実質的な相互行為が、Tによって摘まれてしまったことになる。このことは、療法士と患者の制度的関係を超えることの難しさを示すとともに、リハビリテーション領域における環境調整の取り組み——すなわち患者を取り巻く物理的環境や人々の対応を障害の性質にできるだけ適合させること——に以下のような実用的示唆を提供する。

変動する認知障害者に面して、会話相手が一時的に戸惑うのは、相互理解途上の一過程として避けられないとしても、それによってコミュニケーションを拒否したり、人として排除してしまうようなことは避けねばならない。そのためには、まず認知障害者の変動性の高い認識様態についての知識をもつことで予測可能性を高め、1.1.2 (1) で述べたような"無限定化された脅威"としては捉えないようにする必要があるだろう。本書4章の分析結果を参考に、不適切とされる振る舞いがどのような認知機能形式障害から生じているかについて予備知識をもつことは、その一助となる。その上でとりうる方策として、通常は意図的な操作の対象ではない主体性を理解するためのモデルを、意識的・方略的に転換することが考えられる。

本章の会話当初に見られたように、患者が自己の誤認に由来する主張を続けている間は療法士が患者を素朴心理学的モデルで表される理解不可能な存

在と一時的にみなして、職権と主従の関係性を利用し、かつ相互行為儀礼を犠牲にしてでも、事実を認識できるよう患者の教化を図ることは合理的選択であると思われる。本章で確認されたように、前頭葉症候群の患者の思考転換には健常者とは異なる柔軟な面もあるため、誤認に気付くことをきっかけに、会話相手との共有部分に基づく相互理解や共感が急に進むことも期待できるからである。

　他方、患者との相互理解が進みつつあると感じられる時は、患者の主体性は相互主体性モデルを通じて捉えられている。1.1.2（4）で指摘したように、このモデルは、自らの認識枠組みを根本的に変えるほどの異質性が会話相手に備わっているとの想定は含んでおらず、むしろ調整的なやりとりを通じて共通理解が増すとする、いわば安全圏でできるコミュニケーションの理解モデルである。共在秩序を守り合いたいという志向性をデフォールトとしてもつ健常者が、日常的なコミュニケーションの場でこのモデルを選ぶ傾向があるのは明らかである。しかし、相互主体性の概念自体が、異質性に限度を想定できる健常者間のコミュニケーションを想定しているため、それが認知障害者に適用された場合、認知障害者側の不適性としてのみ捉えざるを得ないことが出てくる。そのため、健常者側の基準を押し付けることなく認知障害者と理解し合おうとするならば、このデフォールト的モデルのみにとどまってはいられない。

　そのような時に採用されるべき主体性の理解モデルが、言語ゲーム的モデルである。この章でTがとった行動はこのモデルに添うものではなかったが、むしろ反面教師としてこのモデルを充足させる上でのいくつかの要件を浮き彫りにした。Tの行動を要約すると、相互主体性モデルに基づく主従の関係性を帯びた自らの認識フレイムが、（Kとは共有されていない）Kのスピーチ・アクションによって不安定になったために、反動的にその固定化を志向するというものであった。言語ゲーム的モデルにおいては、Tのように従前の主体性の理解とそれに依存する関係性を逃避先として利用するのではなく、それらを可変的なものと理解したうえで、発見的な相互理解を志向することが求められる。そのためには、既存の認識フレイムを変化させる必要があり、その過程で、健常者には必然的に喚起されてくる否定的な社会的感情による支配から逃れようと努めなければならない。また、理解しようとする対象範

第6章　改善後の相互行為の分析

囲を、対象者の意図（と推測されること）と自らが聞き手として認識したスピーチ・アクションのいずれかに限定するのではなく、どちらにも目配りする必要がある。話し手と聞き手の間でスピーチ・アクションの理解が異なる場合は、既存の価値観や制度に関して発見的な示唆が得られる契機ともなることを本章でみた。

　人間は、生物学的限界にも裏打ちされて、共在秩序に代表される既存の認識フレイムをことごとく改変することなどはできない。また、コミュニケーションと相互行為は本来、参与者達が背負っている歴史、文化、社会の蓄積の上で展開されるものであるから、そうした既存の認識フレイムの豊かさを引き受けることにはもちろん意味があり、言語ゲーム的モデル自体が、「主体性は社会制度に依拠する」との想定を含むことは、1.1.2（5）で述べた通りである。認知障害患者とのコミュニケーションにおいて必要とされるのは、既存の認識フレイムの廃棄と新しいものへ置き換えなどではなく、状況によっては既存の認識フレイムの改変をためらわないという柔軟な態度である。相互理解のゴールとして、既存の知識や価値観の共有化といった省力的なことのみを志向するのではなく、相手が打ち出すメッセージが新たな意味を帯びている可能性に配慮しつつ、自らの理解基盤の可変性と状況対応性（contingency）を保つ必要がある。それを支えるものとして、自らの認識フレイムは改変に耐え、総体として容易には崩壊しないという、安定性ないし恒常性（homeostasis）への自信が必要となるだろう。そのようなコミュニケーションにおいては、例えば患者に社会的感情がみられないことが単なる欠落として扱われずに、その人の一特性として、自らとの関係において意味付けされることになる。

第7章

結論

以上、本書では、前頭葉性認知障害をもつ人の改善前後のコミュニケーションについて論じてきた。改善の前後で、分析の焦点や用いる概念が異なることとなったため、本章で要約して流れとして示しておく。その後、本書が認知障害をもつ人とのかかわりに与える示唆と、残された課題について述べる。

7.1 要約

4章では、認知障害が重度であった転院初期の対象者の会話に見られた不適切性を、できるだけ網羅的に分析した。会話相手は、健常者において当然視されるような主体性の要件やコミュニケーション能力が対象者に備わっていないと判断し、表層的ないし庇護的なコミュニケーションに留まることが多かった。

この時期において既に、対象者は共在秩序の遵守を志向していた。それは、会話と対人関係上のルールとゴフマンの相互行為儀礼のなかで、複雑な状況判断を必要としないこと（認知障害が重度であっても行える刺激拘束的な反応）は遂行できた点に表れている。その一方で、状況に適合しない発言や行動も多く見られ、"その場しのぎ"との印象を与えることが多かった。

テクスト言語学のテクスト性の概念に関しては、結束性や結束構造といった言語テクスト上の問題があっても、会話相手が許容し、補う傾向が見られた。ただし、結束性が極端に低下すると、コミュニケーションが継続不可能になることがあった。加えて容認性が極端に低下すると、コミュニケーションが破綻するにとどまらず、理解が困難な人物とみなされて、会話相手との継続的関係まで損なうおそれがあった。例えば、対象者が自らの非を相手に転嫁することや、相手の質問や期待を無視し続けることに伴う不適切性は、極めて高いとみなされていた。

このように不適切性の程度分類を手がかりに、認知障害者とのコミュニケーションにおいて会話相手が不適切とみなしうる行為、事象を構造化するのと並行して、それら事象の共起の仕方などに基づいて、それぞれの主因をなすと思われる認知機能形式を特定した。相手との関係を損なうほどの不適切性は、抑制障害や固着障害が強まっている時によく見られた。例えば、対象者が「感情失禁」と呼ばれる状態や思考が固定化した状態にあって、相手の

第7章 結論

働きかけが通じないような時であった。一方、照合障害を主因とする不適切性の種類と程度は多様であった。例えば、真偽の程度を判断できずに言い切ってしまうなど、一概に不適切とは言えないまでも、コミュニケーション上微妙な意味をもちうる行動が見られた。

　このように認知障害の影響下で大きな困難を伴いつつコミュニケーションをとり行うにあたり、対象者と療法士が用いていた方略や対応策を抜き出した。対象者が頻繁に行っていたのは、同調的態度を積極的に示すことや、ステレオタイプ的発言でターンをうめて会話の継続をはかることである。ここからも、対象者が相互行為儀礼の遵守を志向していることが窺える。療法士による対応策には、対象者の不適切性を不問に付すことも含まれており、その背景には、認知障害の重症度から判断して患者の発言を補修不可能と見ていることや、互いの処理労力の軽減を優先させていることがあった。また療法士は、不適切性の原因となる認知機能形式に合わせた補助的方略を用いることもあり（例えば、注意力低下時にターンを交代するタイミングを遅らせるなど）、それらは一般の人々が重度の認知障害をもつ人と関わる際のヒントとなりうる。

　対象者が認知リハビリテーションを開始したのは障害が固定しがちとされる慢性期にさしかかった頃であったが、開始後6〜8ヵ月時点の検査では、複数の認知機能形式において顕著な改善が認められた。4章でそれらの認知機能形式を原因としたところの会話の不適切性も概ね改善したことから、原因と症状の対応付け仮説が裏付けられた。

　認知機能形式の改善の内容を要約すると、抑制障害および注意維持・焦点化障害は、軽度ないし中等度にまで改善し、固着は改善しつつも一時的に重度の低下をみせることがあり、照合機能に関しては、自発性や統合処理が要求される課題の遂行は不良のまま、であった。照合機能のなかでは、ソマティック・マーカー——とるべき行動を選択肢のなかから最終決定する上で、外的条件と経験的知識を照合して身体・情動的信号を賦括し、選択肢に罰や報酬の価値付けをすることで行為の実行を動機付ける機能——の低下が、社会的行動に大きく影響していると見られた。

　上述の機能改善に対応して、抑制障害の影響が疑われたトピックの脱線や強引な割り込み、ならびに注意障害の影響が疑われた、相手のフィードバッ

クに気付かない、相手のフレイムやトピックの転換についていけない、といった不適切性は見られなくなった。言い換えると、対象者は「いまここ」の共在におけるかぎり、適切な振る舞いができるようになり、共在秩序に関する問題は解消された。結束性などのテクスト性も、ほとんどの機会で充足されるようになった。その一方で、固着と照合障害は中等度から重度のレベルで変動的に残存したが、それによるコミュニケーション上の問題は、思考の流れや構えを転換し広げること、発動性（自発性）、時間についての認識（現在、未来に関する認識と時系列にそった過去の記憶）、統合的な自己認識と状況判断に基づく計画や問題解決の遂行などにおいて表れた。

　残存した問題の要旨は、「いまここ」を超える包括的な認識——たとえば、自己の多面性、他者の見解、複合的状況、長期的展望などに関する認識——の低下と、そのような認識に基づいて起こすべき行動が起こらないこと、となる。対象者は自己や社会について正しい長期的展望をもてず、公共性や社会的な役割に関する意識に乏しく、状況にふさわしい自発的行動をとらなかった。会話相手が、対象者にこのような問題があることに気付くと、たとえ対象者が「いまここ」における共在秩序やテクスト性を充足していても、社会性を充足した対等な人としては認めないということが、6章の相互行為分析の前半で確認された。すなわち、「いまここ」の関係性を健常者側の期待に添って充足させるためには、そのコミュニケーションの場に限定されていてはならず、共在を超える状況や領域をも統括的に認識することと、それらへの志向性を発言と行動として表す必要のあることが窺えた。

　このように、会話相手が対象者に対して健常者としての要件を備えた人間であることを求める時、同質化（リハビリテーションの文脈で言うところのノーマライゼーション）を志向する相互主体性モデルを通じて対象者を理解していることになる。ただし対象者がそのような主体性に関する期待を充たさずとも、相手の認識や価値観の変革を迫るような実質的な相互行為を主導しうることを、6章後半でLabov and Fanshel（1977）のスピーチ・アクションを軸とする手法に沿って分析した。

　そこでは、コミュニケーションに支障は残るが破綻を招くほど重症ではない認知障害者との会話の特徴として、話し手と聞き手の間での理解の相違に起因して、通常は回避されるような緊迫した相互行為が展開しうることを見

第7章 結論

た。すなわち対象者は、「軽減」や「表敬」などの対人的配慮や相互行為儀礼を適切に果たしたうえで、療法士の職責上の矛盾や、認知障害者を受け入れにくい社会に対する批判ととれるようなスピーチ・アクションをとっていた。それは、療法士の従来の認識枠組みを揺るがすものであった。また、対象者が過去の十全な自己のイメージに繰り返し立ち返ってしまい障害を自覚できないでいる原因を、認知障害にのみ求めようとしていた療法士が、復職を強く願って元通りになれると思うかぎりにおいてリハビリに打ち込めるという患者の心情を思い知らされる。そしてそれが職業復帰を目指す前頭葉性認知障害者に共通して生じうる問題であり、かつ認知機能を改善させるだけでは解決し得ないことを、後方視的に気付かされる。

このように本来的な相互行為の契機が生じている状況においては、残存障害の一部が、対象者の思考の転換と相互行為においてむしろ積極的な効果を生んでいた。対象者には照合障害とソマティック・マーカー機能不全があるために、羞恥心や劣等感などの後天的な社会的感情が喚起されにくかった。ところが、そのような社会的感情に囚われないことが奏功して、会話中に自らの立場や価値観を柔軟に転換させることが頻繁にあった。この残存障害の影響により、面目の取り繕いなどの自己保全を目的とする補修作業を行わないことも、会話相手には好意的に評価された。このような対象者の態度とは対照的に療法士は、価値観を変革する契機を対象者に与えられた際も、社会的感情に支配されて面目の維持に執心した。また、患者に対して支配的な関係性や共在秩序の枠組みに頼ろうとした。

当該の会話において療法士が果たしえなかった課題として、健常者にはない柔軟なフレイム転換能力を潜在的にもっている点で予測困難である前頭葉性認知障害者とともに、健常者側の認識フレイムを変革する契機を活かすような相互理解を志向する上で、言語ゲーム的モデルに基づいて主体性を捉え合おうとすることの有用性が示唆された。すなわち、健常者は認知障害者に関して、自らと同質の主体性が備わっていることを前提にした一方的な心理的解釈を施すのではなく、認知障害が発言と行動に及ぼしている複雑な影響も含め、その人独自の発現として、理解ないし類推を試みるべきである。例えば、通常からは逸脱した発言や行動に遭遇したとしても、そのスピーチ・アクションを健常者の言語に回収することなく、また、単なる「無意味」と

して片付けることもなく、認知障害に関する知識の助けによって新たな理解、相互行為を目指すべきである。本書の前半で示した会話の不適切性と認知障害形式の対応関係、および後半で示した認知機能の改善に伴う相互行為能力の変化や、聞き手と話し手の間で同一発言のスピーチ・アクションが異なる可能性などは、そのための予備知識として役立ちうる。

7.2 認知障害者との関わりへの示唆

本書は1章で述べたように認知障害をもつ人のリハビリテーションの目標設定や地域社会への再統合の取り組みの一助となることを目指して、2章で概観した神経心理学および言語病理学領域における脳損傷者の談話研究の一石として、示唆を与えようとした。これを第一の目標とする。また、異常性や不適切性の分析を通じて、健常者のコミュニケーションにおいて自明視されている部分を顕在化させることで、談話分析や相互行為論にも何らかの示唆を提供したいと考えた。これを第二の目標とする。

第一の目標に関して本書が示せたのは、以下である。リハビリテーションの目標を設定する上で無視できない現実として、多くの患者と家族が、できるなら職業復帰したい、少なくとも自宅に帰って地域に復帰したいと願っているということがある。それを目指すとなれば（特に職業復帰を目指す場合は）、現行の社会の期待やルールに添い、多数派をなす健常者に適応する必要があるため、ノーマライゼーション志向の認知リハビリテーションを行うことになる。そこでは残存障害によって生じうる対人社会的不適切性をくまなく洗い出し、それらをできるかぎり通常化させようとする。具体的目標としては、職場や地域社会で実質的に問題視されること、あるいは改善が生じやすいことを設定する（濱村 2001）。こうした実質的問題を捉えうる分析アプローチと概念が何であるかを、本書を通じて検討したところ、それらは認知障害の重症度によって異なることが明らかとなった。

認知障害が重度であった頃の対象者の会話において実質的な問題となっていたのは、共在秩序維持に関わる概念と、テクスト性の概念のなかでは容認性、結束性、場面性などであって、先行研究でとり上げられることの多い会話分析的シークエンスに関わるルールや結束構造が不適切視される機会は少なかった。後者の不備の基盤にある結束性の低下などのほうがより重視され

第7章 結論

たためである。一方、対象者の認知障害が改善し、会話相手に相互行為が可能とみなされるようになってからのコミュニケーションにおいて重視されたのは、相互行為概念のなかでも、共在（いまここ）を超える包括的な自己認識や社会的要請を充たすことであった。認知障害が改善した段階の対象者の発言と行動において、テクスト性や相互行為概念はほぼ充足されていたからである。

　これまでの脳損傷者を対象にした談話研究で、重症度という観点から分析アプローチを検討したものは見られず、その点において本書は示唆をもつ。すなわち、比較的重症の患者を対象とする場合は、先行研究の多くに倣い、認知言語処理や対人性および「人間的処理の蓋然性」など幅広い領域をカバーするテクスト言語学に依拠することは、出発点として妥当であることも多いだろう。しかし、軽度の認知障害者に対しては、別の分析概念をも当初から検討する必要があると思われる。例えば障害がごく軽度であれば、重度の患者の会話において見過ごされがちであった「社会構造についてのコモンセンス的知識の熟練した能力（津田 1989: 449）」としての会話分析的な構造などが問題視される可能性もある。認知障害者に関する研究潮流の初期にある現段階では、恣意的に分析アプローチを限定するのではなく、まず現象や対象ありきという態度が必要である。そしてコミュニケーションにおける実質的問題を浮き彫りにしようとするなら、談話分析の基本理念であるコンテクストに関する感受性を頼りにするほかない。Goffmanの相互行為概念も、本書がこのような折衷的態度をとるなかで採用したものである。この分析概念が重症度によって異なる不適切性を束ねる上で、また会話相手が対象者の主体性についての理解を転換させていることの指標となる点で説明力をもつことは、本書を通じて示せたと考える。著者の知るかぎり、脳損傷者を対象にした談話研究のなかでGoffmanの概念を中心的に用いているのは、精神発達遅滞の人々の談話とスティグマに関する研究一例（Yearley and Brewer 1989）のみである。Goffmanの共在秩序の概念は、リハビリテーション一般で適用されているノーマライゼーション原理の到達点を表すものでもある。今後認知障害者の「対人社会性の障害」と呼ばれている部分について、これらの概念を応用した分析が進むことを期待する。

　質的研究の要件として既述したなかに、対象に応じた分析概念やアプロー

7.2 認知障害者との関わりへの示唆

チを選べていたかどうかを後方視的に検証することがあった。本書では、4章と6章の分析において、アプローチと視点の質を変えたわけである。この理由を繰り返すと、1) 認知障害が重度である頃の関わりにおいては、会話相手による不適切か否かの一方的で静的な判断が、相互行為のあり様と継続性を左右する主因となっていた、2) 認知障害が改善し、制約付きながら相互理解が可能とみなされるようになってからの相互行為においては、認知障害者の発言によって会話相手の価値観が揺らぐという動的な側面が浮き彫りになった、ことによる。そのために、4章では、ノーマライゼーション志向の固定的枠組みで患者を捉えている会話相手と同じ視点を、分析者もとった。それによって健常者側の常識を炙り出すことにもなったが、それと同時に、重度の認知障害者は、健常者から一方的にコミュニケーションの破綻を決めつけられたり、相互理解不能者との烙印を押されうるという、呵責ない現実を示したことにもなる（ただしそれが健常者側で改変可能であることは、この後で述べる）。このような実態は、「不適切性」を鍵概念として設定することで、明らかにしえたと考える。一方、この「不適切性」の概念と、それに合わせたテクスト言語学を中心とするアプローチにとどまっていては、6章の動的な相互行為は捉えられなかった。6章では、ことばのなす行為と、それが話し手と聞き手間で不整合を生じながらも、認識転換に通じる契機となりうる過程が、分析の中心的対象として浮かび上がったため、それに相応しいアプローチとして、Labov and Fanshel（1977）を採用した。このように分析対象の変化に合わせて異なるアプローチを選んだことによって、認知障害者とのコミュニケーションにおける限界や問題点と、その超克の可能性の両方を示せたと考える。

　このほかに本書では、先行研究でもその必要性が指摘されていた、認知障害者の会話における不適切性と、その原因とみられる認知障害の要素との対応付けを行った。不適切性の表れないし症状を分析するにあたり、1) 認知機能形式（の組み合せ）ならびに、2) それが発現する領域（例えば「時間の把握」や「行動遂行」）に関する要因、3) 会話相手による社会的価値観が投影された解釈、などの複数の側面ないし処理が関わるものとして、構造的な捉え方をすることを提案した。この構造的分析を通じて、抑制や固着などの機能形式障害がコミュニケーションや関係性の破綻をも招きうることや、対象者

第7章 結 論

の改善が進んだ段階において、照合障害がより微妙な相互行為上の不適切性を生じうることを説明した。このように症状の背景にある認知障害と聞き手による解釈を結び付けることは、談話分析なしではできなかったことである。そうすることで、認知障害に伴う不適切性を表すものとして、半ば思いつきのように挙げられていた（神経心理的用語に代表される）数多くの文言が、相互行為の過程と聞き手の解釈にも由来する、社会文化性を帯びたものであることが明らかになった。これは認知障害者に対する不当な咎めを取り除くことを意味する。また、リハビリテーションの目標やプログラムを組む上での根拠を明確にすることにもつながる。

　また本書では、会話を資料とする談話分析が、神経心理学的領域の検査を環境妥当性の面で補うことも示した。1.2.3で述べたように、従来の認知機能検査の限界を補うこととして、検査では特に捉えにくいとされる前頭葉性認知障害を自由会話を通じて評価することが求められている。本書の談話分析に現れた改善と同時期に施行した検査結果とを比較すると、両者の改善は同期することが多いながらも、検査結果のみで異常値を示したものもあった。発動性を例に挙げると、相手からの働きかけを適宜受けられる会話中に低下することはなくなったが、そのような働きかけが得られない検査場面では、極端な低下が続いた。言うまでもなく、日常の対人生活は、人からの働きかけを受けて成り立つものであるため、談話分析はそのような自然な環境下でのパフォーマンスを評価できる点で、机上の検査の限界を補うことが示された。

　このような質的研究を積み重ねれば、評価への応用からさらに発展させて、不適切視されがちな認知障害者の発言や行動とその要因についての知見を、患者の周囲の人々の教育や制度の改善に向けて活かすことも可能になると思われる。これはリハビリテーションにおいては、環境改善とよばれることにあたる。治療のなかでも、従来の医学的アプローチが患者のみを対象にして、その機能回復に重きを置いていたのに対して、「コミュニケーション中心アプローチ（communication oriented approach）（Yorkston et al. 1996）」においては、患者と関わる人々の理解と行動の改善や物理的環境の調整に関しても系統立てられた取り組みがなされる。6.7.4で述べたように、患者と関わる人々が、4章の分析結果である前頭葉性認知障害に特有の不適切性とその原因をなす

7.2 認知障害者との関わりへの示唆

認知障害を知っておくことは、患者とのコミュニケーションを破綻させないために役立ちうる。また6章では、認知障害者との関わりにおいて既存の認識枠組みが揺らぎそうになった際に、それを回避するのではなく、認識枠組みを柔軟に改変して、相手のメッセージから得られる新たな意味を捉えようとすることの意義を示唆した。

前頭葉性認知障害者が相互行為面で制約を受けることのないよう、健常者の常識という枠組みにとどまらない対人的関わりと、制度上の環境をつくっていくことが、患者のクオリティ・オブ・ライフ（人生ないし生活の質）の充実を目指す、広い意味での治療に役立ち、ひいては社会の"懐の深さ"や、多様な人々の生きやすさにつながると考える。談話分析を通じた質的研究には、その道具としての力がある。本書は一症例のみを対象にしているとはいえ、認知障害の改善前後における相互行為の経時的変化を捉えた初めてのものであり、今後このような質的研究を重ねることを前提に、脳損傷者を対象にした談話研究を評価と治療に応用しうることを示した。

「異常性」から健常者同士の相互行為において前提視ないし自明視されている部分を浮き彫りにするという本書の第二の目標については、対象者の主体性の捉えられ方の分析を通じて示せたと考える。これは、聞き手が会話を理解するにあたり、認知障害者の人となりをおおまかにはどのように捉えうるかについて論じたものであり、一機会の会話内ですら高い浮動性を示す患者に対して、パターン化ないしパッケージ化された主体性についての理解を概ね適用しており、患者の変動に合わせてその理解パターンを転換させているとする作業仮説をとった。会話資料に現れる頻度を参考に三つのモデルを設定したが、これらが主体性の理解のあり方を網羅的に説明するものとはもちろん考えていない。強調したいのは、この仮説が操作的なものであるということと併せて、その前提にある事実である。すなわち、たとえ会話相手が患者を理解不可能な排除の対象として、あるいは常人を凌駕する存在のように見たとしても、目の前の存在との関わりはとにかく続いていくのであり、その存在はどのような形でかは捉えられている。そして、動的という相互行為の性質上、他者の捉え方を固定視・自明視はできないということである。この前提に、「人間的処理の蓋然性」というテキスト言語学的視点を加えて、病院という時間的制約を伴う制度的施設でリハビリによるノーマライゼーショ

ンを目指しているという本書の会話状況においては、効率主義がかなり優先されているはずと考え、主体性モデルの転換という説明装置を設定したわけである。しかし、翻って患者は、そのような効率主義には立脚しない関係性を志向するという選択肢ももっており、それと同じ土俵に立つ相手との相互理解のあり方は、本書が主体性モデルとしてパッケージ的に扱ったものとは、当然ながら性質が違ってくるだろう。

当該の会話においてこれら主体性モデルが転換される契機から、十全な主体として相互行為をもつ上で暗黙に前提視されていることが具体的に浮かび上がった。すなわち、虚実を混同すること、自己に関する記憶の時間的前後関係が誤っていることなどと合わせて、「いまここ」を超える状況も含めた包括的な自己認識をもてないことは、主体性の認定と相互行為を限定的なものにとどめるおそれがある。

本書に必然的に関わることであった"異常性"を伴う人の主体性の理解のされ方についての以上のような分析から、談話分析や相互行為論の諸アプローチがある種の主体性像――たとえば恒常性があることや、事実と認識の食い違いがないこと――を自明視、前提視しがちであることを指摘した。それを前提としない人々に関するような主体性の理解のあり方は、本来健常者間のコミュニケーションにおいても起こりうることとして、念頭に置かれるべきだろう。

7.3 今後の課題

最後に本書の問題点と課題を数点に絞って指摘しておく。

本書では不適切性の原因を説明する材料を、コンテクスト、すなわち会話の場から読み取れることに、できるかぎり限定した。主因としての機能形式障害を特定するにあたっても、コンテクスト上の共起性やコンテクストからの逸脱に基づいて行った。障害以外の付加的要因については、行動観察や家族による重要な情報を傍証とする以外は、まずコンテクストに求めた。しかし読者は、会話の場からは特定できない要因が、対象者の行動に影響しているとの解釈をもたれるかもしれない。例えば、「患者による頻繁な先取り相槌や相手の発言への重複の主因は抑制障害とされているが、そこには"お客相手のサービス精神"のような職業特性も働いているのではないか」、といった

ように。しかし本書では2.3.2で述べたように、そのような「後付けに際限なく作り出す」ことに陥るおそれのある説明や心理的解釈を避けた。そのことが結果的に説明不足の感を生じ、障害と不適切性の対応付けの説得力を減じることになっている感も否めない。ただし、本書が捨象したのは、それのみでは行動が逸脱していることの説明には足りない周辺的な事柄である。例えば、Kがサービス業の習性にも後押しされて先取り相槌を打つことはあるとしても、その際に相手の発言内容と食い違っていることを"サービス精神"から説明することはできず、障害の関与を考えざるを得ない。

　本対象者Kは比較的重症度が高かったために、実質的な問題となっている顕著な不適切性を網羅的に挙げることを優先させるためには、一概に不適切とは言い切れないまでも状況によっては問題となったり、通常の相互行為に照らして興味深い示唆を与えるような有標性は分析から捨象する必要があった。例えば、「面目を失う」ことを、Kに否定的社会的感情が生じないという側面からのみ説明したが、面目をめぐるKの行動の動機や効果に関しては、他にも興味深い点が見られた。例えば、Kが「知らない」と言わずに話を逸らし続けることや、辻褄合わせとしての作話を、面目を保つための方略的行動として解釈することも可能であるし、それが相互行為にも影響していることは想像に難くない。これ以外にも本分析で捨象したことのなかには、Kの逸脱行動に面した際に会話相手が習慣的にとる種々の承認行動など、会話分析に示唆を提供しうる構造も散見された。

　本書の会話と行動観察には実習生を含む医療従事者のみが関わっていた。既述したように、認知障害をもつ人は地域社会に復帰した後も障害者としてのラベルを背負いつつコミュニケーションを行っていくことが日常的となるため、本書の分析内容が社会復帰後のコミュニケーションにあてはまる点はあると考えるが、それとの違いに留意する必要はある。例えば本書では、分析概念としての「関連性」をテクスト言語学のそれに倣うこととし、Sperber and Wilson (1995) などに代表される関連性理論は含めなかった。後者を含めなかった一因に、本書の会話参与者である医療従事者は、認知障害者の発言に関連性が備わっていることを前提視していないうえ、認知障害者の認識予測能力ないし人の心を読む能力は不完全で、聞き手が推論可能かどうかに配慮できないことも多いとみなしているのに対して、関連性理論ではそのよ

第7章 結　論

うな能力が前提とされていることがある。ただし、一般の人々はそのような前提に立った解釈を行いがちであるため、地域社会における認知障害者とのコミュニケーションを検討するにあたっては、関連性理論にも依拠して参与者の解釈過程を分析することで、より実態に迫れるものと考える。また、2.3.3 などで述べたように、本書の会話参与者間には、医療従事者とクライアントという役割等に由来する非対称的で複層的な力関係が生じている。これを、「談話間あるいは談話内を異物間の力関係という視点から捉えるため、『緊張』や『支配関係』が談話の基本的現象となる（野呂 2001: 26）」とされるクリティカル・ディスコース・アナリシスの視点で読み解くことも、残された課題である。

　6章の相互行為分析では、認知障害者がもつ柔軟性という強みと対比させて、既存の価値観や関係性が揺らぐにあたり、否定的社会的感情に動かされて共在秩序に依存しようとする健常者像を示すことに重点を置いたため、それ以外の相互行為の側面について詳しく論じることはできていない。主体性の理解モデルの転換と認識および行動の関連付けも十分とはいえず、Labov and Fanshel（1977）が行ったようなスピーチ・アクションの詳細な効果分析も行えていない。6章は、本分析前半でノーマライゼーションの名のもとに断じてきた認知障害者の不適切性を、話し手と聞き手の理解のあり方の違いを手がかりに、相対化させることを目的としたものであり、分析の射程は非常に限定的であるので、相互行為の豊かさを捉える分析は今後の課題となる。

　以上のような不足はあるものの、認知障害の改善と談話および相互行為における変化が対応していることを、テクスト性などの談話分析概念と共在秩序、ならびに「いまここ」の超克による社会性の充足という観点から初めて網羅的に捉えようとし、その過程で会話相手による患者の主体性の理解が変動するさまをモデル化することを試みた質的研究として、検証や議論の題材は提供したものと考える。

　認知障害者のコミュニケーションについて平易に説くことはかなわなかったが、単純化を避けて、コンテクストに結び付けつつ絡んだ糸をほどいていく過程が、理解しあうために必要であることはわかっていただけたのではと願っている。

　何より伝えたかったのは、日々臨床の場で、著者の凝り固まったものの見

え方を揺るがしては、衝撃と目の覚める爽快感を与えて下さっている認知障害をもつ人々が、コミュニケーションを通じて相手を、社会を変えうる力である。

謝　辞

在学中より長期にわたり本書作成をご支援下さり、
研究が美しく、社会を変えうることを見せて下さっている
大阪大学大学院言語文化研究科の先生方、

談話と相互行為の分析に関して、欠くことのできないご指導を下さいました
沖田知子先生、三牧陽子先生、山下　仁先生、津田　葵先生、

認知言語病理学とリハビリテーションの学びの初期に、そのスピリットを
吹き込んで下さった、竹田契一先生、故James Case先生、Leonard LaPointe
先生をはじめ、臨床にご協力下さった方々、

本書への協力をご快諾下さったクライアントKさんをはじめ、
日々、気付きをもたらして下さるクライアントのみなさま、

　　　　　　　　ご尽力により本書を
　　　　　　作成させていただけましたことに、
　　　　　　　謹んで感謝いたします。

参考文献

【欧文】

Alexander, M.P. (2002) Disorders of language after frontal lobe injury: evidence for the neural mechanisms of assembling language. In D.T. Stuss and R.T. Knight (eds.), *Principles of Frontal Lobe Function*. New York: Oxford University Press, 159-167.

American Psychiatric Association (APA). (1987) *Diagnostic and Statistical Manual of Mental Disorders, 3rd edition-revised (DSM-III-R)*. Arlington, VA: American Psychiatric Association. (高橋三郎・花田耕一・藤縄 昭訳,『DSM-Ⅲ-R 精神障害の診断と分類の手引き』, アメリカ精神医学会編, 医学書院, 1988年)

Baddeley, Alan D. (1992) Working Memory. *Science* 255: 556-559.

Bechara, A., Damasio, A.R., Damasio, H. and Anderson, S. (1994) Insensitivity to future consequences following damage to human prefrontal cortex. *Cognition*, 50: 7-15.

Berlyne N. (1972) Confabulation. *British Journal of Psychiatry*, 120: 31-39.

Bernicot, J. and Dardier, V. (2001) Communication deficits: Assessment of subjects with frontal lobe damage in an interview setting. *International Language and Communication Disorders*, 36: 245-263.

Blank, M. and Franklin, E. (1980) Dialogue with preschoolers: A cognitively-based system of assessment. *Applied Psycholinguistics*, 1: 127-150.

Brinton, B. and Fujiki, M. (1989) *Conversational Management with language-impaired Children: Pragmatic Assessment and Intervention*. Rockville, MD: Aspen Publishers.

Brodmann Korbinian. (1909) *Vergleichende Lokalisationslehre der Großhirnrinde in ihren Prinzipien dargestellt auf Grund des Zellenbaues*. Leipzig: Barth JA.

Brookshire, B.L., Chapman, S.B., Song, J., and Levin, H.S. (2000) Cognitive and linguistic correlates of children's discourse after closed head injury; A three year follow-up. *Journal of the International Neuropsychological Society*, 6: 741-751.

Brown, G. and Yule, G. (1983) *Discourse Analysis*. New York: Cambridge University Press.

Brown, P and Levinson, S. (1987) *Politeness: Some Universals of Lauguage Usage*. Cambridge: Cambridge University Press.

Cannizzaro, M. S., Cohelho, C.A., and Youse, K. (2002) Treatment of discourse deficits following TBI. *Perspectives on Neurophysiology and Neurogenic Speech and Language Disorders*, 12 (4): 14-18.

Caramazza, Alfonso. (1984) The logic of neuropsychological research and the problem of patient classification in aphasia. *Brain and Language*, 21: 9-20.

Case, James L. (1995) *Clinical Management of Voice Disorders*. Austin, TX: Pro-ed. (濱村真理・溝尻源太郎・熊倉勇美訳,『音声障害のクリニカルマネジメント』, 医歯薬出版, 2001年)

Chafe, Wallace. (1987) Cognitive constraints on information flow. In R. S. Tomlin (ed.), *Coherence and Grounding in Discourse*. Amsterdam: John Benjamins, 21-51.

参考文献

Chapman, S.B., Culhane, K.A., Levin, H.S., Harward, H., Mendelsohn, D., Ewing-Cobbs, L., Fletcher, J.M., and Bruce, D. (1992) Narrative discourse after closed head injury in children and adolescents. *Brain and Language*, 43: 42-65.

Charles J. G., Espe-Pfeifer, P., and Wachsler-Felder, J. (2000) *Neuropsychological Interpretations of Objective Psychological Tests*. New York: Kluwer Academic/Plenum Publishers. (櫻井正人訳,『高次脳機能検査の解釈過程——知能, 感覚‐運動, 言語, 学力, 遂行, 記憶, 注意——』, 協同医書出版社, 2004年)

Cherney, Leora R. (1998) Pragmatics and discourse: An introduction. In L. R. Cherney, B. B. Shadden, and C. A. Coelho (eds.), *Analyzing Discourse in Communicatively Impaired Adults*. Gaithersburg, MD: Aspen Publishers, 1-7.

Christiansen, Julie A. (1995) Coherence violations and propositional usage in the narratives of fluent aphasics. *Brain and Language*, 51: 291-317.

Cicerone, K. D., Dahlberg, C. Kalmar K., Langenbahn D. M., Malec J. F., and Bergquist T. F. et al. (2000) Evidence-based cognitive rehabilitation: Recommendations for clinical practice. *Archives of Physical Medicine and Rehabilitation*, 81: 1596-1615.

Clark, H. and Clark, E. (1977) *Psychology and Language*. New York: Harcourt. (藤永 保訳,『心理言語学 心とことばの研究』上下巻, 新曜社, 1986年)

Coelho, C. A., Liles, B. Z. and Duffy, R. J. (1991) Analysis of conversational discourse in head-injured adults. *Journal of Head Trauma Rehabilitation*, 6: 92-99.

Coelho, C. A., Liles, B. Z., Duffy, R. J., and Clarkson, J. V. (1993) Conversational pattern of aphasic, closed head injured, and normal speakers. *Clinical aphasiology*, 21: 183-192.

Coelho, C. A., Liles, B. Z., Duffy, R. J., Clarkson, J. V., and Elia, D. (1994a) Longitudinal assessment of narrative discourse in a mildly aphasic adult. *Clinical Aphasiology*, 22: 145-155.

Coelho, C. A., Liles, B. Z. and Duffy, R. J. (1994b) Cognitive framework: A description of discourse abilities in traumatically brain-injured adults. In R. L. Bloom, L. K. Obler, S. DeSanti, and J. S. Ehrlich (eds.), *Discourse Analysis and Applications: Studies in Adult Clinical Populations*. Hillsdale, NJ: Lawrence Erlbaum, 95-110.

Coelho, C. A., Youse, K. M., and Le, K. (2002) Conversational discourse in closed-head-injured and non-brain-injured adults. *Aphasiology*, 16: 659-672.

Coull, J. T., Frith, C. D., Frackowiak, R. S. J., and Grasby, P. M. (1996) A fronto-parietal network for rapid visual information processing: A PET study of sustained attention and working memory. *Neuropsychologia*, 34: 1085-1095.

Damasio, A. R., Tranel, D. and Damasio, H. (1990) Individuals with sociopathic behavior caused by frontal damage fail to respond autonomically to social stimuli. *Behavioral Brain Research*, 41: 81-94.

Damasio, A. R. and Anderson, S. W. (1993) The frontal lobes. In K. M. Heilman and E. Valenstein. (eds), *Clinical Neuropsychology*. New York: Oxford University Press, 409-460.

Damasio, Antonio R. (1995) *Decartes' Error: Emotion, Reason, and the Human Brain*. New York: Avon Books.

de Beaugrande, R. and Dressler, W. U. (1981) *Einfürung in die Textlinguistik*.Tübingen: Niemeyer. (池上嘉彦他訳, 『テクスト言語学入門』, 紀伊国屋書店, 1984年)

de Beaugrande, Robert (1997) *New Foundations for a Science of Text and Discourse: Cognition, Communication, and the Freedom of Access to Knowledge and Society*. Norwood, NJ: Ablex Publishing.

DeSanti, S., Koenig, L., Obler, L. K. and Goldberger, J. (1994) Cohesive devices and conversational discourse in Alzheimer's disease. In R. L. Bloom, L. K. Obler, S. DeSanti, and J.S. Ehrlich. (eds.), *Discourse Analysis and Applications: Studies in Adult Clinical Populations*. Hillsdale, NJ: Lawrence Erlbaum, 201-215.

Dijk, Teun van. (1977) *Text and Context: Explorations in the Semantics and Pragmatics of Discourse*. London: Longman.

Dijk, T. and Kintch W. (1983) *Strategies of Discourse Comprehension*. New York: Academic Press.

Domingo, Robert A. (1994) The expression of pragmatic intensions in adults with mental retardation during instructional discourse. In R.L. Bloom, L.K. Obler, S. DeSanti, and J.S. Ehrlich. (eds.), *Discourse Analysis and Applications: Studies in Adult Clinical Populations*. Hillsdale, NJ: Lawrence Erlbaum, 111-130.

DuBois, John W. (1991) Transcription design principles for spoken discourse research. *Pragmatics*, 1(1): 71-106.

Duffy, Joseph R. (1995) *Motor Speech Disorders: Substrates, Differential Diagnosis, and Management*. St.Louis, MO: Mosby. (苅安 誠他訳, 『運動性構音障害——基礎・鑑別診断・マネージメント』, 医歯薬出版, 2004年)

Edelman, Gerald. M. (1992) *Bright Air, Brilliant Fire. On the Matter of the Mind*. New York: Basic Books. (金子隆芳訳, 『脳から心へ——心の進化の生物学』, 新曜社, 1995年)

Ehrlich, J. and Barry, P. (1989) Rating communication behaviors in the head-injured adult. *Brain Injury*, 3: 193-198.

Friedland, D. and Miller, N. (1998) Conversation analysis of communication breakdown after closed head injury. *Brain Injury*, 12(1): 1-14.

Fuster Joaquin M. (1997) *The Prefrontal Cortex: Anatomy Physiology, and Neuropsychology of the Frontal Lobe*, 3rd ed. Philadelphia, PA: Lippincott-Raven.

Garcia, L. J. and Joanette, Y. (1994) Conversational topic-shifting analysis in dementia. In Bloom, R. L., Obler, L. K. DeSanti, S., and Ehrlich, J. S. (eds.), *Discourse Analysis and Applications: Studies in Adult Clinical Populations*. Hillsdale, NJ: Lawrence Erlbaum, 161-183.

Garcia, L. J. and Joanette, Y. (1997) Analysis of conversational topic shifts: a multiple case study. *Brain and Language* 58: 92-114.

Goffman, Erving (1959) *The Presentation of Self in Everyday Life*. New York:

Doubleday Anchor.（石黒 毅訳,『行為と演技——日常生活における自己呈示——』,誠信書房,1974年）

Goffman, Erving (1961a) *Encounters: Two Studies in the Sociology of Interaction*. Indianapolis: Bobbs-Merrill.（佐藤 毅・折橋徹彦訳,『出会い——相互行為の社会学——』,誠信書房,1985年）

Goffman, Erving (1961b) *Asylums: Essays on the Social Situation of Mental Patients and Other Inmates*. New York: Doubleday Anchor.（石黒 毅訳,『アサイラム——施設被収容者の日常生活——』,誠信書房,1984年）

Goffman, Erving. (1963) *Behavior in Public Places: Notes on the Social Organization of Gatherings*. Glencoe, IL: Free Press.（丸木恵祐・本名信行訳,『集まりの構造——新しい日常行動論を求めて——』,誠信書房,1980年）

Goffman, Erving. (1967) *Interaction Ritual: Essays on Face-to-face Behavior*. New York: Doubleday Anchor.（浅野敏夫訳,『儀礼としての相互行為——対面行動の社会学——』,法政大学出版局,2002年）

Goffman, Erving. (1974) *Frame Analysis: An Essay on the Organization of Experience*. New York: Harper & Row.（Northeastern University Press edition 1986引用）

Goffman, Erving. (1981) *Forms of Talk*. Philadelphia, PA: University of Pennsylvania Press.

Goldberg, E. and Barr, W. B. (1991) Three possible mechanisms of awareness of deficit. In Prigatano, G. P. and Schacter, D. L., *Awareness of Deficit After Brain Injury*. New York: Oxford University Press, 152-175.（中村隆一監訳,「欠損の無意識性について考えられる3種の機構」『脳損傷後の欠損についての意識性——臨床的・理論的論点——』医歯薬出版,1996年）

Grice, Paul. (1975) Logic and conversation. In P. Cole and J. Morgan (eds.), *Syntax and Semantics III: Speech Acts*. New York: Academic Press, 41-58.

Gumperz, John J. (1982) *Discourse Strategies*. Cambridge: Cambridge University Press.（井上逸兵他訳,『認知と相互行為の社会言語学 ディスコース・ストラテジー』,松柏社,2004年）

Halliday, M.A.K. and Hasan, R. (1976) *Cohesion in English*. London: Longman.（安藤貞雄他訳,『テクストはどのように構成されるか』,ひつじ書房,1997年）

Harlow, John.M. (1848). Passage of an Iron Rod Through the Head. *Boston Medical and Surgical Journal*, 39: 389-393.

Harlow, John.M. (1868). Recovery after severe injury to the head. *Publication of the Massachusetts Medical Society*, 2: 327-346.

Hartley, Leila.L. (1995). *Cognitive-communicative Abilities Following Brain Injury: A Functional Approach*. San Diego, CA: Singular Publishing Group.

Joanette, Y., Goulet, P., Ska, B., and Nespoulous, J. L. (1986) Informative content of narrative discourse in right-brain-damaged right-handers. *Brain and Language*, 29: 81-105.

Joanette, Y. and Goulet, P. (1990) Narrative discourse in right-brain-damaged right-handers. In Y. Joanette and H.H. Brownell (eds.), *Discourse Ablitity and Brain Damage*. New York: Springer-Verlag, 131-153.

Kaczmarek, Bozydar L. J.(1984) Neurolinguistic analysis of verbal utterances in patients with focal lesions of frontal lobes. *Brain and Language*, 21: 52-58.

Kennedy, M., Strand, E., Burton, W. and Peterson, C. (1994) Analysis of first-encounter conversations of right-hemisphere-damaged adults. *Clinical Aphasiology*, 22: 67-80.

Kintsch, Walter and van Dijk, T. (1978) Toward a model of discourse comprehension and production. *Psychological Review*, 85(5): 363-394.

Knight, R. T. and Stuss D. T. (2002) Prefrontal cortex: The present and the future. In D. T. Stuss, and R. T. Knight (eds.), *Principles of Frontal Lobe Function*. New York: Oxford University Press. 573-597.

Kopelman M. D. (1987) Two types of confabulation. *Journal of Neurology, Neurosurgery and Psychiatry*, 50: 1482-1487.

Labov, W. and Fanshel, D. (1977) *Therapeutic Discourse*. New York: Academic Press.

Lamar, M. A. C., Obler, L.K., Knoefel, J. E., and Albert, M.L. (1994) Communication patterns in end-stage Alzheimer's disease: Pragmatic analysis. In R. Bloom, L. K. Obler, S. DeSanti, and J. S. Ehrlich (eds.), *Discourse Analysis and Applications: Studies in Adult Clinical Populations*. Hillsdale, NJ: Lawrence Erlbaum, 217-235.

Leech, Geoffrey N. (1983) *Principles of Pragmatics*. London: Longman. (池上嘉彦・河上誓作訳, 『語用論』, 紀伊国屋書店, 1987年)

Lezak, Muriel D. (1995) *Neuropsychological Assessment. 3rd ed*. New York: Oxford University Press. (鹿島晴雄監修, 『レザック神経心理学的検査集成』, 創造出版, 2005年)

Lezak, Muriel D. (1982) The problems of assessing executive functions. *International Journal of Psychology*, 17: 281-297.

Luria, Alexander R. (1973) *The Working Brain*. New York: Basic Books. (鹿島晴雄訳, 『神経心理学の基礎――脳のはたらき――』, 創造出版, 2003年)

Mackenzie, C., Begg, T., Brady, M. and Lees, K.R., (1997) The effects on verbal communication skills of right hemisphere stroke in middle age. *Aphasiology*, 11: 929-945.

Maynard, Douglas W. (2003) *Bad News, Good News: Conversational Order in Everyday Talk and Clinical Settings*. Chicago, IL: University of Chicago Press. (樫田美雄・岡田光弘訳, 『医療現場の会話分析　悪いニュースをどう伝えるか』, 勁草書房, 2004年)

McDonald, Skye. (1993) Pragmatic language skills after closed head injury: Ability to meet the informational needs of the listener. *Brain and Language*, 44: 28-46.

Mentis, M. and Prutting, C. A. (1987) Cohesion in the discourse of normal and head-injured adults. *Journal of Speech and Hearing Research*, 30: 88-98.

Mentis, M. and Prutting, C. A. (1991) Analysis of topic as illustrated in a head-injured and a normal adult. *Journal of Speech and Hearing Research*, 34: 583-595.

Mentis, M., Briggs-Whittaker, J., and Gramigna, G. D. (1995) Discourse topic management in senile dementia of the Alzheimer's type. *Journal of Speech and Hearing*

Research, 38: 1054-1066.

Mesulam, Marsel M. (2002) The human frontal lobes: transcending the default mode through contingent encoding. In D. T. Stuss and R. T. Knight (eds.), *Principles of Frontal Lobe Function*. New York: Oxford University Press, 8-30.

Nicholas, M., Obler, L. K., Albert, M. L., and Helm-Estabrooks, N. (1985) Empty speech in Alzheimer's disease and fluent aphasia. *Journal of Speech and Hearing Research*, 28: 405-410.

Nicholas, L.E. and Brookshire, R.H. (1993) A system for quantifying the informativeness and efficiency of the connected speech of adults with aphasia. *Journal of Speech and Hearing Research*, 36: 338-350.

Orange, J. B., Lubinski, R., and Higginbotham, D. J. (1996) Conversational repair by individuals with dementia of the Alzheimer's type. *Journal of Speech and Hearing Research*, 39: 881-895.

Patry, R. and Nespoulous J-L. (1990) Discourse analysis in linguistics: Historical and theoretical background. In Y. Joanette and H. H. Brownell (eds.), *Discourse Ablitity and Brain Damage*. New York: Springer-Verlag, 3-27.

Prigatano, George P. (1999) *Principles of Neuropsychological Rehabilitation*. New York: Oxford University Press.

Psathas, George. (1995) *Conversation Analysis: The Study of Talk-in-Interaction. Qualitative Research Methods Series* 35. Thousand Oaks, CA: Sage Publications. (北澤裕・小松栄一訳,『会話分析の手法』, マルジュ社, 1998年)

Ripich, D. N. and Terrell, B. Y. (1988). Patterns of discourse cohesion and coherence in Alzheimer's disease. *Journal of Speech and Hearing Disorders*, 53: 8-15.

Ripich, D. N., Vertes, D., Whitehouse, P., Fulton, S., and Ekelman, B. (1991) Turn-taking and speech act patterns in the discourse of senile dementia of the Alzheimer's type patients. *Brain and Language*, 40: 330-343.

Roman, G. C., Tatemichi, T. K., Erkinjuntti, T, Cummings, J. L., Masdeu, J. C. and others. (1993). Vascular dementia: Diagnostic criteria for research studies. Report of the NINDS-AIREN International Workshop. *Neurology*, 43: 250-260.

Sachdev Perminder (2000) Is it time to retire the term "dementia"?. *Journal of Neuropsychiatry and Clinical Neurosciences*, 12(2): 276-279.

Sacks, H., Schegloff, E, and Jefferson, G. (1974) A simplest sytematics for the organization of turn-taking in conversation. *Language*, 50: 696-735.

Schiffrin, Deborah. (1994) *Approaches to Discourse*. Oxford: Blackwell Publishers.

Schnider, A. Christine V. D., and Gutbrod, K. (1996) The mechanisms of spontaneous and provoked confabulations. *Brain*, 119: 1365-1375.

Schegloff, Emanuel. (1988) Presequences and indirection: Applying speech act theory to ordinary conversation. *Journal of Pragmatics*, 12: 55-62.

Semin, G. R. and Mansted, A. S. R. (1982). The social implications of embarrassment displays and restitution behaviour. *European Journal of Social Psychology*, 12: 367-

377.
Snow, P., Douglas, J. and Ponsford, J. (1997) Conversational assessment following traumatic brain injury: a comparison across two control groups. *Brain Injury*, 11(6): 409-429.

Sohlberg, M. M. and Mateer, C. A. (1987) Effectiveness of an attention training program. *Journal of Clinical and Experimental Neuropsychology*, 19: 117-130.

Sohlberg, M. M. and Mateer, C. A. (1989) *Introduction to Cognitive Rehabilitaion: Theory and Practice*. New York: Guilford Press.

Sohlberg, M. M. and Mateer, C. A. (2001) *Cognitive Rehabilitaion: an Integrative Neuropsycohlogical Approach*. New York: Guilford Press.

Sperber, D. and Wilson D. (1986, 1995) *Relevance: Communication and Cognition*. Oxford: Blackwell. (内田聖二他訳, 『関連性理論——伝達と認知——』, 研究社, 1999年)

Starkstein S. E. and Robinson R. G. (1997) Mechanism of disinhibition after brain lesions. *Journal of Nervous and Mental Disease*, 185: 108-114.

Stuss, K. H. and Benson, D. F. (1984) Neuropsychological studies of the frontal lobes. *Psychological Bulletin*, 95: 3-28.

Stuss, K. H. and Benson, D. F. (1986) *The frontal lobes*. New York: Raven Press.

Tannen, Deborah. (1987) Repetition in conversation: Towards a poetics of talk. *Language*. 63(3): 574-605.

Tomoeda, C. K. and Bayles, K. A. (1993) Longitudinal effects of Alzheimer disease on discourse production. *Alzheimer Disease and Associated Disorders*, 7(4): 223-236.

Tomoeda, C. K., Bayles, K. A., Michael, W. T., Azuma, T and McGeagh, A. (1996) Cross-sectional analysis of Alzheimer disease effects on oral discourse in a picure description task. *Alzheimer Disease and Associated Disorders*, 10(4): 204-215

Tranel, Daniel. (2002). Emotion, decision making, and the ventromedial prefrontal cortex. In D. T. Stuss and R. T. Knight (eds.), *Principles of Frontal Lobe Function*. New York: Oxford University Press, 338-353.

Tucker, F. M. and Hanlon, R. E. (1998) Effects of mild traumatic brain injury on narrative discourse production. *Brain Injury*, 12: 783-792.

Turkstra, Lyn S. (2001) Treating memory problems in adults with neurogenic communication disorders. *Seminars in Speech and Language*, 22: 147-155.

Warren, Steven F. (1993) Early communication and language intervention. In A. P. Kaiser and D. B. Gray (eds.), *Enhancing Children's Communication. Research Foundations for Intervention. Communication and Language Intervention Series*, Vol. 2. Baltimore, MD: P.H. Brookes Publishing, 375-395.

Wood, R. L. and Fussey, I. (1987) Computer-based cognitive retraining: a controlled study. *International Disability Studies*, 9: 149-153.

Yearley, S. and Brewer, J. D. (1989) Stigma and conversational competence: A conversation analytic study of the mentally handicapped. *Human Studies*, 12(1): 97-115.

Yorkston, K. M., Strand, E. A., and Kennedy, M. R. T. (1996) Comprehensibility of dysarthric speech: Implications for assessment and treatment planning. *American Journal of Speech and Language Pathology*, 5: 55-66.

Yorkston, K. M., Beukelman, D. R., Strand E. A., and Bell, K. R. (1999) *Management of Motor Speech Disorders in Children and Adults*. Austin, TX: Pro-ed.(伊藤元信・西尾正輝監訳,『運動性発話障害の臨床――小児から成人まで』,インテルナ出版,2004年)

Yule, G and Tarone, E. (1997) Investigating communication strategies in L2 reference: Pros and cons. In G. Kasper and E. Kellerman (eds.), *Communication Strategies. Psycholinguistic and Sociolinguistic Perspectives*. London & New York: Longman.

【和文】

土肥信之.(1992)「精神機能とは――リハビリテーションと精神機能とのかかわり」土肥信之・岩谷 力・栢森良二(編)『精神機能評価』医歯薬出版株式会社. 1-9.

江藤文夫.(1992)「精神機能障害のみかたと診断の進め方」土肥信之・岩谷 力・栢森良二(編)『精神機能評価』医歯薬出版株式会社. 16.

江藤文夫.(2004)「高次脳機能とリハビリテーション」江藤文夫・武田克彦・原 寛美・坂東充秋・渡邉 修(編)『臨床リハ別冊/高次脳機能障害のリハビリテーション Ver. 2』医歯薬出版株式会社. 6-12.

榎戸秀昭.(1993)「前頭葉症候群」島薗安雄・保崎秀夫(編)『精神科MOOK No.29 神経心理学』金原出版. 262-271.

濱村真理.(2007)「特集<Dysarthriaへの対応――QOLの向上を含めて――>訓練法――コミュニケーション場面での効果を高めるアプローチ――」『音声言語医学』48:243-247.

濱村真理・小野高裕・野首孝祠・本田公亮.(2004)「補綴装置とバイオフィードバック法を用い会話明瞭度が改善したdysarthriaの1例」『音声言語医学』45: 276-282.

濱村真理.(2001)「治療」,熊倉勇美(編著)『言語聴覚療法シリーズ9 運動障害性構音障害』建帛社. 80-110.

橋本圭司・中村俊規・野路井美穂ほか.(2004)『脳外傷後後遺症実態調査報告書』東京医科歯科大学難治疾患研究所被害行動学研究部門. 東京.

橋本圭司.(2007)『高次脳機能障害がわかる本』法研.

橋内 武.(1999)『ディスコース 談話の織りなす世界』くろしお出版.

蓮沼昭子.(1991)「対話における『だから』の機能」『姫路獨協大学外国学部紀要』4: 1-12.

東森 勲・吉村あき子.(2003)『関連性理論の新展開 認知とコミュニケーション』研究社.

博野信次.(2001)『臨床痴呆学入門――正しい診療正しいリハビリテーションとケア』金芳堂.

本多留美・松浦晴美・高月容子・綿森淑子・鎌倉矩子(2001)「軽度アルツハイマー病患者の談話の特徴――情景画の叙述ならびに手順の説明課題から――」『失語症研究』21(2): 152-161.

宝月 誠.(1990)『逸脱論の研究』恒星社厚生閣.

宝月　誠．（2004）『逸脱とコントロールの社会学』有斐閣．
堀口純子．（1997）『日本語教育と会話分析』くろしお出版．
石合純夫．（1997）『高次神経機能障害』新興医学出版社．
石合純夫．（2003）『高次脳機能障害学』医歯薬出版株式会社．
鹿島晴雄・加藤元一郎・本田哲三．（1999）『認知リハビリテーション』医学書院．
鹿島晴雄・半田貴士・加藤元一郎・本田哲三・佐久間啓・村松太郎・吉野相英・斎藤寿昭・大江康雄．（1986）「注意障害と前頭葉損傷」『神経進歩』30(5)：847-857．
鹿島晴雄・三村　將．（1992）「前頭葉症候群」土肥信之・岩谷　力・栢森良二（編）『精神機能評価』医歯薬出版株式会社．167-177．
加藤元一郎・鹿島晴雄．（1996）「前頭葉機能検査と損傷局在」『神経心理学』12(2): 80-98.
加藤元一郎．（2001a）「前脳基底部病変と記憶障害」『神経進歩』45(2): 184-197.
加藤元一郎．（2001b）「ソマティック・マーカー仮説と前頭葉腹内側部の機能」『Brain Medical』13(1): 63-70.
加藤元一郎．（2004）「感情と人格の変化」江藤文夫・武田克彦・原　寛美・坂東充秋・渡邉　修（編）『臨床リハ別冊／高次脳機能障害のリハビリテーション Ver. 2』医歯薬出版株式会社．102．
木下康仁．（2003）「グラウンデッド・セオリー・アプローチの実践【質的研究への誘い】」弘文堂．
小林祥泰．（2003）「脳卒中における高次脳機能障害」『神経心理学』19: 35-40.
国立身体障害者リハビリテーションセンター．（2004）『国立身体障害者リハビリテーションセンター高次脳機能障害支援モデル事業報告書：平成13～15年度のまとめ』埼玉．
久保田　競．（1993）「前頭葉の構造と機能局在」『神経精神薬理』15(7): 409-420.
栗原　孝．（1988）"みえないフレーム"の分析フレーム——E. ゴッフマンと歪められたコミュニケーション」『亜細亜大学経済学紀要』13(2): 61-94.
草柳千早．（2002）「相互行為における秩序と身体——ゴフマン相互行為論のまなざし——」伊藤　勇・徳川直人（編著）『ニューセンチュリー社会心理学5　相互行為の社会心理学』．北樹出版．103-122.
ルリア，アレクサンダー．（鹿島晴雄訳）（2003）『神経心理学の基礎——脳のはたらき——』創造出版．(Luria, Alexander R. 1973. *The Working Brain*. New York: Basic Books.)
三田地（堀）真実．（1997）「失語症者の語用能力（pragmatic abilitites）の評価——話し手と聞き手の役割の理解，および文脈（context）によるノンバーバル（nonverbal）な行動パターンの違いについて——」『失語症研究』17(4): 303-312.
野村総一郎．（2001）「精神医学とは」野村総一郎・樋口輝彦（編）『標準精神医学』医学書院．2-20．
野呂香代子．（2001）「クリティカル・ディスコース・アナリシス」野呂香代子・山下仁（編著）『「正しさ」への問い』三元社．13-49．
大野　裕．（2001）「精神療法」野村総一郎・樋口輝彦（編）『標準精神医学』医学書院．136-147．
大平英樹．（2004）「社会的認知の神経基盤」岡　隆（編）『社会的認知研究のパースペクティブ　心と社会のインターフェイス』培風館．179-196．

参考文献

坂本佳鶴恵. (1987)「E.Goffmanの『自己』呈示論——状況準拠の相互作用論」『社会心理学評論』6: 109-122.

佐野正彦. (2003)『逸脱論と〈常識〉——レイベリング論を機軸として——』いなほ書房.

先崎 章・加藤元一郎. (2004)「注意障害」江藤文夫・武田克彦・原 寛美・坂東充秋・渡邉 修（編）『臨床リハ別冊／高次脳機能障害のリハビリテーションVer. 2』医歯薬出版株式会社. 20-25.

椎野信雄. (1991)「ドラマトゥルギィから相互行為秩序へ」安川 一（編著）『ゴフマン世界の再構成——共在の技法と秩序——』世界思想社. 33-64.

菅原健介. (1998)『セレクション社会心理学19 人はなぜ恥ずかしがるのか——羞恥と自己イメージの社会心理学——』サイエンス社.

田渕 肇・鹿島晴雄. (2004)「遂行機能障害」江藤文夫・武田克彦・原 寛美・坂東充秋・渡邉 修（編）『臨床リハ別冊／高次脳機能障害のリハビリテーションVer. 2』医歯薬出版株式会社. 46-50.

武田雅俊. (2001)「痴呆」野村総一郎・樋口輝彦（編）『標準精神医学』医学書院. 303-328.

津田 葵. (1989)「社会言語学」柴谷方良・大津由紀雄・津田 葵（編著）『英語学の関連分野（英語学体系6）』大修館書店. 363-497.

豊倉 穣. (2004)「注意障害のリハビリテーション」江藤文夫・武田克彦・原 寛美・坂東充秋・渡邉 修（編）『臨床リハ別冊／高次脳機能障害のリハビリテーションVer. 2』医歯薬出版株式会社. 206-210.

上田 敏. (1990)「リハビリテーション医学」医療言語聴覚士資格制度推進協議会講習会実務委員会（編）『言語聴覚療法の医学的基礎』協同医書出版社. 193-216.

薄井 明. (1991)「〈市民的自己〉をめぐる攻防——ゴフマンの無礼・無作法論の展開」安川一（編著）『ゴフマン世界の再構成——共在の技法と秩序——』世界思想社. 157-183.

渡邉 修・米本恭三. (2004)「病識の低下」江藤文夫・武田克彦・原 寛美・坂東充秋・渡邉 修（編）『臨床リハ別冊／高次脳機能障害のリハビリテーションVer. 2』医歯薬出版株式会社. 88-94.

フリック, ウヴェ.（小田博志・山本則子・春日 常・宮地尚子訳）(2002)『質的研究入門〈人間の科学〉のための方法論』春秋社.（Flick, Uwe. 1995. *Qualitative Forschung*. Reinbek bei Hamburg: Rowohlt Taschenbuch Verlag GmbH.）

ヴォルフェンスベルガー, ヴォルフ.（中園康夫・清水貞夫編訳）(1988)『ノーマリゼーション：社会福祉サービスの本質』学苑社.（Wolfensberger, Wolf. 1981. *The principle of normalization in human services*. Toronto: National Institute on Mental Retardation.）

山田富秋. (1999)「会話分析を始めよう」好井裕明・山田富秋・西阪 仰（編）『会話分析への招待』世界思想社. 1-28.

山鳥 重. (1985)『神経心理学入門』医学書院.

山鳥 重・河村 満. (2000)『神経心理学の挑戦〈神経心理学コレクション〉』医学書院.

読売新聞（2005.3.12）医療ルネサンス No3562「見えない後遺症、高次脳機能障害5」.

資　料

資料 1　調査協力承諾書

調査協力承諾書

　濱村真理氏は脳損傷後のコミュニケーションに関する調査を実施しており、その一環として、脳損傷を受けた人の発声発話と談話の記録を行っています。談話には、口頭や書記による説明や物語、および会話が含まれます。調査は学術的研究目的または教育目的で行なわれるものであり、商用目的で行なわれるものではありません。

　私も、この調査に協力する一人です。この調査の結果は濱村氏の研究論文・学会発表または授業・講習において公表されますが、その中で、匿名を条件として、私の発声発話、談話および言語病理学的・神経学的検査結果が引用されたり、記述されたり、分析されたりすることを認めます。調査に関して質問や気にかかる事があれば、いつでも濱村氏に尋ねることができ、納得のいくまで説明が得られるものとします。

(以下の各項目について、いずれかに○印をお付け下さい。)
1) 発声発話、談話を録音し、文字化する。　　　…承諾する　　承諾しない
2) 発声発話、談話を録画する。　　　　　　　　…承諾する　　承諾しない
3) 調査者（濱村）が必要と判断する検査を受け、結果を公開する。
　　　　　　　　　　　　　　　　　　　　　　…承諾する　　承諾しない
4) 学会発表や授業などの際に、テープ録音の一部を公開する。
　　　　　　　　　　　　　　　　　　　　　　…承諾する　　承諾しない
5) 学会発表や授業などの際に、ビデオ録画の一部を公開する。
　　　　　　　　　　　　　　　　　　　　　　…承諾する　　承諾しない
6) 上記と同様の研究または教育目的にかぎり、濱村以外の調査者が今回のデータを使用する。　　　　　　　…認める　　事前連絡を得て検討する

　この承諾書に署名することによって、濱村氏の調査計画が十分に説明されたことを認めます。また上記の方法で調査に協力することを承諾します。

年　　　月　　　日

氏名　_____

資料

資料2-1　注意訓練

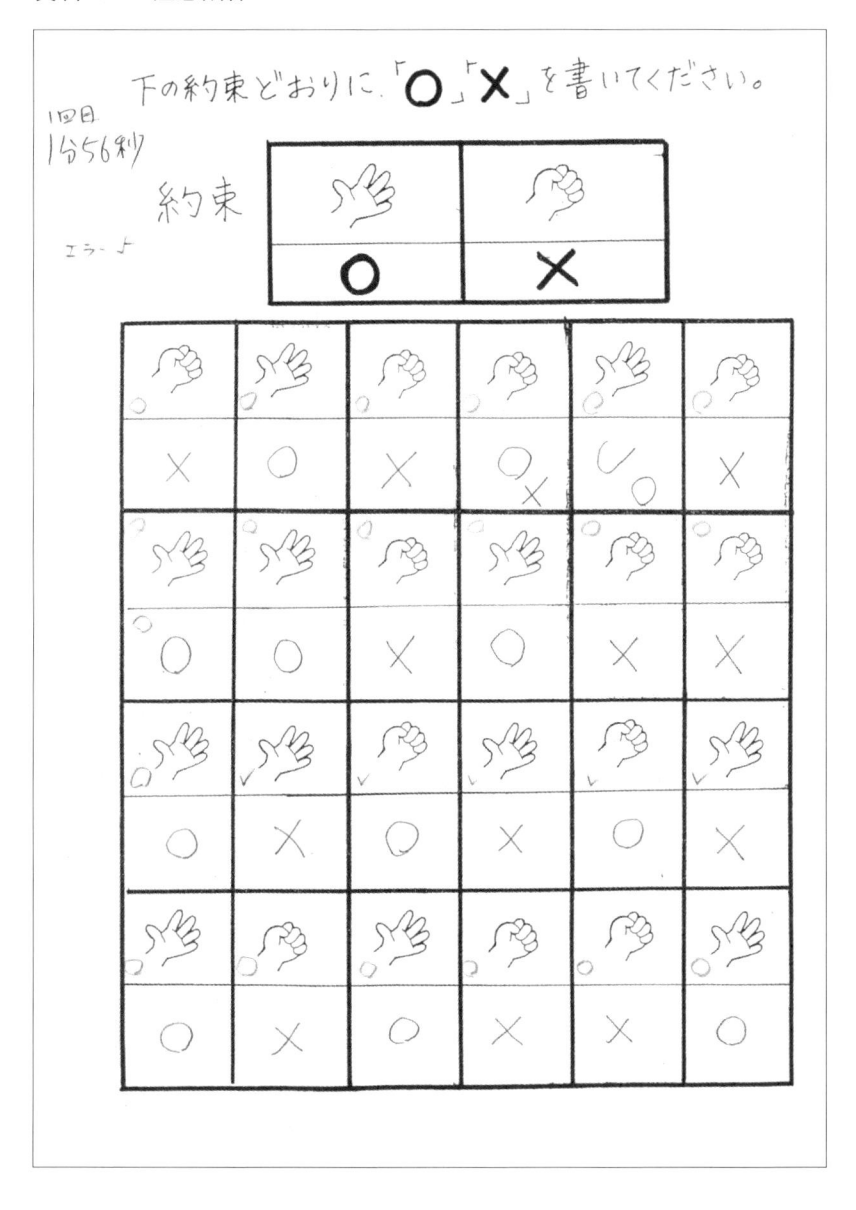

1回目
1分56秒

エラー 4

下の約束どおりに、「○」「×」を書いてください。

約束

✋	✊
○	×

資料 2-2　注意訓練・視覚処理（上の図を模写する）

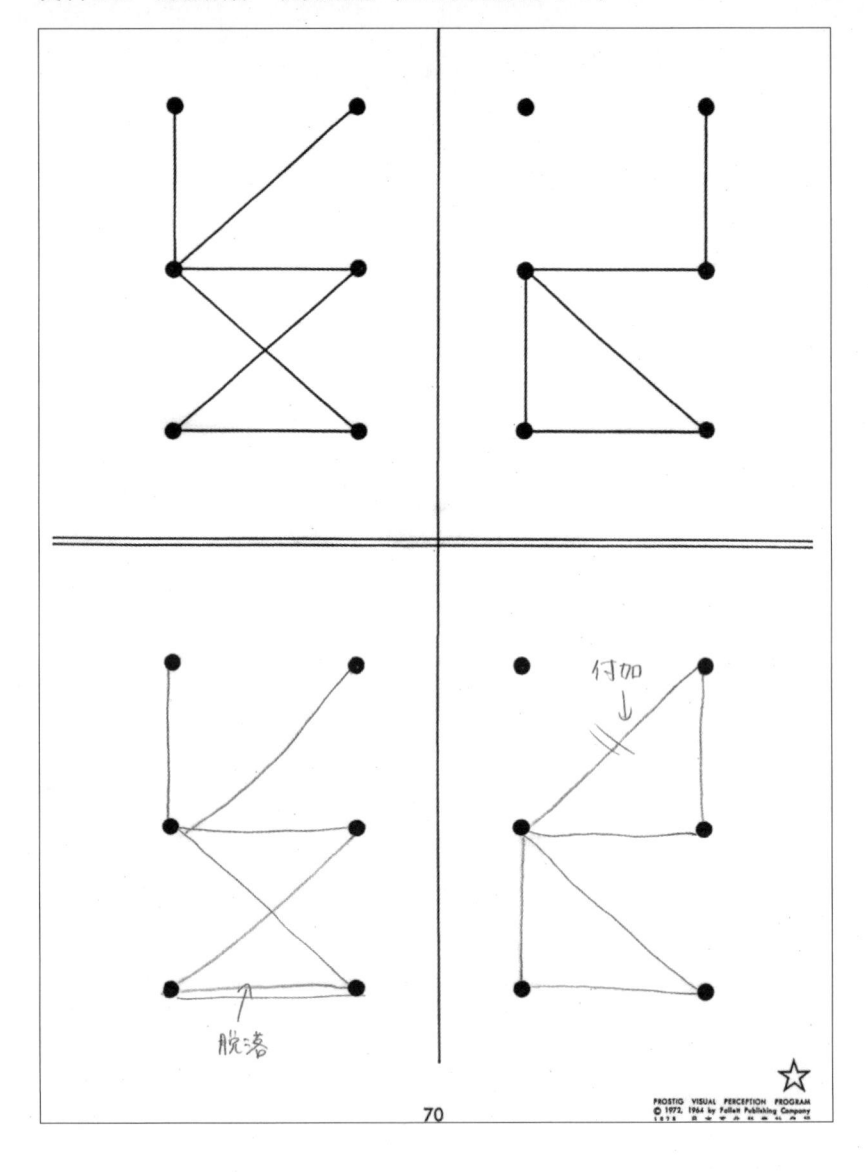

資料

資料2-3　遂行機能訓練・視点転換

氏名	

つぎの事について、その長所と短所を述べてください。

(1) 現金しか持たない

長所 ➡ 事故に合ったら現金だけですむ

短所 ➡ カードは番号がキャッシュカードが用いる。

9:45まで

日常的事柄の長所・短所を考え述べる

(2) 良く噛んで食べる

長所 ➡ 噛むのは体には言い　しっかりかご良い長所である

9:32分

短所 ➡ 良く噛んで食べる事は長所だけでもない短所にもつながる

(3) マンションの生活

長所 ➡ 管理問題では強敵になると思う）

短所 ➡

資料2-4　遂行機能訓練・順序立て

月　　　日（　）曜日

氏名＿＿＿＿＿＿＿＿＿＿＿＿＿＿

住所＿＿＿＿＿＿＿＿＿＿＿＿＿＿

次の文章の順序を考えて、①-④の番号を書いてください。

✗ (A) お茶をいれる
1 (1) お湯を沸(わ)かす。
2 (4) お茶の葉を急須(きゅうす)に入れる。
3 (2) 急須にお湯を注ぐ。
4 (3) 湯のみにお茶を注ぐ。

(B) 手紙を出す
(3) 封筒に切手を貼(は)る。
(4) ポストに投かんする。
(1) 便せんに手紙を書く。
(2) 便せんを折って、封筒に入れる。

資料

資料 2-5　遂行機能訓練・状況分析

月　　日　（　　）
このマンガの筋を説明して下さい

外に買い物に出るのは久しぶりだね

おばあちゃんまだ時間あるから
気を付けてはいはい、じいさんが元気なら のー
じいさんはホテルのロビーで待ってるよ。

おばあさん久ぶりおみやすまんがの〜どちらさん
だったかの〜心葉です。

389

索　引

【事項】

あ行

「いまここ」の超克　294-296, 300-301, 368
印象管理　75, 79, 147, 251, 308

か行

会話分析　31, 35, 56, 136, 218
感情失禁　107, 179-180, 331
関与義務　72-74, 90, 245
関連性　65, 369
機能障害　6-9
共在秩序　71, 294, 352
軽減　53, 58, 259, 326
ゲイジ氏・EVR氏の障害　105, 117, 297
言語病理学　27, 43
行為とことばの意味をつなぐルール　52-54, 202, 340
高次脳機能障害支援モデル事業　5, 11
固着　110-111, 216-217, 250
語用論　28, 56
コンテクスト化の手がかり　55, 89-90
コンテクスト要因　36-39, 112-113, 364, 368

さ行

作話　121-122, 131
参与の枠組み　81, 213, 308-309
時系列（時間的順序）の識別機能　115, 120, 209, 264
自己認識の低下　117, 119-122, 206, 209, 214, 263-289, 294-296
自己の定義　79-81
失語症　7, 28
質的研究　26, 33-37, 364-366
社会復帰　5, 10-11, 354, 363
社会文化的解釈　26, 297-299, 366
主体性とその理解モデル　16-26, 221-223, 300-302, 349-350, 354-356
状況定義　76-77, 251, 294
照合・写像障害　111-123, 217-218
心理的解釈　13-14, 55, 215, 287-289
遂行機能　103-124, 128-129
ステレオタイプ的思考　187,
スピーチ・アクション　52-54, 260, 305, 347
折衷的談話分析　49-50, 364
前頭前野眼窩部　103, 105, 111-112
相互行為儀礼　71, 222, 251, 293, 306, 308, 314, 350
ソマティック・マーカー（身体状態を知らせる内部信号）仮説　112, 117, 192, 291-293, 298, 353

た行

ターンの潜在的完結点　56, 187
代償的行動　9, 92
対人社会的問題　116-117
脱線　107, 139, 150, 205

390

索 引

談話標識　57, 148-149
注意障害　108-110, 216
回避儀礼　75, 260, 348
テクスト言語学　32, 39-40, 50-51, 59-71
テクスト性の概念　59-71, 136-137, 219-221, 251
デフォールト　60, 67, 104
手続き的アプローチ　61-62, 83

な行

認知機能形式の障害　123-124, 136, 289-293
認知機能検査　129-132, 238-242
認知症　14, 16, 28, 84
認知リハビリテーション　5, 95, 233-245, 342-343
脳損傷（脳血管障害や頭部外傷）　3, 11
ノーマライゼーション　4, 301, 363-365, 370

は行

発散的思考　111
発動性減退　109-110, 296-297
場面の傍受と管理　60, 65-66, 85, 89, 145, 205, 315
非言語・パラ言語的手がかり　90, 144, 195, 199, 261

否定的社会的感情　78, 334, 338-347, 351-354, 369
品行　75, 179
病識の低下　120-121, 214, 275-281
フッティング　77, 255-251
不適切性　81-96, 135-138, 215-230, 281-299, 220
フレイム　76, 191, 349
方略（ストラテジー）　54, 138, 223-226
ポライトネス　58-59, 136

ま行

メタ自己（メタ認知）　122-123, 205, 331, 335, 350
面目　58, 78, 307, 320, 335, 337, 346, 369

や行

抑制障害　106-107, 215, 250

【人名】

Damasio　105, 111-120, 297
Goffman　16, 51-52, 71-81, 86, 88, 229, 364
Labov & Fanshel　52-54, 305, 347, 365

濱村真理（はまむら　まり）
1996年　アリゾナ州立大学コミュニケーション障害学科修了（科学修士）
1996年　大阪大学大学院言語文化研究科博士後期課程中退
American Speech-Language-Hearing Association認定臨床言語病理士、言語聴覚士、大阪大学博士（2009年　言語文化学）
日米の臨床施設勤務を経て、現在、姫路獨協大学医療保健学部言語聴覚療法学科准教授
著書『運動障害性構音障害』（建帛社、共著）『言語聴覚療法臨床マニュアル改訂第2版』（協同医書出版社、共著）

前頭葉性認知障害をもつ人の談話分析

2011年2月1日　初版第1刷発行　　　［検印廃止］

　　　　著　者　濱村真理

　　　　発行所　大阪大学出版会
　　　　　　　　代表者　鷲田清一
　　　　　　　　〒565-0871　吹田市山田丘2-7
　　　　　　　　　　　　　　大阪大学ウエストフロント
　　　　　　　　TEL：06-6877-1614
　　　　　　　　FAX：06-6877-1617
　　　　　　　　URL：http://www.osaka-up.or.jp

　　　　印刷・製本所　　（株）遊文舎

Ⓒ Mari Hamamura 2011　　　　　　　Printed in Japan
ISBN978-4-87259-377-8 C3047

Ⓡ〈日本複写権センター委託出版物〉
本書を無断で複写複製（コピー）することは、著作権法上の例外を除き、禁じられています。本書をコピーされる場合は、事前に日本複写権センター（JRRC）の許諾を受けてください。

JRRC〈http://www.jrrc.or.jp　eメール：info@jrrc.or.jp　電話：03-3401-2382〉